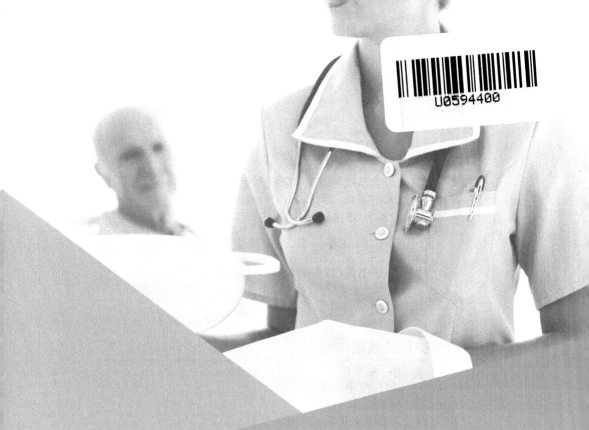

精编护理学基础与临床

李 玫 等/主编

吉林科学技术出版社

图书在版编目（CIP）数据

精编护理学基础与临床 / 李玫等主编. –– 长春：
吉林科学技术出版社，2018.6（2025.4重印）
ISBN 978-7-5578-4641-1

Ⅰ.①精… Ⅱ.①李… Ⅲ.①护理学 Ⅳ.①R47

中国版本图书馆CIP数据核字(2018)第140205号

精编护理学基础与临床

出 版 人 李 梁
责任编辑 孟 波 孙 默
装帧设计 陈 磊
开　　本 787mm×1092mm　1/16
字　　数 302千字
印　　张 15.5
印　　数 1-3000册
版　　次 2019年5月第1版
印　　次 2025年4月第3次印刷

出　　版 吉林出版集团
　　　　　吉林科学技术出版社
发　　行 吉林科学技术出版社
地　　址 长春市人民大街4646号
邮　　编 130021
发行部电话/传真　0431-85635177　85651759　85651628
　　　　　　　　　85677817　85600611　85670016
储运部电话　0431-84612872
编辑部电话　0431-85635186
网　　址 www.jlstp.net
印　　刷 三河市天润建兴印务有限公司

书　　号 ISBN 978-7-5578-4641-1
定　　价 88.00元
如有印装质量问题　可寄出版社调换

前　　言

　　临床护理随着现代医学与护理学的进步飞跃向前发展。在临床工作中护理人员要为患者提供安全、舒适、专业、满意的护理服务，需要护理人员不但具备扎实的专业理论、技能，更需要具备丰富的临床经验。本书邀请一批在临床工作多年的护理工作者，结合自己在工作岗位上多年来的临床经验和体会，并参考国内外相关最新文献资料，编写了这本《精编护理学基础与临床》，供护理人员参考。

　　全书条理清晰，内容侧重于具体可操作的护理基础。主要包含临床常见症状护理、临床常用检查治疗技术、重症监护护理、眼部解剖生理、眼科常见疾病护理、外科常见疾病护理、临床常见其他疾病的护理等内容。本书理论联系实际，贴近临床，是一本实用性的护理书籍。

　　由于编者编写水平和工作视野所限，书中难免存在疏漏和不足之处，恳请各位读者和同行提出宝贵意见。

目　　　录

第一章　临床常见症状护理

第一节　头痛

【概述】

头痛是最常见的临床症状之一,一般是指头颅上半部(即眉弓、耳郭上部、枕外隆凸连线以上部位)的疼痛,有些面痛、颈痛与头痛关系密切,有时难以区分。引起头痛的原因繁多,且程度轻重、长短不一,多数为功能性的长期慢性头痛,脑内并无严重的器质性病变,另有一些头痛是致命性疾患引起的,必须高度警惕。

【常见原因及表现】

多种因素可以引起头痛症状,如:多种物理化学因素,内分泌因素及精神因素等。

1.理化因素　颅内外致痛组织受到炎症、损伤或肿物的压迫、牵引、伸展、移位等因素而致头痛。

(1)血管被压迫、牵引,伸展或移位导致的头痛:颅内占位性病变,如肿瘤、脓肿、血肿等使血管受压迫、牵引,伸展或移位;颅内压增高,如脑积水、脑水肿、静脉窦血栓形成、脑肿瘤或脑猪囊尾蚴(囊虫)压迫堵塞;颅内低压,如腰穿或腰麻或手术、外伤后,脑脊液丢失较多,导致颅内低压。

(2)各种原因引起颅内、外动脉扩张导致的头痛:颅内、外急性感染时,病原体毒素引起动脉扩张;代谢性疾病,如低血糖、高碳酸血症与缺氧;中毒性疾病,如 CO 中毒,乙醇中毒;此外还有脑外伤、癫痫、急性突发性高血压。

(3)脑膜受到化学性刺激:细菌性脑膜炎,常见细菌有脑膜炎双球菌、肺炎双球菌、链球菌、葡萄球菌、肺炎杆菌、结核杆菌等;病毒性脑膜炎,常见病菌有肠道病毒、疱疹病毒、虫媒病毒、流行性腮腺炎病毒;其他生物感染性脑膜炎,如隐球菌、钩端螺旋体、立克次体等;血性脑脊液,如蛛网膜下腔出血、腰穿误伤血管及脑外伤等引起硬、软脑膜炎及蛛网膜发生炎症反应；癌性脑膜炎，如癌症的脑膜转移、白血病、淋巴瘤的脑膜浸润；反应性脑膜炎，如继发于全身感染、中毒，以及耳鼻感染等。

（4）其他因素引起的头痛：如头颈部肌肉持续收缩、颈部疾病引起反射性颈肌紧张性收缩、颈椎骨性关节病、颈部外伤或颈椎间盘病变等。脑神经、颈神经及神经节受压迫或炎症，常见三叉神经炎、枕神经炎、肿瘤压迫等。眼、耳、鼻、鼻旁窦、牙齿等处的病变，也可扩散或反射到头面部引起的放射性疼痛。

2.内分泌因素及精神因素　内分泌因素引起的头痛，常见于女性，为偏头痛。初次发病常在青春期，有月经期好发，妊娠期缓解，更年期停止的倾向；紧张性头痛在月经期、更年期往往加重；更年期头痛，使用性激素类药物可使发作停止。精神因素引起的头痛，常见于神经衰弱、癔症或抑郁症等。

【护理】

1.评估患者的一般情况，包括性别，年龄，个人生活习惯，长期生活地域及该地域气候，既往史及相关疫苗接种历史，是否到过及在疫区生活。

2.评估患者头痛的性质、时间、程度、部位，是否伴有其他症状或体征，头痛性质一般为钝痛、胀痛、压迫感、麻木感和束带样紧箍感。

3.进行相关检查，明确头痛的原因，如是否存在感染、肿瘤、外伤等。

4.头痛经常发生时，了解头痛发生的方式及经过，诱发、加重、减轻的因素。

5.头痛发生时，可采取适当的措施来缓解，指导患者做缓慢呼吸、听轻音乐、理疗及按摩、注意饮食节制、不要饮酒和吸烟、卧床休息。

6.头痛剧烈，频繁呕吐、入睡困难者，可酌情给予镇痛、安眠药对症处理，口服药物治疗头痛时，应告知药物作用，不良反应，让患者了解药物具有依赖性及成瘾性等特点。

7.进行适当心理护理。合理安排好患者的工作与休息，关心体贴患者，帮助患者消除发作因素，如精神方面要消除紧张、焦虑的情绪。满足患者的身心需要，以有效缓解患者因剧烈头痛带来的巨大压力，减轻患者的身心痛苦。

（侯华丽）

第二节　呼吸困难

【护理评估】

1.评估病人现有的呼吸形态，包括频率、节律、深度。

2.观察、评估病人的皮肤颜色、呼吸道通畅情况、辅助呼吸肌如胸锁乳突肌的使用情况,或其他肌肉的异常收缩、胸廓的形状及起伏是否异常。

3.通过触诊,评估胸部震颤的情况、部位及胸廓膨胀与对称的情况。

4.通过叩诊,评估胸部叩诊音,正常应为清音。若为过清音,则示可能有肺气肿或气胸;若为实音,则示可能有大叶性肺炎;若为浊音,则示可能有积水。

5.通过听诊,评估呼吸音的强度、音调及异常声音,如摩擦音、喘鸣音、湿啰音等。

6.评估伴随症状及程度:有过敏物质接触史和过敏症状,如打喷嚏、流涕、咳嗽等,提示发作性呼气性呼吸困难。伴肺部哮鸣音,多提示支气管哮喘;夜间出现呼吸困难,病人被迫取高枕卧位或端坐位,肺部可闻及哮鸣音,两肺底湿啰音,咳粉红色泡沫样痰,提示心源哮喘;进行性呼吸困难有突然胸痛加剧,继而出现面色苍白、冷汗、烦躁不安、血压下降休克表现,伴患侧胸廓饱满、呼吸运动减弱,提示张力性气胸;呼吸浅快,颈部皮下气肿吞咽困难,心音遥远,胸骨旁与心搏一致的捻发音,提示纵隔气肿;呼吸困难伴高热,提示肺炎、胸膜炎、肺脓肿、急性心包炎等。

7.评估呼吸困难的相关因素。

(1)疾病因素:包括肺部疾病,如气喘、气胸、气肿、肺癌等呼吸道狭窄或通气量减少而导致的呼吸困难症状;心脏疾病,如充血性心力衰竭而导致的肺高压引起的呼吸困难症状;神经肌肉疾病,如重症肌无力、支配横膈肌收缩的神经受损,使呼吸调控失调或呼吸肌呈现麻痹状态而出现的呼吸困难症状;消化系统疾病,如腹水、胀气或便秘等导致横膈上升,呼吸运动受限制;血液变化,如贫血、酸中毒等。

(2)个人因素:包括病人年龄、体重、疲劳、怀孕;个人习惯,如抽烟、喝酒;情绪,如焦虑、生气、沮丧等。

(3)情绪因素:如生活压力大、工作压力大等。

(4)环境因素:如季节变化、空气污染、空气不流通等。

(5)过敏因素:如接触花粉、灰尘等过敏源。

8.评估相关检查的结果。

9.评估目前治疗的情况,如用药品种、剂量、方法等。

10.患者及家属对治疗、预后的反应与期待,如患者及家属极度紧张,迫切希望及时诊断与治疗。慢性呼吸困难的过程使患者性格行为发生改变,从而影响生活质量。

【护理计划】

(一)护理目标

1.呼吸困难的程度及伴随症状减轻或消失。

2.病人舒适感增加。

3.患者及家属配合治疗的自我管理能力提高。

(二)护理措施

1.减轻呼吸困难

(1)维持患者呼吸道通畅:

1)对意识清醒、能自行咳嗽、咳痰者,应协助其翻身、叩背,指导其有效咳嗽、排痰的动作。

2)痰液多且粘稠时,可服祛痰药或行雾化吸入。

3)对于咳痰无力、痰不易咳出者,应及时给予吸痰。

4)对于气道部分或完全堵塞或神志不清者,应及时建立人工气道,如行气管切开或气管内插管,进行吸痰。

(2)维持患者的舒适体位:

1)根据病情,可借助枕头、靠背椅或床旁桌,采取半坐卧或坐位身体前倾的体位,并维持患者舒适。

2)若无法躺下或坐下,则可采取背靠墙、重心放于双脚、上半身前倾的姿势,使胸廓和横膈放松,以利呼吸。

3)少数患者也可采取特殊卧位,如自发性气胸者应取健侧卧位,大量胸腔积液患者取患侧卧位,严重堵塞性肺气肿患者应静坐,缓缓吹气。

(3)保证休息:减少活动量,可减少氧及能量的消耗,减轻缺氧,改善心、肺功能。

(4)穿着适当:避免穿紧身衣物和盖厚重被盖,以减轻胸部压迫感。

(5)提供舒适环境:保持环境安静,避免噪音,调整室内温、湿度,保持空气流通、清新。

(6)稳定情绪:必要时限制探视者,并避免谈及引起患者情绪波动的事件,使患者心情平静。

(7)指导病人采取放松技巧:

1)吸气动作应缓慢,尽量能保持4~5秒钟以上,直至无法再吸气后,再缓慢吐气。

2)噘嘴呼吸:以减慢呼吸速率,增加气道压力,减轻肺塌陷,缓解呼吸异常现象。

2.指导患者日常生活方式

(1)禁烟、酒,以减轻呼吸道黏膜的刺激。

(2)禁不易消化、不易发酵的食物,控制体重,避免便秘、腹部胀气及肥胖,因为肥胖时代谢增加,氧耗量增加,而使呼吸困难加重。

(3)根据自我呼吸情况,随时调整运动型态及次数。

(4)避免接触可能的过敏源,减少呼吸困难的诱因。

(5)保持口腔、鼻腔清洁,预防感染。

3.严密观察病情并记录

(1)观察呼吸频率、节律、形态的改变及伴随症状的严重程度等。

(2)及时分析血气结果,以判断呼吸困难的程度。

(3)记录出入水量,如心源性呼吸困难者,应准确记录出入水量,以了解液体平衡情况;哮喘引起的呼吸困难者,在不加重心脏负担的前提下,应适当进水。

4.提高病人自我管理能力

(1)指导患者掌握各种药物的正确使用方法,尤其是呼吸道喷雾剂的使用,并给予回复示教,以确定病人能正确使用。

(2)指导病人及家属执行胸部物理治疗,如呼吸锻炼、有效咳嗽、背部叩击、体位引流等,使之能早日自行照顾。

(3)向患者解释饮食的重要性,使了解饮食习惯与呼吸困难的利害关系。

(4)教会病人观察呼吸困难的各种表现,严重时应及时就医。

(5)保持心情愉快,适当休息,避免劳累,减少谈话。

(6)向病人解释氧疗及建立人工气道的重要性,使之能理解与配合。

5.氧疗　护理正确的氧疗可缓解缺氧引起的全身各器官系统生理学改变,提高患者的活动耐力和信心。鼻导管氧气吸入较为普遍,一般流量为2~4升/分。

(1)轻度呼吸困难伴轻度发绀,$PaO_2 > 260mmHg$,$PaCO_2 < 50mmHg$,可给低流量鼻导管吸氧。

(2)中度呼吸困难伴明显发绀,PaO_2为$35 \sim 50mmHg$,可给低流量吸氧,必要时也可加大氧流量,氧浓度为$25\% \sim 40\%$。

(3)重度呼吸困难伴明显发绀,$PaO_2 < 30mmHg$,$PaCO_2 > 70mmHg$,可给持续低流量吸氧,氧浓度为$25\% \sim 40\%$,并间断加压给氧或人工呼吸给氧。

6.加强用药管理　用药期间应密切监测呼吸情况、伴随症状及体征,以判断疗效,注意药物不良反应,掌握药物配伍禁忌。

(陈亚林　高　波)

第三节　恶心、呕吐

一、定义

恶心是上腹部的一种特殊不适的感觉,指的是一种试图在喉咙及会厌将胃内容物吐出的强烈欲望。严重的恶心常伴有自主神经功能紊乱的表现,如头晕、出汗、流涎、心率改变。呕吐则指膈肌、肋间肌及腹部肌肉的收缩,呼吸运动停止,胃内容物或部分小肠内容物不自主地经贲门食管逆流出口腔。一般而言,恶心通常发生于呕吐之前。干呕指的是在呕吐之前呼吸肌及腹部肌肉的规则收缩,在呕吐前除干呕现象外,常见的还有因唾液分泌增加而流口水的动作。

二、发病机制

在延髓中有两个功能不同的呕吐控制中枢:一个是呕吐中枢,位于延髓外侧网状结构背外侧缘,接受各种神经的传入冲动,引起协调的呕吐反射动作;另一个是化学感受器触发区(CTZ),位于呕吐中枢附近的第四脑室底,其本身不能直接引起呕吐动作,但可接受引起呕吐的各种化学物质或内生代谢产物的刺激,然后由此发出神经冲动传至呕吐中枢,引起呕吐。因此,化学感受器触发区实际上是具有特殊感受器的传入冲动发生区,可以触发呕吐。

呕吐中枢接受的神经冲动来自以下三个方面:

(一)中枢神经刺激

系来自大脑皮层的神经冲动,可由这些部位的肿瘤、炎症、血管性病变引起,也可由精神因素引起。

(二)末梢神经刺激

系来自心脏、消化系统、泌尿系统等器官的病变,冲动可反射性地通过迷走与交感神经的内脏传入神经,将末梢神经刺激传入呕吐中枢,也可由视、嗅、味等神经反射引起。

(三)由化学感受器触发区

形成的传入冲动适的症状减轻或消失,则可能是由溃疡性疾病导致的消化道阻塞;如为化学药物造成的呕吐,即使胃已掏空仍会有恶心及呕吐。呕吐物呈腐败物的气味则表示有胃潴留,呈粪臭味则表示有低位性肠梗阻。如其内含大量的氯化氢,则表示有高胃酸造成的溃疡症,若无氯化氢则要小心是否有胃部恶性肿瘤,或是患有腹膜炎、大肠胃瘘管（fistula）等。有胆道蛔虫时，呕吐物中可能有蛔虫，呕吐物中有胆汁并不意味着消化道阻塞的位置在十二指肠乏特壶腹以下，但是如持续出现大量胆汁则要考虑此种可能性。

三、身心反应

恶心、呕吐对机体的影响取决于其产生的原因和程度，对重要脏器的原发病变和是否产生并发症也表现不一。轻微的恶心、呕吐对机体影响不大，但严重、频繁、长时期的呕吐会引起一系列的严重后果，若不及时纠正，甚至可威胁生命。

（一）心理影响

严重频繁的恶心、呕吐可影响病人的情绪，产生精神不振、烦躁不安、不愿进食、紧张等心理反应，害怕进食后会呕吐而加重原发疾病，加之胃的逆蠕动造成上腹部不适，呕吐物的气味刺激产生痛苦表情，不愿与别人接触，少言语。

（二）低钾血症

呕吐使大量钾离子从胃液中丢失，引起低钾血症。失钾的快慢和症状的严重程度成正比，缺钾产生的细胞功能障碍与细胞内钠离子浓度和酸碱度改变有关。低钾血症对机体的影响很大，临床上要加以重视。

（三）低血容量性休克

大量呕吐引起体液丧失、脱水、低血容量休克。患者往往在早期出现疲乏、无力、口渴、眩晕等，随着病情发展出现静脉塌陷、血压降低、脉搏细速、四肢厥冷、尿少、氮质血症，严重时可出现神志模糊、腹痛、腹泻、心律不齐、抽搐、昏迷等电解质紊乱的一系列表现。另外在患者昏迷时，呕吐物可能呛入肺中而造成吸入性肺炎。

四、检查与治疗

（一）一般检查

1.详细询问病史，寻找造成恶心、呕吐的原因。

2.呕吐物检查，对那些可疑情况应进行毒物检查，以便提供法律依据。

3.血液、电解质、二便的检查，如血常规、肝肾功能检查、电解质检查及尿液、大便的常规检查。

4.原发病灶的检查，如中枢神经系统、消化系统、内分泌系统的检查。

（二）一般治疗

1.加强对原发疾病的治疗及心理治疗。

2.根据具体情况及时补充水、电解质及营养,调整血液酸碱度。

3.饮食治疗例如给予高热量、高蛋白的温和饮食,避免过于刺激性的食物(如辛辣、酸、芥末等)。

4.止吐药物的使用,视病人的病因而异。例如抗组胺药物对内耳功能障碍所致的恶心、呕吐有效;抗胆碱药物对晕动病有效。

五、护 理

【护理评估】

1.询问呕吐发生的时间、缓急、持续时间,呕吐次数;呕吐物的量、颜色、气味及混合物(如胆汁、血液、粪便等),呕吐前是否伴有恶心;呕吐与饮食的关系及既往有无高血压、脑外伤、溃疡病、肾脏疾病、糖尿病等。

2.呕吐的伴随症状如有无头痛、神志障碍、眩晕、胸痛、腹痛等及由呕吐引起的情绪反应。

3.询问食欲及体重变化的情况,以评估患者有无营养障碍。

4.询问有无精神因素,并注意询问月经史及用药史。

5.呕吐发生后采取的应对措施及效果。

6.身体评估评估生命体征,特别注意是否有深大呼吸、呼吸次数及呼出气体的气味,精神状态,皮肤弹性,眼震及瞳孔大小,腹部评估应注意腹部是否膨隆、肌紧张、压痛、反跳痛、胃肠型、蠕动波、肠鸣音等,有无脑膜刺激征。

【护理计划】

(一)护理目标

1.针对呕吐的原因予以处理,以预防或减轻呕吐的症状。

2.恶心、呕吐及伴随症状减轻或消失,维持患者的清洁舒适。

3.维持呼吸道通畅,预防吸入性肺炎。

4.能配合治疗,在治疗期间不出现因频繁呕吐而产生的不良后果,如营养不良、水电解质失衡、低血容量性休克等。

(二)护理措施

1.针对呕吐的原因　予以处理,以预防或减轻呕吐的症状。

(1)腹部疾病:

1)胃溃疡:充分休息及稳定情绪,保持心情愉快。避免进食刺激性食物,如辛辣、酸、胡椒、咖啡及可乐等。可进食温和性饮食,如多喝牛奶以中和胃酸、保护胃黏膜。避免暴饮暴食,养成定时定量的习惯。必要时可遵医嘱予以药物治疗。

2)胃切除后的倾倒综合征:少量多餐(每日吃 6 餐),进食时采取半坐卧位,细嚼慢咽,饭后卧床休息 15 分钟。避免摄取高纤维、甜点心、咖啡、烟、酒、茶及太冷、太热的食物。进食高蛋白、高脂肪、低糖的干性食物,并补充维生素 B_{12}。

3)急性机械性肠梗阻:禁食,插鼻胃管以抽吸和引流胃液进行胃肠减压。必要时遵医嘱给予肛管排气、灌肠或给予轻泻剂、软便剂。每周至少两次适度的运动,补充 2500ml 液体,禁食期间给予口腔护理。

4)急性阑尾炎和腹膜炎:禁食,插鼻胃管胃肠减压,禁食期间给予口腔护理 3～4 次。手术前可遵医嘱于下腹部使用冰敷,以减轻疼痛(禁用热敷)。待手术后肠蠕动恢复正常才可进食流质,情况稳定才可逐渐改为普通饮食,饮食宜清淡、低盐、高热量,但勿进食过甜的饮食及牛奶,以免引起腹胀。

(2)食管、咽、喉受到刺激:去除引起刺激的因素,依医嘱给予药物以减轻咽喉肿胀的情形。

(3)心脏方面(心绞痛、心肌梗死):胸痛时即刻卧床休息,协助采取舒适省力的卧位,视病情需要抬高床头。遵医嘱舌下含服硝酸甘油酯(NTG),有效含 1～2 分钟会感到舌尖烧灼感或刺痛感;若无效可每隔 5 分钟含一颗 NTG,连续三颗无效即应告知医师。必要时由鼻导管给予低流量氧气吸入 1～2 升/分。进食高纤维、低钠、低胆固醇的饮食,禁止抽烟、饮酒。

(4)内分泌及代谢异常:

1)怀孕:增加葡萄糖的摄入,如床边放一些饼干,起床前先吃一些饼干。摄取酸性食物,如柠檬汁、酸梅及各类水果等。早餐分量应比较少,或延至 10～11 点再吃早餐。吃饭时避免喝流质食品。不要闻味道强烈或油质的食物,少量多餐。控制体重,于最初 3 个月大约每周增加 1～2 公斤,在后面 6 个月则每周增加 0.4 公斤。

2)糖尿病酮症酸中毒:遵医嘱给予胰岛素治疗,在使用胰岛素的过程中应严密观察病情,及早发现低血糖反应;给予 0.9％NaCl 静脉注射,如果尿量超过每小时40ml,表示脱水已好转;若仍少于 20ml 则表示疗效不佳;若低血钾则由静脉滴注KCl,如果病人已清醒则可口服含钾高的食物;当血液 pH 值为 7.0 或更低时,遵医嘱由静脉注射给予重碳酸氢钠。

3)甲状腺功能亢进:遵医嘱给予抗甲状腺药物(在服用 Lugol′s solution 时应用吸管,以防牙齿染色);遵医嘱给予口服 131I(服药的前晚午夜后禁食),水溶性131I 应放在玻璃杯与塑胶杯内,服药后 2 小时勿吃固体食物,以防呕吐,鼓励喝水,

2000～3000ml/天,服药后 1～2 天内其排泄物应及时冲洗,并避免接触婴儿、小孩及孕妇,单独睡觉至少两天;进食含高碳水化合物、高蛋白、高热量(4000 大卡/日)、高维生素,尤其是复合维生素 B 及矿物质的均衡饮食。甲状腺切除术后第一天若无恶心可给予冷饮,第二天则可视病情给予含蛋白质及维生素 B 的软质食物。

4)原发性肾上腺功能不足:监测钠、钾离子,是否有高血钾、低血钠的情形。含钾高的食物如香蕉、梅干、南瓜、甜瓜等应避免食用。病人改变姿势时应动作缓慢,以防直立性低血压。鼓励多喝水,进食高糖、高蛋白质饮食。教导病人正确使用类固醇药物,若有恶心、呕吐应改为深部肌内注射。

5)甲状旁腺功能亢进:术前采用低钙饮食,限制牛奶及乳制品。根据医嘱给予磷酸盐制剂。切除甲状旁腺肿瘤术后则应摄取含钙丰富的食物。每天喝 3000ml 的水、蔓越莓果汁和梅汁等酸性食物,以防肾结石。

(5)血液中的化学物质:在进行化学治疗和放射性治疗前 30～60 分钟,先由静脉注射给予止吐剂。进食清淡饮食。进食后做好口腔护理,可用温水、柠檬水、甲硝唑、漱口水漱口,以预防口腔感染。教导病人听轻音乐以分散注意力。

(6)毒蛇咬伤:使病人冷静并以清水、肥皂或消毒液清洗伤口,挤压或吸出伤口内的毒素(如施救者口腔有破损,则勿用嘴吸)。咬伤部位应置于心脏水平面以下,并在伤口近心端处扎压脉带,以阻断静脉回流延缓毒素的吸收,同时立即送医院抢救。根据医嘱给予抗毒素和氧气吸入,如呕吐则应将头偏向一侧,根据病情给予负压吸引和清洁口腔,注意保暖。

(7)热伤害:将病人置于阴凉及通风良好的地方。用温毛巾擦脖子、耳后、腋下、肘关节、腕关节、膝关节及腹股沟等大血管通过的部位。意识清醒者可口服糖水及电解质溶液,若意识不清楚,则由静脉注射补充液体。

(8)精神、心理上的刺激:避免接触那些会引起恶心、呕吐的声音、气味、环境、图片等。并请精神心理医师会诊,分析这些物品引起病人恶心、呕吐的原因及意义。

2.病情观察   应密切观察病人的呕吐时间、呕吐次数、呕吐物的量和性状;记录每日出入量,观察有无脱水及电解质紊乱的表现;定期测量体重,了解饮食情况及化验指标的变化。如有烦躁不安、大量呕血等情况,应立即准备抢救药物及器械,配合医生进行抢救。

3.维持患者的清洁舒适

(1)呕吐后应将口腔、鼻腔内的呕吐物清理干净,协助病人用温开水或生理盐水漱口,对于小儿及年老体弱病人应做好口腔护理。清理口腔时避免用有特殊气味的漱口液,并防止刺激舌根及咽后壁而激发呕吐。

(2)给以热水洗脸,及时更换脏污的衣服、被褥,迅速将呕吐物容器及一切脏污物品拿出室外。开窗促进病室内通风,也可喷洒一些空气清新剂,以减轻呕吐物的气味。因呕吐物气味及污浊环境的刺激可通过嗅、视、味觉等末梢神经传入呕吐中枢,引起呕吐反射,诱发恶心、呕吐。

(3)对胸腹部有伤口者应协助其按压保护伤口,以减轻疼痛及避免伤口裂开或导致伤口出血。

4.维持呼吸道通畅　病情轻、体力尚可者,可取坐位;病情重、体力差者,应采取侧卧位或仰卧位,头偏向一侧,并用容器接取呕吐物,还应尽量避免容易引发呕吐的姿势。发生呕吐时护理人员应在床旁陪伴,特别是小儿及年老病人,应密切观察面色、呛咳等,保持呼吸道通畅。如有少量呕吐物呛入气管,可以轻拍背部,以助将呕吐物咳出,量多时则应迅速进行负压吸引。当病人有恶心、呕吐时,应指导病人进行缓慢深呼吸,可有效地减轻或控制呕吐。因恶心时声门闭锁,空气进入胃内刺激胃而诱发呕吐,深呼吸可使声门开放,进入胃内的空气减少,从而减轻或控制恶心、呕吐,减少不适感。随时注意 T、P、R 及 Bp,并观察肤色的变化。

5.维持适当的营养,维持体液和水电解质平衡　呕吐停止后,应给病人少量清淡、易消化的食物,并注意色、香、味的调配,以刺激病人食欲。鼓励病人少量多餐,细嚼慢咽,逐渐增加食量。严重呕吐不能进食者,应及时与医生联系,给予静脉输液。护理人员应密切、细致地观察,随时调整补液计划,选择合适的治疗时间,如在傍晚或饭后进行,这样可有效地减轻化疗药引起的胃肠道反应,避免进食受影响。定期检查血中各电解质的浓度是否在正常范围内,根据不同情况给予不同的饮食或按医嘱进行调整。

(1)低血钾者:由饮食中补充含钾高的食物,如奶粉、鲜奶、豆类、蛋、鱼、虾、肉类、肉松、猪肝、火腿、蕃石榴、香蕉、桶柑、葡萄干、龙眼干、橄榄、菠菜、空心菜、海带、干木耳、笋干、米、面、麦、巧克力、花生、芝麻、胡桃、瓜子、莲子、新鲜酵母等;或口服 KC1,5~8 克/天,服药时要大量饮水,以免刺激肠胃道;或遵医嘱将 KC1 溶于 500ml5% 葡萄糖溶液中,由静脉慢慢滴注,每小时不可超过 20mEq,注入浓度不超过 40mEq/L,以防心跳停止及对静脉的刺激性。

(2)高血钾者:首先除去导致高血钾的原因。若因组织伤害所造成,可由静脉注射钙、葡萄糖、胰岛素、碳酸盐,使钾离子转移到细胞内;若肾功能正常,则以大量饮水及口服利尿剂协助排钾;若肾衰竭则以血液透析及腹膜透析来排钾;提供足够热量,以减少组织的消耗。

（3）低血镁者：由饮食中补充含镁高的食物，如绿色蔬菜、水果、胡桃、香蕉、柳橙、花生、牛奶、巧克力等。或遵医嘱由静脉或肌内注射硫酸镁，注射速度不可太快，并注意病人是否有皮肤发红、发热、血压下降、嗜睡、腱反射减弱或消失。

（4）低血磷者：补充含磷食物，如汽水、乳酪、马铃薯片、布丁、沙拉等，或遵医嘱静脉注射磷酸钾或磷酸钠。

（5）高血钠者：补充水分，若因急救使用大量重碳酸氢钠而造成血钠过高，则给予 5％葡萄糖水，再静注利尿剂把多余的钠和水分排除，以避免心脏衰竭。血钠太高至 170～180mEq/L 时，可作血液透析治疗。

（6）低血钠者：遵医嘱补充钠离子，若病情严重，则给予高渗性食盐水，直到血清钠＞120mEq/L 和中枢神经症状消失为止。

6.心理护理　护理人员应对恶心、呕吐病人给予同情、安慰及提供热情的帮助，不应流露出嫌脏、怕臭、厌恶病人的态度及表情，以减轻病人紧张、烦躁的心理压力，使病人保持镇静，有利于减轻恶心、呕吐的症状。对使用化疗药物治疗的病人，护士应向病人解释恶心、呕吐是化疗药常见的副作用，使病人能确认其原因，并说明停用化疗药后症状会逐渐缓解，以增强病人治疗的决心及信心。

7.利用穴位指压治疗晕车、晕船

（1）鸠尾穴：位置在身体前方正中线上、剑突下方，进行深呼吸指压此处 6 秒钟，连续重复 10 次。

（2）厉兑穴：位置在脚的第二趾右侧趾甲下缘 2 毫米处。指压方法：只用拇指和食指，一边吐气一边揉约 6 秒钟，并重复 10 次。

8.利用穴位指压治疗宿醉

（1）酒醉头痛则打击百会穴及天柱穴，可缓解疼痛。位置：百会穴在头顶，左右耳尖向上连接线的中心；天柱穴在后颈发根边，二根粗大筋肉（僧帽筋）外侧的凹处。

（2）肝俞穴：第 9、10 胸椎之间左右 1.5 寸处，以指压或握拳拍打可恢复肠胃功能。

（3）如果胃闷、情绪不佳时，可用力按压肚脐上下左右 3 厘米处 6 秒钟，并重复 10 次。

（周春霞）

第四节　腹胀与腹痛

【概述】

腹胀即腹部胀大或胀满不适,通常伴有相关的症状,如呕吐、腹泻、腹痛、暖气等,检查所见腹部的一部分或全腹部膨隆,是一种常见的消化系统症状。而腹痛是指胃脘以下、耻骨联合以上部位发生疼痛为主症的病症。

【常见原因及表现】

1.腹胀　多数腹胀系由于食物和气体在肠内运行发生障碍;食物发酵而产生过多的气体或吞咽过多的空气等原因引起,临床表现肠鸣音增强、排气增多。长期呕吐、禁食或少食导致低血钾亦引起腹胀,临床表现肠鸣音减弱或消失。腹水引起的腹胀应做腹部移动性浊音等检查予以确定。其他还可因气腹、腹腔内肿物、胃肠功能紊乱等引起腹胀。

2.腹痛　多见于消化器官膨胀、肌肉痉挛、炎症、溃疡、缺血、腹膜刺激等,亦为胃肠功能紊乱的常见症状。腹痛还见于全身性疾病、泌尿生殖系统疾病、腹外脏器疾病如急性心肌梗阻死和下叶肺炎等。腹痛表现为不同性质和程度的疼痛,如隐痛、钝痛、灼痛、刀割样痛、钻痛或绞痛,可为持续性或阵发性疼痛。胃、十二指肠病变引起的腹痛多为上腹部隐痛、灼痛或不适感,伴畏食、恶心、呕吐、暖气、反酸等。小肠病变呈脐周疼痛,并有腹泻、腹胀等表现。大肠病变所致的腹痛为腹部一侧或双侧疼痛。急性胰腺炎常出现上腹部剧烈疼痛,为持续性钝痛、钻痛或绞痛,并向腰背部呈带状放射。急性腹膜炎时疼痛弥漫全腹,腹肌紧张、有压痛、反跳痛。

【护理】

1.评估　评估腹胀、腹痛发生第一时间、起病原因或诱因、部位、与体位的关系、程度和持续时间,是否伴有恶心呕吐、腹胀、腹泻等症状,有无缓解的方法。有无精神紧张、焦虑不安等心理因素。必须注意患者的神态、生命体征、有无压痛、反跳痛、腹肌紧张。

2.休息与活动　单纯腹胀者,可鼓励在床上翻身,能下床者可下床活动;腹痛者应采取半卧位或根据病变部位不同采取舒适体位以缓解疼痛。急性起病,不明原因的腹痛禁忌热敷,以免加速病程发展。

3.饮食护理　轻度腹胀者饮食以少渣、易消化食物为主,避免生冷、多纤维、味道浓烈的刺激性食物。忌食牛奶、甜食等易产气食物。肠梗阻、腹膜炎等患者应给予禁食、必要时给予胃肠减压。

4.治疗护理

(1)胃肠减压:腹胀及急腹症患者留置胃管行胃肠减压,可有效减轻腹胀、腹痛症状。护士应注意保持胃管通畅,定时冲洗,观察胃液的颜色、性质、量。同时应密切倾听患者主诉,如排气情况。

(2)药物镇痛:药物镇痛仍为解除胃肠道疾病疼痛的重要措施,镇痛的药物种类甚多,应根据病情、疼痛性质和程度选择性给药。一般疼痛发生前用药要比疼痛发生后用药效果好,且剂量偏小。疼痛缓解或消失后及时停药,防止不良反应及耐药性,有些药物可致成瘾,更应慎用。

5.心理护理　护士对腹胀、腹痛患者进行心理疏导,消除患者紧张恐惧心理,使患者精神放松,情绪稳定,以增强患者对疼痛的耐受性,从而减轻甚至解除疼痛。

(顾雪梅)

第五节　腹泻

【概述】

正常人的排便习惯多为每日1次,有的人每日2~3次或2~3日1次,只要粪便的性状正常,均属正常范围。腹泻是指排便次数多于平日习惯的频率,粪质稀薄。

【常见原因及表现】

腹泻多由于肠道疾病引起,其他原因有药物、全身性疾病、过敏和心理因素等。发生机制为肠蠕动亢进或肠吸收障碍。小肠病变引起的腹泻粪便呈糊状或水样,可含有未完全消化的食物成分,大量水泻易导致脱水和电解质丢失,部分慢性腹泻患者可发生营养不良。大肠病变引起的腹泻粪便可含脓、血、黏液,病变累及直肠时可出现里急后重。

【护理】

1.评估　评估腹泻发生的时间、起病原因或诱因、病程长短;粪便的性状、次数和量、气味和颜色;有无腹痛及疼痛的部位,有无里急后重、恶心呕吐、发热等伴随症状;有无口渴、疲乏无力等失水表现;有无精神紧张、焦虑不安等心理因素。

2.休息与活动　急性起病、全身症状明显的患者应卧床休息。注意腹部保暖。可用热敷,以减弱肠道运动,减少排便次数,有利于腹泻等症状的减轻。慢性轻症者可适当活动。

3.饮食护理　饮食以少渣、易消化食物为主,避免生冷、多纤维、味道浓烈的刺激性食物。急性腹泻应根据病情和医嘱,给予禁食、流质、半流质或软食。

4.治疗护理

(1)腹泻的治疗以病因治疗为主。应用止泻药时注意观察患者排便情况,腹泻得到控制时及时停药。应用解痉镇痛药如阿托品时,注意药物不良反应如口干、视物模糊、心动过速等。

(2)急性严重腹泻时丢失大量水分和电解质,可引起脱水、电解质紊乱,严重时导致休克。故应密切观察患者的液体平衡状态、生命体征以及尿量等变化。

(3)按医嘱及时给予液体、电解质、营养物质的补充,以满足患者的生理需要量,补充额外丢失量,恢复和维持血容量。

5.心理护理　慢性腹泻治疗效果不明显时,患者往往对预后感到担忧,纤维结肠内镜等检查有一定痛苦,某些腹泻如肠易激综合征与精神因素有关,故应注重患者心理状况的评估和护理,通过解释、鼓励来提高患者对配合检查和治疗的认识,稳定患者情绪。

6.排便护理　腹泻患者排便频繁时,粪便的刺激可使肛周皮肤损伤,引起糜烂及感染。排便后应用温水清洗肛周,保持清洁干燥,涂无菌凡士林或抗生素软膏以保护肛周皮肤,或促进损伤处愈合。

(顾雪梅)

第六节　意识障碍

意识是人对周围环境和自身状态的认知和察觉能力,是大脑活动的综合表现。意识的内容包括定向力、感知力、注意力、记忆力、思维、情感和行为等。意识障碍是人对周围环境和自身状态的认知和察觉能力下降。

【评估意义】

意识状态的评估是病情观察的重要指标之一,神经科患者出现意识障碍是病情加重的一个表现,医护人员均应高度重视,根据病情进展给予积极的治疗和护理。

【临床类型的判断】

1.以觉醒度改变为主的意识障碍

(1)嗜睡:是最轻的意识障碍,患者表现为持续的睡眠状态,但能被叫醒,醒后可正确回答问题,能配合检查,刺激去除后很快又继续入睡。

(2)昏睡:是一种比嗜睡较重的意识障碍,患者表现为沉睡状态,不易唤醒,须在强烈刺激下可被唤醒,醒时答非所问或答话含糊,不能配合检查,停止刺激后很快又入睡。

(3)昏迷:是最严重的意识障碍,患者表现为意识完全丧失,按其严重程度可分为三个阶段。

1)浅昏迷:患者对周围事物及声、光等刺激无反应,对疼痛刺激出现痛苦表情或肢体有回避等防御反应。角膜反射、瞳孔对光放射、吞咽反射等存在。生命体征无明显改变。

2)中昏迷:患者对周围事物及各种刺激均无反应,对强烈刺激可出现防御反应。角膜反射、瞳孔对光反射减弱。生命体征有改变。

3)深昏迷:患者对外界任何刺激均无反应,全身肌肉松弛。各种反射均消失。生命体征有明显变化。

2.以意识内容改变为主的意识障碍

(1)意识模糊:患者对外界刺激可有反应,但低于正常水平,表现为活动减少,语言缺乏连贯性,情感反应淡漠,对时间、地点、人物的定向能力发生障碍。

(2)谵妄:患者对周围事物的认识和反应能力均下降,兴奋性增高为主的神经中枢急性活动失调状态,表现为思维混乱、躁动不安、胡言乱语、定向力丧失、出现错觉、幻觉等。

3.特殊类型的意识障碍　包括去皮质综合征、无动性缄默症、植物状态。

4.鉴别　闭锁综合征、意志缺乏症、木僵易被误诊为意识障碍,临床上要加以鉴别。

【评估要点及方法】

1.详细了解患者的发病方式和过程,既往健康状况。

2.通过语言、疼痛等刺激,如呼唤、针刺及压迫眶上神经等,检查患者能否回答问题,有无睁眼动作和肢体反应情况。

3.检查患者的瞳孔是否等大等圆,对光反射是否灵敏,观察生命体征变化,有无呼吸频率和节律的改变,吞咽、咳嗽反射及角膜反射等是否异常等。

4.格拉斯哥昏迷评分法(GCS)是通过评定睁眼、语言及运动反应,三者得分相加表示意识障碍的程度,最高分为15分,表示意识清醒,评分8分以下为昏迷,最低分3分,分数越低表明意识障碍越严重。注意:量表评定结果不能替代神经系统症状和体征的细致观察。

(李　莉)

第七节 语言障碍

【概述】

语言障碍是指对口语、文字或手势的应用或理解的各种异常,包括构音障碍和失语。构音障碍是由于神经肌肉的器质性病变,造成发音器官的肌肉无力、瘫痪及运动不协调而引起的发声、发音及吐字不清等异常。失语是指大脑语言中枢受损导致听、说、阅读等能力丧失或残缺。

【常见原因及表现】

1.构音障碍表现为发音模糊但用词正确。导致构音障碍的原因较多,下运动神经元受损导致的面瘫,可引起唇音障碍;上运动神经元疾病可因一侧皮质脊髓束病变引起构音障碍;肌肉本身病变也能引起构音障碍,如重症肌无力、喉部肌肉功能障碍。

2.失语症的发生是由于参与脑内言语阶段的各结构损害或功能失调。与构音障碍的区别:失语与听觉障碍(言语感受阶段)、言语肌(言语表达阶段)的瘫痪或其他运动障碍无关。常见的失语症兼顾临床特点和病灶定位的分类如下。

(1)运动性失语:又称 Broca 失语或非流利型失语,病灶集中在优势侧额下回后部皮质或皮质下。患者不能讲话,但对言语和阅读书报的理解力无影响,他知道他要讲什么,但表达不清楚,也能及时发现自己言语错误,所以常沉默寡言。

(2)感觉性失语:又称 Wernicke 失语或流利型失语,病灶位于左侧颞顶区或颞顶枕区,特点是流利型错语和理解障碍。感觉性言语中枢是主要的言语中枢,它损害时引起的症状最严重,可同时发生与该中枢联系的其他言语中枢的功能障碍。如果感觉性言语中枢损害,尽管运动性言语中枢仍保存,但言语的正确性已被破坏,必然合并运动性失语。因此,患者不仅不能理解别人对他讲话的内容,也不能发觉自己讲话的错误,因此常苦恼别人不能听懂他的话。患者还喜欢讲话,但讲不准确,用错词,甚至创用新字。

(3)传导性失语:病变部位可能是在优势半球弓状束,特点是语言流畅,表达清楚,理解近于正常,但复述极困难。常规神经系统检查多无变化,大多数患者有命名困难,阅读有严重的错语。

(4)命名性失语:是指以命名障碍为唯一或主要症状的失语,病灶在左颞枕顶结合区,特点是流利性口语,神经系统检查一般无阳性体征,亦可有轻度偏瘫。

(5)完全性失语:病灶在左大脑中动脉分布区,预后差。特点是所有语言功能均严重受损,口语表达明显受限,但真正的缄默亦罕见,通常能发音,为单音节,口语理解严重障碍,不能复述命名,阅读书写障碍,有严重的神经系统体征。

(6)失读:是指对书写语言的理解能力丧失,可以是完全的,也可以是部分的,常伴有命名性失语,病灶在优势半球角回。

(7)失写:几乎所有失语患者均有不同程度的失写,因而可作为失语的筛选测验。书写是最难掌握的语言功能,至今仍无满意的分类。

【护理】

1.评估患者的一般状况,如出生地、生长地,有无方言,有无语言交流困难,言语是否含糊不清,发音是否准确,此外还应评估患者心理是否有孤独及悲观情绪。

2.评价患者是失语症还是构音障碍,评估患者精神状态及意识水平,能否理解他人言语,按照指令执行有目的的动作,是否能书写姓名、地址等,有无面部表情,口腔食物滞留等。

3.通过进一步检查,明确患者语言障碍的原因。是否可以通过药物及手术方式改善患者言语困难,从而给患者治疗及康复的信心。

4.分析患者心理并给予帮助,交流过程中应选用患者易于理解的语言缓慢清楚的说明。提高与失语患者的沟通技巧,能缓解患者紧张烦躁情绪,有利于患者早日康复。

5.康复训练:失语症患者的语言能力恢复依赖于左侧半球结构的修补、功能重组和右半球的功能代偿。了解影响失语症疗效的各种因素,对更好地促进失语症的恢复具有一定意义。由患者、家属及参与语言康复训练的医护人员共同制定言语康复计划,让患者、家属理解康复目标,既要考虑到患者要达到的主观要求,又要兼顾康复效果的客观可能性。

(1)运动性失语者,重点训练口语表达。

(2)感觉性失语者,重点训练听理解、会话、复述。

(3)传导性失语者,重点训练听写、复述。

(4)命名性失语者,重点训练口语命名,文字称呼等。

(5)失语、失写者,可将日常用语、短语、短句或词、字写在卡片上,让其反复朗读、背诵和抄写、默写。

(6)对于构音障碍的患者,训练越早,效果越好,重点训练构音器官运动功能。

(7)根据患者情况,还可选择一些实用性的非语言交流,如手势的运用,利用符号、图片、交流画板等,也可利用电脑、电话等训练患者。

6.心理护理:尊重、关心、体贴患者,鼓励其多与周围人交流,获得家属的支持,并鼓励家属有耐心的与患者交流,不歧视,从而营造良好的语言学习环境。

（李　莉）

第八节　感觉障碍

【概述】

感觉是作用于各个感受器的各种形式的刺激在人脑中的直接反应。感觉可分为一般感觉和特殊感觉,一般感觉又包括浅感觉、深感觉和复合感觉。感觉障碍是指对痛、温、触压、位置、震动等无感知、感知减退或异常综合征。

【常见原因及表现】

常见原因包括末梢神经水平受损、后根及后根节水平受损、脊髓水平受损、脑干水平受损、视丘水平受损等。

1.疼痛　包括根痛、感觉传导束性疼痛,表现为酸痛或烧灼痛、脊柱椎体性痛。

2.感觉异常　是最常见的感觉障碍,如麻木感、蚁走感、束带感、寒冷感、奇痒感和感觉错乱等。

3.感觉缺失　痛觉、温觉、触觉和本体觉的丧失。

4.感觉减退　刺激阈值增高,感觉反应减弱,给予一般刺激不被感知,或感知很轻微,强刺激才有一般程度刺激的感知。

5.感觉过敏　给轻微的刺激,却引起强烈的疼痛感。

6.感觉倒错　对冷刺激感觉温热,对触觉刺激感到疼痛。

【护理】

1.护理评估　评估感觉障碍的原因,注意感觉障碍的分布、性质、程度、频度,是发作性还是持续性,以及加重或减轻因素,注意患者主诉是否有感觉消退或消失、增强、异物感或疼痛、麻木,观察患者有无因自己感觉异常而出现的忧虑情绪。

2.心理护理　护士应主动关心患者,耐心倾听患者的主观感受,及时予以安慰,指导患者可采取听音乐等放松心情、转移注意力的方法,鼓励其以乐观的心态配合治疗和护理。

3.症状护理　疼痛剧烈、频繁和入睡困难者,报告医师,酌情给予镇痛、催眠药对症处理,并注意观察药物疗效与不良反应,发现异常情况及时报告医师处理。

4.安全护理　患者因感觉障碍,对冷热、疼痛感觉减退或消失,告知患者应避免高温或过冷刺激,慎用热水袋或冰袋,防止发生烫伤或冻伤;外出活动时专人看护,活动区域保持平整安全;床旁不能摆放各类利器,避免患者接触利器,防止发生意外;尽量穿平底软鞋,地面湿滑时不要行走,以免发生摔伤等意外。

5.皮肤护理 保持床单位整洁、干燥、无渣屑,每1~2小时翻身1次,消瘦的患者给予垫海绵垫或在骨隆突处贴防压疮膜,防止皮肤发生压疮;防止感觉障碍的身体部位受压或受到机械性刺激。

6.生活护理 患者卧床期间,协助其保持卧位舒适,做好晨晚间护理,满足患者生活上的合理需求。

7.饮食护理 协助患者进食,鼓励患者多吃高蛋白、高热量、高维生素的饮食,增强机体的抵抗力。

8.失用综合征、下肢静脉血栓的预防 协助患者进行功能锻炼,每日按摩、被动活动肢体每日3次,每次30~60min,穿戴抗血栓压力带,防止下肢血栓形成。

9.感知觉训练 每日用低于50℃的温水擦洗感觉障碍身体部位,以促进血液循环和刺激感觉恢复。

(李 莉)

第九节 运动障碍

【概述】

运动障碍主要指自主运动的能力发生障碍,动作不连贯、不能完成,或完全不能随意运动。

【常见原因及表现】

1.痛性运动障碍 见于癔症。

2.间歇性运动障碍 一般见于血管性病变,肢体血液循环障碍。运动中肌肉不能得到相应的血液供应,因而发生运动障碍,休息或暂停运动后又可改善,运动障碍呈间歇性。

3.职业性运动障碍 属于职业性神经官能症。由于心理因素,患者一从事其职业所要求的运动时,就会出现肌肉痉挛或无力,以致不能运动或运动障碍,停止该种运动或做其他动作时则无运动障碍。

4.面-口运动障碍 这是一种专门累及面部及口部肌肉的迟发性运动障碍,多由药物引起。

5.迟发性运动障碍 面颊、口及颈部肌肉不自主的、典型的重复运动,主要因长期服用神经松弛药、抗精神病药物所致,常见于老年人。停药后可能长时间仍不缓解。

6.锥体外系统病变引起的运动障碍　　患者肌张力增高,全身肌肉僵硬,故运动笨拙,精细运动困难,行走缓慢,步态慌张,表情呆板。常见于帕金森病或肝豆状核变性等。

【护理】

1.良肢位的摆放　　对于抑制肌肉痉挛、减少并发症、早期诱发分离运动均能起到良好的作用,同时也为进一步的康复训练创造了条件,是切实可行的护理干预措施。肢体的功能位是指关节强直固定后能发挥最大功能的位置,一般情况下,各关节的功能位如下。

肩关节:外展 45°～75°,前屈 30°～45°,外旋 15°～20°。

肘关节:屈肘 90°。

尺桡关节:前臂中立位。

腕关节:背屈 30°,略偏尺侧(小手指侧)。

髋关节:屈曲 5°左右或伸直 180°。

距小腿关节:跖屈 5°～10°。

2.康复训练方法

(1)上肢康复训练方法:康复训练应遵循一定的规律,因肢体的运动功能恢复以先近端后远端的顺序出现,因此,在锻炼时以肩关节的活动恢复为先,逐渐地过渡到肘关节、腕关节的恢复,手指功能的恢复则相对较慢,其中拇指的功能恢复最慢。患者不可心急,应循序渐进。

①肩关节运动:患者双手十指交叉,患手拇指位于健手拇指之上置于腹部,用健侧上肢带动患侧上肢做上举运动,尽量举至头顶。

②肘关节运动:患者双手十指交叉(交叉方法同前),双侧上臂紧贴胸臂,在胸前做伸肘屈肘运动,屈肘时尽量将双手碰到胸壁。

③腕关节运动:患者双手十指交叉,患手拇指位于健手拇指之上,肘关节屈曲置于胸前,双侧上臂紧贴胸壁,用健手腕关节带动患侧做腕关节屈伸运动,先左后右。

④掌指关节运动:患手四指伸直并拢,用健手握住患手四指,拇指抵住手背近侧指关节处做掌指关节屈伸运动。

(2)下肢康复训练方法:患者要重新站起来,腰背肌群的肌力锻炼和髋、膝、距小腿关节的功能康复运动就显得十分重要。

①桥式运动:患者仰卧位,双手十指交叉(交叉方法同前)上举,双腿屈髋屈膝,双足踏床,慢慢地尽量抬起臀部,维持一段时间(5～15s)后慢慢放下。如果患者不能自动抬起臀部,家属可一手按住患者的两膝,另一手托起患者的臀部帮助患者完

成此动作。

②抱膝运动:患者双手抱住患侧下肢,持续 2~3min,如果不能自行完成,家属可协助完成此动作。该运动可防止肢体痉挛。

③夹腿运动:患者仰卧位,双手交叉至腹前,屈髋屈膝,足踏床面,然后做髋关节的外展内收运动。

④屈髋屈膝运动:双手交叉举至头的上方,家属一手扶持患侧膝关节,一手握住踝部,患者足部不离床做向后方滑动,完成髋、膝关节屈曲运动,然后慢慢地将下肢伸直。

⑤距小腿关节运动:家属一手按住患侧小腿前部,另一手托住足跟,前臂抵住足掌加压做背伸,并维持数秒钟,手法要柔和,切忌粗暴。

以上动作每天做 2 次,每个动作做 10~20 遍。

3.心理康复护理　患者由于神经系统的完整性受到破坏,患者出现偏瘫、感觉及认知功能障碍,会产生一系列不同程度的心理活动异常和情感变化,常表现为自卑、依赖、焦虑不安、急躁、易怒等心理特征。康复训练中,患者的心理状态能直接影响康复的进展,因此要把心理护理贯穿在整个早期康复训练中。

(1)建立良好的护患关系:良好的护患关系是心理护理的基础和保证。护士与患者接触时要以良好的形象、真诚的态度、娴熟的操作取得患者的信任,言语要谦逊,多予积极暗示,给患者带来积极的心理感受,有意识地与患者建立一种良好的人际关系。

(2)支持性的心理护理:研究表明,社会支持对心理健康具有积极的作用,被试者所获得的社会支持越多,心理障碍的症状就越少。良好的家庭、社会支持系统对脑卒中幸存者的全面康复及回归社会具有明显的促进作用。护士应争取家属和单位的合作,鼓励他们给予患者积极的支持作用,如合理安排探视和陪伴,鼓励家属参与早期的康复训练等。

(3)激励式心理护理:脑卒中患者往往难以接受卒中后的肢体残疾、生活不能自理、不能重返工作岗位等现实,产生各种负面情绪。此时应帮助患者做好由正常人转化为残疾人的角色转换,树立战胜疾病、适应生活、早日重返工作岗位的信心。不定时地请已出院康复患者来康复室进行现身说法,从而激励他们树立起战胜疾病的信心。

(4)音乐疗法:创造优美舒适的环境,在患者康复训练时放一些优美、舒畅、欢快、激昂的音乐来调节患者的情绪。

(魏　琴)

第十节　眼压升高

眼球内容物对眼球壁的压力为眼压,正常眼压范围 10～21mmHg。当多次眼压测量,其数值均高于 21mmHg 时,为眼压升高,常见于青光眼。

【常见原因及表现】

1.常见原因　劳累过度、睡眠不足、情绪波动、饮食不节或暴饮暴食等因素,可以影响血管神经调节中枢,使血管舒张、收缩功能失调。一方面可使毛细血管扩张,血管通透性增加,造成睫状肌水肿、前移,堵塞前房角,使房水流出受阻;另一方面房水分泌过多,后房压力过高,周边虹膜受压向前移而使前房变浅,前房角变窄。

2.表现　一般眼压高于 21mmHg、头痛、头胀、呕吐等。

【护理】

1.做好用药护理,密切观察药物的不良反应。

(1)眼压急剧升高时,若持续频繁用缩瞳药,年老体弱、恶心、呕吐、进食量少的患者容易出现眩晕、脉快、气急、多汗等中毒症状。此时,应及时擦干汗水、更衣、保暖、防止受凉并报告医师。

(2)冬天口服甘油盐水溶液时,应加温,使之易于口服或减少恶心,减少喉部及胃部不适。服药后尽量少喝水以免药液稀释,可用温水漱口以减少不适,糖尿病患者慎用。

(3)遵医嘱快速静脉滴注 20％甘露醇 250ml,15～30min 滴完(每分钟 120 滴左右),年老体弱或有心血管系统疾病的患者要注意观察呼吸、脉搏的变化,以防发生意外。甘露醇滴注完毕时要平卧,防止用药后突然起立引起直立性低血压。

2.饮食及生活护理

(1)进食富含维生素、低脂食物,避免过多的动物脂肪,多进食鱼、蔬菜、水果,忌暴饮暴食,保持大便通畅。忌刺激性食物、禁烟酒等,以免引起神经兴奋、瞳孔扩大,房水循环受阻,眼压升高。

(2)避免在短期内喝大量的水,1 次饮水量不超过 500ml,因为 1 次饮水过多,可造成血液稀释,血浆渗透压降低,使房水产生相对增多,导致眼压升高。

(3)避免长时间看书、看电影、看电视,避免长时间低头,勿在暗室逗留,以免眼压升高。

(4)定期随访,监测眼压、视盘损害和视功能损害的变化,以做相应处理。

（李　玫）

第十一节 眼部疼痛

疼痛是由实际的或潜在的组织损伤引起的一种不愉快的感觉和情感经历。

【常见原因及表现】

1.常见原因　眼压升高、眼部术后、眼部外伤等。

2.表现

(1)眼压升高患者,一般全天不同时候都会有不同程度的眼部和头部压迫痛、胀痛感,伴随恶心、呕吐、流泪等症状。

(2)眼部术后疼痛,表现在麻醉药作用消失后,为异物不适感。

(3)眼部外伤,表现为伤口牵拉痛及异物不适感。

【护理】

1.针对不同原因的眼部疼痛,给予相应处理。

2.眼压升高患者,可根据升高不同的急剧程度给药。常规的遵医嘱快速静脉滴注 20％甘露醇 250ml,15～30min 滴完或局部用降眼压的眼药,如布林佐胺等。注意密切观察用药后的情况。

3.眼部术后疼痛患者,可遵医嘱给予镇静或镇痛药。

4.眼部外伤疼痛患者,在明确眼部受伤程度及经过伤口缝合后,可遵医嘱给予镇痛药。

5.不同原因的眼部疼痛患者,可教会患者掌握自我心理调适的方法,如同病友聊天、听广播等,适当转移注意力,以缓解眼部疼痛带给患者的心理紧张和焦虑情绪。

6.由疼痛而影响夜间休息患者,可遵医嘱给予催眠药或镇痛药。

7.由疼痛而引起盗汗患者,出汗后应及时更换衣服,保持衣服清洁、干燥;协助患者搞好个人卫生,预防上呼吸道感染及感冒,鼓励患者多饮水;减少病室探视人员,保证患者充分休息。

8.饮食护理:给予清淡易消化食物,预防便秘,以免大小便用力过度引起眼压再升高。

（梁永霞）

第二章　临床常用检查治疗技术

第一节　生命体征评估

一、体温、脉搏、呼吸、血压的测量

【评估】

了解病人体温、脉搏、呼吸、血压变化以评估病人的健康状况,为临床作出诊断、治疗和制定护理措施提供依据。

（一）体温评估

1.体温过高　在一昼夜体温波动在正常平均值1℃以上。

2.体温过低　体温低于正常值。

（二）脉搏评估

1.脉率异常的评估

(1)心动过速:成人脉率每分钟超过100次。

(2)心动过缓:成人脉率每分钟少于60次。

2.节律异常的评估

(1)间歇脉:在一系列正常规则的脉搏中,出现一次提前而较弱的脉搏,其后有一较正常延长的间隙。

(2)脉搏短促:在单位时间内脉率少于心率。

(3)强弱异常:①洪脉(脉搏强大有力);②细脉(脉搏细弱无力,扪之如细丝)。

(4)动脉壁异常:动脉壁变硬,失去弹性,诊脉时如按在琴弦上。

（三）呼吸评估

1.呼吸频率异常

(1)呼吸增快:成人呼吸每分钟超过24次。

(2)呼吸减慢:成人呼吸每分钟少于 10 次。

2.呼吸节律异常　主要见于:

(1)潮式呼吸:是一种呼吸浅慢逐渐变为深快,然后再由深快转为浅慢,再经一段呼吸暂停(5～20 秒)后,又开始重复以上的周期性变化,其形态如潮水起伏。

(2)间断呼吸:表现为有规律的呼吸几次后,突然停止呼吸,间隔一个短时间后又开始呼吸,如此反复交替。

3.呼吸深度异常

(1)深度呼吸:是一种深而规则的呼吸。

(2)浅快呼吸:是一种浅表而不规则的呼吸。

4.呼吸声音异常　主要是蝉鸣样呼吸,表现为吸气时产生一种很高的似蝉鸣样音响。

5.呼吸困难　是指呼吸频率、节律和深浅度异常。通常可见到的有:

(1)吸气性呼吸困难:吸气显著困难,吸气时间延长,有明显三凹征。

(2)呼气性呼吸困难:呼气费力,呼气时间延长。

(3)混合性呼吸困难:吸气、呼气均感费力,呼吸频率增加。

(四)血压的评估

血压的评估涉及血压的具体值的改变。

1.高血压　收缩压≥21.3kPa(160mmHg)和舒张压≥12.7kPa(95mmHg)。

2.临界高血压　血压值介于正常血压与高血压之间,即收缩压高于 18.6kPa(140mmHg)而低于 21.3kPa(160mmHg)或舒张压高于 12kPa(90mmHg)而低于 12.7kPa(95mmHg)。

3.低血压　血压低于 10.7/6.67kPa(80/50mmHg)。

4.脉压的变化　主要有:

(1)脉压增大:常见于主动脉硬化,主动脉瓣关闭不全,甲状腺功能亢进。

(2)脉压减少:常见于心包积液,缩窄性心包炎,末梢循环衰竭。

【计划(用物准备)】

有秒表的表;记录本;笔;干棉球或卫生纸;酒精棉球;弯盘;体温表;血压计;听诊器;石蜡油。

【评价】

(一)体温的评价

1.体温表的准确性鉴定　定期检查及校对体温表,确保准确性。方法是:

将所有体温计的汞柱甩至35℃以下,同时放入40℃以下的温水中,3分钟后取出检视。如读数相差0.2℃以上或汞柱有裂隙的体温计,则不能再使用。

2.测得体温的可靠性　刚进食或面颊部热敷后,应间隔30分钟后方可测量;坐浴或灌肠者需待30分钟后才可测直肠温度。口温应将口表水银端放于舌下热窝(舌下热窝在舌系带两侧)处,闭嘴3分钟后取出检视读数;肛温应将肛表水银端轻插入肛门3～4cm,3分钟后取出检视读数。

3.发现体温与病情不相符合　应在旁监测,必要时作肛温与口温对照复查。腋温就应将温度计汞端放于腋窝深处并紧贴皮肤,病人屈臂过胸夹紧体温计,10分钟后取出检视读数。

(二)脉搏评价

1.测量脉搏的可靠性诊脉前病人须保持安静,如剧烈活动后应休息20分钟后再测;不可用拇指诊脉。

2.正确选择测量肢体为偏瘫病人测脉,应选择健侧肢体。

(三)呼吸评价

测得呼吸的可靠性,测呼吸时仍保持诊脉手势,以分散病人的注意力;成人与儿童计数30秒,所得值乘以2。

(四)血压评价

血压测量的准确性受诸多因素影响,为了获得准确的测量结果,在测量过程的各个环节中应注意评价:

1.血压计的准确性定期检查及校对血压计,确保其准确性。方法是:关闭压力活门,充气。如水银柱不能上升至顶部,表示水银量不足或漏气,则血压计不能再使用。

2.测得血压的可靠性　密切观察血压者应做到四定:定时间、定部位、定体位、定血压计。有助于测定血压的准确性和对照的可比性。

3.正确选择测量　肢体上肢偏瘫者,应选择健侧手臂或下肢测量。一侧肢体正在输液或施行过手术,应选择对侧肢体测量。避免因血液循环障碍影响血压测量值。

4.血压听不清或异常应重测　重测时,待水银柱降至"O"点,稍等片刻后再测量。必要时,作双侧对照。

5.保持血压测量的正确性　防止产生误差,引起血压测量误差的原因有:

(1)设备方面:袖带宽度太窄,可产生血压值假性偏高。而袖带宽度太宽,听诊器太小、太大,管道过长,水银量不足,可引起数值偏低。血压计未定期校对,可使读数偏高或偏低。

(2)病人方面:手臂位置低于心脏、吸烟、进食、膀胱充盈等可使数值偏高,手臂位置高于心脏水平,测得血压值偏低;手臂位置低于心脏水平,测得血压值偏高。

【体温单的填写方法】

(一)评估

评估病人的体温、脉搏、呼吸、血压等生命体征及其他情况。如出入院、手术、分娩、转科、死亡时间、大小便、出入量、体重等。

(二)计划(用物准备)

红、蓝钢笔;红、蓝铅笔;体温单(三测单)。

(三)填写方法

体温单(见文末插页)用于记录病人体温、脉搏、呼吸曲线及其他情况,如出入院、手术、分娩、转科或死亡时间、大便、小便、出入量、血压、体重等。住院期间排列在病历最前面。

1.眉栏各项(姓名、科别、病室、床号、住院号)及日期、住院日数、手术(分娩)后日数用蓝钢笔写。

2.填写日期"栏时,每页第一日应填写年、月、日,其余六天只写日。如在六天中遇到新的年度或月份开始,则应填年、月、日或月、日。

3."住院日数"从入院后第一天开始写,直至出院。

4.填写"手术(分娩)后日数时,以手术(分娩)次日为第一日,依次填写至十四天为止。若在十四天内行第二次手术,则将第一次手术日数作为分母,第二次手术日数作为分子填写。

5.入院、转入、手术、分娩、出院、死亡时间用红钢笔纵行在40～42℃间相应的时间格内填写,注意时间应使用24小时时间制。转入时间由转入病房填写,如"转入于二十点三十分"。

6.呼吸曲线以下各栏(包括页码)用蓝钢笔记录,以阿拉伯字计数,可免记计量单位。

(1)大便次数:每24小时记一次,记前一日的大便次数,如未解大便记"O"。大便失禁以"※"表示。灌肠符号以"E"表示,1/E表示灌肠后大便一次,O/E表示灌肠后无大便排出;11/E表示自行排便一次,灌肠后又排便一次。

(2)尿量:记前一日的总量。

（3）出入量：记前一日的出、入总量，分子为出量、分母为入量。

（4）体重：以公斤计算填入。一般新入院的病人记录体重，住院病人每周应记录体重一次。

（5）血压：以 kPa 计算填入。新入院的病人记录，住院病人每周至少应有一次血压记录。一日内连续测量血压，则上午写在前半格内，下午写在后半格内，术前血压写在前面，术后血压写在后面。

（6）"其他"栏作为机动，根据病情需要填写，如特别用药、腹围等。

7.体温曲线的绘制：

（1）体温符号：口温为蓝"O"，腋温为蓝"×"，肛温为蓝"O"。

（2）每小格为 0.1℃，按实际测量度数用蓝笔绘制于体温单的 35～40℃ 之间，相邻的温度用蓝线相连，同在一平行线上可不连接。

（3）如体温不升，则于 35℃ 线处用蓝笔划一蓝"O"，并在蓝点处向下划箭头"↓"，长度不超过两小格，并与相邻温度相连。

（4）物理降温半小时后测量的体温以红"O"表示，划在物理降温前温度的同一纵格内，并用虚线与降温前的温度相连，下次测得的温度仍与降温前的体温相连。

（5）体温若与上次温度差异较大或与病情不符时，应重复测试，无误者在原体温符号上方用蓝笔写上一英文小写字母"v"（verified，核实）。

（6）需每两小时测体温时，应记录在 q2h 体温专用单上。

8.脉搏曲线的绘制

（1）以红"O"表示，每小格为 2 次/分，相邻脉搏以红线相连，在同一平行线上时可不连线。

（2）脉搏与体温重叠时，先划体温符号，再用红笔在外划"O"，表示为"O"。

（3）脉搏短绌时，心率以红"O"表示，相邻心率用红线相连，在脉搏与心率两曲线间用红笔划线填满。

9.呼吸曲线的绘制

（1）呼吸以蓝"O"表示，每小格为 1 次/分，相邻的呼吸用蓝线相连，在同一平行线上时可不连线。

（2）呼吸与脉搏重叠时，先划呼吸符号"O"，再用红笔在其外划红圈"O"，表示为"O"。

（3）呼吸每分钟少于 10 次时，在呼吸 10 次处写实际次数，并与相邻呼吸相连。

（四）评价

1.体温单的记录是否及时、准确、整齐、清洁。

2.绘制的图表是否点圆线直,点线分明。

二、意识状态的评估

【评估】

评估病人的意识状态、生命功能、瞳孔变化及局部神经病征,为治疗提供依据。

【计划(环境及用物准备)】

1.安静环境;

2.葛氏昏迷量表记录单;

3.聚光小手电筒;

4.瞳孔尺;

5.血压计;

6.听诊器;

7.笔。

(陈　程)

第二节　眼部检查

视功能检查包括视力、视野、色觉、暗适应等方面,这些检查大部分属于主观检查。因此,检查者要态度和蔼,动作轻巧,以取得受检者的理解和配合,从而获得准确的结果,作为眼病诊断的依据。

一、眼部检查

眼部检查应在良好照明下系统地进行。检查前应该详细地询问患者病史,检查时动作应轻柔,态度应和蔼,按先右眼后左眼,由外向内顺序进行。检查传染性眼病时,应先检查健眼,后检查患眼,以免交叉感染。检查儿童时,可嘱家长将小儿手足及头部固定后,再进行检查。

(一)眼附属器检查

1.眼睑　观察睫毛有无倒睫,睫毛根部有无鳞屑、脓痂和溃疡;两侧睑裂是否对称,闭合功能是否正常;眼睑皮肤有无红肿、淤血、瘢痕或肿物、内翻、外翻等。

2.泪器　观察泪腺部位有无红肿、压痛;注意泪点有无外翻或闭塞;泪囊区有无红肿或瘘管,无红肿时,用手指挤压泪囊部有无分泌物自泪点溢出;必要时可进行泪道冲洗以观察是否通畅。

3.结膜　检查上睑结膜和穹隆部结膜时,嘱患者双眼放松,向下注视,检查者用左手示、拇二指轻提近睑缘皮肤,示指下压,拇指上滑动,即可顺利翻上睑;将上睑固定于眶上缘,另一手向上推压眼球,上穹隆结膜即可暴露。检查下睑及下穹隆结膜时,只需用左手拇指或示指将下睑向下牵拉,同时嘱患者向上注视,即可完全暴露。检查时注意有无充血、乳头、滤泡、结石、异物或瘢痕。检查球结膜时,观察有无充血、出血、水肿、异物、色素沉着及新生物等,应特别注意区分结膜充血与睫状充血。

4.眼球位置及运动　观察两眼位置是否相同;眼球大小有无异常,有无突出、内陷;观察眼球的运动是否正常等。

5..眼眶观察眼眶　是否对称;眶缘触诊有无缺损,眶内有无肿块。

(二)眼前段检查

检查眼前段常用两种方法:一种是利用聚光手电筒配合放大镜进行检查;另一种是采用裂隙灯显微镜及一些附件进行检查。

1.角膜　观察角膜大小、形状、曲率度、透明度等,注意有无异物、浸润、水肿、溃疡、瘢痕、血管翳等病变;角膜感觉是否正常;角膜后有无沉着物(KP)。

2.巩膜　观察巩膜有无黄染、结节、充血、出血,有无压痛。

3.前房　观察前房的深浅、房水有无混浊、积血、积脓。

4.虹膜　观察虹膜颜色、纹理,注意有无新生血管、结节、萎缩,有无前后粘连,有无震颤。

5..瞳孔　观察瞳孔大小,两侧瞳孔是否等大、等圆,正常瞳孔直径2.5～4mm;瞳孔的位置及对光反射状态;注意有无前后粘连。

6.晶状体　观察晶状体有无混浊和位置改变,必要时应进行散瞳检查。

(三)眼后段检查

眼后段检查常用检眼镜在暗室里进行检查。

1.玻璃体　检查前应进行散瞳,散瞳后用检眼镜＋8～＋10D,距被检眼10～20cm,观察玻璃体内有无出血及黑影漂动。

2.眼底　正常眼底呈橘红色.在视网膜中央偏鼻侧,可见一淡红色略呈椭圆形的视神经盘,其中央色泽稍淡为生理凹陷。视网膜中央动脉及静脉由此分出颞上、颞下、鼻上及鼻下支,分布于视网膜上,动脉及静脉相伴行,动脉较细呈鲜红色,静脉较粗呈暗红色,动静脉比例正常为2:3。视神经乳头颞侧约2个视神经盘直径(PD)处有一颜色稍暗的无血管区,称为黄斑,其中央有一明亮的反光点,称为黄斑部中心凹反射。

眼底检查为眼科常用而重要的检查方法,通常在暗室内自然瞳孔下进行(必要时需散瞳),注意观察视网膜、脉络膜有无出血、水肿、脱离等,视神经盘有无水肿、萎缩等。

(陈　程)

第三节　视功能检查

一、视力

视力即视敏度,反映视网膜黄斑中心凹处的视觉敏锐度,故称中心视力,是最主要的视功能,可分为远视力及近视力。

1.远视力检查

(1)检查条件:常用"E"字形国际远视力表和对数远视力表检查远视力。远视力表悬挂处光线要充足,最好用人工照明,悬挂高度以1.0行与被检眼等高为宜。检查距离为5m远,若置反光镜,视力表距镜面为2.5m。

(2)检查方法:检查时两眼分别进行,一般先右后左,自上而下,逐行辨认,能全部看清最小视标的那一行,其旁的数字即表示该眼的视力。

(3)记录法:正常视力为1.0及1.0以上者。若看不到1.0行,则以看清最小视标行的小数记录之。如能看清1.0行,则视力记为1.0,其余依此类推。若在5m远看不清0.1行,则令患者前移至看清时为止,依如下公式记录之:视力=0.1X距离(m)÷5(m)。如2m看清0.1行,则视力=0.1×2÷5=0.04。

2.近视力检查

(1)检查条件:多采用标准近视力表检查。检查距离为30cm,照明充足,避免反光。

(2)检查方法:与远视力检查基本相同。但可以调整距离以获最佳视力。

(3)记录法:应同时记录视力和距离,正常近视力为1.0/30cm;若近视力不良,则以最佳视力和距离记录之,如"1.0/15cm"或"1.0/40cm"等。

3.眼前指数、眼前手动和光感

(1)眼前指数:对在1m处仍不能辨认第一行视标0.1者,应检查其眼前分辨指数的能力,记录其最远距离,如距离30cm能辨认指数者,则记为"指数/30cm"。

(2)眼前手动:如患者在眼前不能分辨指数,则将手掌放在被检者眼前摆动,能辨认,则记下最远距离,如"手动/30cm"。

（3）光感：若患者在眼前不能辨出手动，可在暗室测光感。用小灯光或手电光，测试被检者能否正确判断眼前有无亮光，能正确判断者则记为"光感"，并记录其最远的光感距离，如在 3m 处能辨出光亮，则记录为"光感/3m"。

4.注意事项

（1）视力表挂的高度与照明要符合要求。

（2）检查要时充分遮盖未检查眼，但勿压迫眼球。

（3）被检查者要保持正直姿势，勿前倾或歪头看视标。

（4）如患者有屈光不正，可先查裸眼视力，再查纠正视力。

（5）对儿童和老年患者要耐心讲解，取得他们的合作。

二、视野

视野是当眼向前方注视时所见的空间范围，反映视网膜周边部的功能，故又称为周边视力。距注视点30°以内的范围称为中心视野，30°以外称为周边视野。视野检查对眼底病、视路疾病及青光眼的诊断有重要参考价值。

1.对比法　这是一种简单易行不需要任何设备的动态视野检查法，但要求检查者的视野必须正常。检查者与被检者相距 0.5m，对视而坐。检查右眼时，检查者以左眼与被检者右眼彼此注视各遮盖另眼，检查左眼则相反。检查者以手指或视标置于二人等距之间，从周边向中心移动，如被检者能存在各方向与检查者同时看到视标，其视野大致正常。

2.弧形视野计　为半径 33cm 的半环弧形板，用以动态检查周边视野。受检者额部固定于额架上，受检眼要注视目标的注视点，遮盖另一眼。检查者将光标缓慢沿弧的内侧面由周边向中心移动，直到受检眼刚能看到光标为止，将此处弧弓所标刻度，打印在记录图卡上。再转动弧弓 30°，依次检查 12 个径线，将各径线打印在记录图卡上的标记点连接起来，即为受检眼的视野范围。正常视野大小为上方55°、鼻侧 60°、下方 70°、颞侧 90°。

3.平面视野计　为一黑色绒布制成的无反光布屏，布屏的大小为 1m 或 2m，中心为注视点，屏两侧水平径线 15°～20°，用黑线各缝一竖椭圆形示生理盲点，为视盘在视野屏上的投影。检查时让被检者坐在黑色屏前 1m 处，遮盖一眼，受检眼注视屏中心的注视点。先测出生理盲点的位置和大小，再沿各径线检查视野中有无暗点或视野缺损，如有，则以大头针加以标记，最后转录在中心视野记录卡上。生理盲点正常大小为垂直径 7.5°，横径 5.5°，位于注视点外 15.5°水平线下 1.5°处。

4.注意事项　①照明光线应柔和均匀，保持稳定，最好采用人工照明。②应耐心地向受检查者讲清视野检查的目的及方法,以取得合作。③检查过程中,受检查者被检查眼要始终注视视野计中心目标注视点,保持眼球不动。④视标移动匀速运行,自外向内,遇有可疑之处,应反复仔细检查。

三、色觉

色觉是人眼的辨色能力,反映了视锥细胞的功能。色觉异常可分为先天性和后天性,先天性色觉异常属于性连锁隐性遗传病,其发病率男性约为5%,女性约为0.3%;后天性色觉异常为某些视神经病、视网膜病、颅脑病变、全身疾病及中毒所致。

色觉检查法:在室内良好的自然光线下,被检者双眼同时观看色盲检查图,距离约0.5m,让其在5秒钟内读出图中数字或图形,然后按所附说明书判断其色觉为正常、色盲或色弱。检查时应避免在强光、灯光或有红绿色背景的环境中进行,色盲图要保持图面整洁,禁止用手擦摸,以防弄脏和变色,用毕应妥善保存。

四、其他视功能检查

1.暗适应 当人从明处进入暗处时,起初一无所见,以后逐渐能看清暗处的物体,这种对光敏感度逐渐增进,最终达到最佳状态的过程称为暗适应。它反映了视杆细胞内视紫红质复原的过程。暗适应检查常采用对比法,即被检查者与暗适应正常的检查者同时进入暗室,比较两人辨认周围物体的时间,如被检查者所需时间明显延长,则表明其暗适应能力差。视网膜色素变性、维生素A缺乏症等可导致暗适应时间延长,甚至夜盲。

2.立体视觉 又称深度觉,是三维视觉空间基于双眼视网膜的相关信息去感知深度的能力。它是双眼视觉的最高层次,对周围物体的远近、深浅、凹凸和高低有精细的分辨能力。检查的基本内容包括同时知觉、融合和立体视觉。许多职业要求有良好的立体视觉,如驾驶员、绘画雕塑、精细零件加工等。常用同视机、立体视觉检查图片和与计算机相连的立体视觉检测系统检查。

3.视觉电生理检查 包括眼电图(EOG)、视网膜电图(ERG)及视觉诱发电位(VEP),是应用视觉电生理仪测定视网膜受光照射或图形刺激时,在视觉过程中发生的生物电活动,以了解视觉功能和相关眼部疾病。

(陈 程)

第四节　眼压测量检查

眼压的检测方法是指通过医学设备和医学方法进行眼压检测,通过眼压检测控制患者的病情如青光眼,能有效预防糖尿病、高血压患者可能出现的眼部疾病。

一、检测方法

(一)指压测量

【目的】

用于无法使用眼压计进行眼压测量时估计眼压的方法。

【操作方法】

检查时让患者向下看,检查者以两手食指尖置于上睑,交替按压眼球,借指尖触知的抵抗感觉估计眼压的高低。

【记录方法】

眼压(T)Tn＝正常、T＋1＝稍高、T＋2＝较高、T＋3＝很高(眼球硬如石头)、T－1＝稍低、T－2＝较低、T－3＝很低(眼球软似棉)。

(二)Schiotz 眼压计检查法

【目的】

协助青光眼的诊断,观察青光眼的治疗效果。

【物品准备】

压陷眼压计(Schiotz 式眼压计)、消毒大、小棉签、乙醚、换算表、表麻药(0.5%地卡因或利多卡因)、抗菌素眼药水。

【操作方法】

1.表面麻醉　用 0.5%的地卡因溶液滴眼,每隔 3～5 分钟滴一次,共滴 2～3 次(如对地卡因过敏,可改用利多卡因)。

2.体位　患者取仰卧位,下颌稍抬高,防止面部倾斜,两眼向前方凝视(指示灯或手指作固视点)。

3.检查者　用左手拇指和食指分开被检眼上下睑,着力于上下眶缘(切勿加压于眼球),右手将眼压计足板垂直放在角膜面上,观察眼压计上指的刻度,查对附表,即可得到眼压的毫米汞柱值。如用 5.5 克砝码,读数少于 3 者,则改用 7.5 克砝码;用 7.5 克砝码读数仍少于 3 者,则再改用 10 克砝码。测量后,给被检眼滴抗菌素眼水,并记录眼压结果。

4.记录方法　砝码重量/刻度＝若干千帕(若干毫米汞柱)。

例如:5.5/4＝2.74kpa(20.6mmHg)如果眼压很低,用5.5克砝码测量时,眼压计指针所刻度大于20,记录为:＞5.5/20＜0.53kpa(4mmHg)。

(三)非接触式眼压计测量法

【目的】

协助青光眼的诊断,观察青光眼的治疗效果。

【物品准备】

非接触式眼压计。

【操作方法】

1.打开电源(先开电动桌电源,再开机器电源)。

2.病人取坐位,头置于头架上,前额紧靠头架。

3.嘱病人双眼同时注视前方,睁大眼睛注视仪器内红色指示点,并告知测量时有轻微气流喷出,避免瞬目及后退。

4.根据病人高度调节电动桌适当高度。

5.调整病人眼角约与额头架旁标示同一高度。

6.检查者调整仪器操纵杆并对焦。(不同测量模式有不同对焦方式,请参考说明书)。

7.按测量键进行测量,连续3次取平均值,测量结束后,将结果打印出来。

8.关机前先擦拭颌托、额头架、镜头(先用吹球将灰尘吹去,再以拭镜纸蘸95%的乙醇小心擦拭清洁)。

9.关机时调整机器并对准中线,盖上镜头盖,先关机器电源,再关电动桌上电源。

10.紫外线消毒后盖上保护罩。

【注意事项】

指压测量注意

指测法只能粗略估计眼压,且需要临床经验为基础。

二、眼压计检查注意

1.测量前应将注意事项告知病人,以取得配合。

2.操作宜轻,暴露角膜时,手指切勿压迫眼球。测量前要解松紧的领扣。

3.先测右眼,后测左眼,测量眼压不宜连续反复多次,以免损伤角膜上皮及影响眼压的准确性。

4.操作时注意勿遮挡另眼视线,以免影响病人双眼向下前方固视。

5.角膜有损伤、溃疡或患急性结膜炎、角膜炎时,不宜用眼压计测量眼压。

6.表面麻醉不可用可卡因,因其能散大瞳孔使眼压增高,而影响结果。

三、非接触眼压计检查注意

1.检查前要先告知病人检查过程中有气流冲击眼球,略有不适,但无疼痛,使病人放松并配合检查。

2.显示屏不显数字,可能是注视不准、泪液过多或瞬目等原因,可调整后重新测量。

3.视力不良者不适合用此方法测量眼压。

（李　玫）

第五节　眼部换药

患者术后术眼加压包扎,或外伤清创缝合后每日需换药以防止感染。

【适应证】

眼部手术后及外伤清创缝合后需换药。

【禁忌证】

当日手术,眼部需加压包扎不能拆开。

【检查前准备】

1.患者告知　告知患者需要换药。

2.物品准备　聚维酮碘棉签、75％乙醇、生理盐水、无菌棉签、无菌纱布、无菌眼垫、绷带、消炎眼药水、消炎眼药膏。

3.患者准备　让患者在换药室坐好即可。

【配合】

换药时,让患者端坐好,勿随意摆动头部。

【护理】

1.操作前向患者做好解释,以取得配合。

2.换药时,特别是取下伤口敷料时,要动作轻柔,尤其对渗出物较多、敷料粘连的伤口,可用生理盐水浸泡敷料数分钟,再轻轻揭去。

3.对渗出物较多的伤口,可用凡士林油纱覆盖或涂抹眼药膏,保持伤口的干燥。

4.换药时应严格无菌操作,以免感染。

5.重新包扎时,询问患者松紧度,以患者未感不适,且不松动为主。

【注意事项】

1.取下伤口敷料时,如敷料与伤口粘连,应缓慢揭去,粘连严重时,应先用生理盐水浸泡敷料,以免患者伤口疼痛。

2.分泌物多时,应先拭去分泌物,再用消炎眼药冲洗,进行伤口消毒。

3.对眼内手术有缝线者,清理伤口时注意不把较细的缝线脱落断裂,涂消炎眼药膏于缝线处,以减轻患者异物感。

4.用乙醇消毒时,勿使乙醇进入眼内,以免引起刺激症状。

5.换药时严格无菌操作,换药结束后洗手,进行消毒后,方可进行下一步操作。

6.包扎时勿包扎过紧,以免压迫眼球,使患者感到不适且对眼球造成伤害。

(梁永霞)

第六节　取角膜异物

角膜位于眼球前极的中央,中央角膜较周边角膜薄,从外向内可分为上皮细胞层、前弹力层、基质层、后弹力层、内皮细胞层。角膜上皮是一种非角化鳞状上皮。眼部受外伤时,角膜极易受到损伤,损伤后上皮修复 1h 开始,伤后 24~48h 修复,增殖达到顶峰。而角膜异物是角膜损伤中常见的一种。

【适应证】

角膜异物患者。

【禁忌证】

无严格禁忌证。

【检查前准备】

1.患者告知　告知患者取角膜异物的大致过程及操作时的配合方法。

2.物品准备　裂隙灯显微镜、4.5 号注射针头、表面麻醉眼药水、无菌棉签、消炎眼药水、消炎眼药膏。

3.患者准备　患者摘掉帽子及眼镜,平坐于裂隙灯显微镜前,将下颌放于下颌托架上,前额紧贴于头架的额带横档上,将头部放正,固定于裂隙灯显微镜的架上。

【检查配合】

在准备好的体位基础上,嘱患者注视镜头内黄色灯,不摆动头部,且尽量不眨眼。

【护理】

1.操作前向患者做好解释,以取得配合。

2.操作前点眼表面麻醉眼液,以防止操作时眼部刺激症状过重。

3.如患者眼部频繁流泪,应以棉签拭去眼泪,再进行操作。

4.操作时嘱患者勿转动眼球,避免瞬目。操作者动作轻柔。

5.取出异物后给患者眼部覆盖无菌纱布 24h,遵医嘱点眼药水和消炎眼药膏。

6.如异物较深,一次未完全取净,嘱患者一定按要求时间复诊。

【注意事项】

1.操作前点眼表面麻醉眼液,以防止操作时眼部刺激症状过重,影响操作且给患者带来不适感。

2.操作时针头与角膜保持 10°～15°,不可垂直方向,以免针头误伤角膜。

3.异物较深时,不可强求一次取净,以免造成角膜穿孔。

4.异物应尽量取净,防止存留眼内造成感染。

5.操作结束后,一定用无菌纱布覆盖,以免伤口感染。

(王雪丽)

第七节　泪道冲洗

泪腺是一种外分泌腺,位于眼眶外上象限泪腺窝内。泪腺的主要作用是分泌泪液。而泪小点是泪液排出系统的眼睑标志,贴附于眼球。与泪小点相连的垂直部分壶腹,是泪液排出管道的最近端开口。泪小管长 8～10mm,大部分泪小管汇合成泪总管注入泪囊外壁。泪囊内侧为鼻腔的中鼻道,两者被一层很薄的泪骨和上颌窦突隔开。鼻泪管长约 12mm,开口于鼻腔。当泪道因外伤或病理性因素被堵时,眼泪将不能从内眼排出。

【适应证】

诊断、治疗各种泪道疾病,手术前常规检查排除泪囊炎。

【禁忌证】

急性泪囊炎、化脓性眼内炎、眶蜂窝织炎等。

【检查前准备】

1.患者告知　告知患者泪道冲洗的方法。

2.物品准备　一次性泪道冲洗针、泪点扩张器、生理盐水、表面麻醉眼药水、棉签、纱布。

3.患者准备　患者取下眼镜,取坐位,头部微后仰。

【检查配合】

患者坐好,头部微后仰,眼向上凝视,勿转动头部或眼球。

【护理】

1.操作前　向患者做好解释,以取得配合。

2.滴表面麻醉眼药水　以减少操作时患者的疼痛感;告诉患者表面麻醉后不会太痛,请放松配合检查。

3.冲洗前先挤压泪囊　观察有无分泌物排出,如有应先将分泌物排空。

4.告知患者　冲洗时按要求向上凝视,如感觉咽部或鼻部有水,请示意操作者。

5.操作过程中　随时观察患者有无不适,发现晕针等情况立即停止操作。

6.冲洗后告知患者30min内切勿揉眼。

【注意事项】

1.冲洗时遇有药液反流时　应仔细观察反流情况。

2.冲洗时　应用纱布贴于患者下眼睑处,以及时接收反流的药液,以免流到脸上。

3.推药时　如遇有阻力,不可强行用力,应调整针头方向,使其在泪小管内保持顺行方向后再推药。

4.告知患者　冲洗后30min内切勿揉眼,以免损伤角膜上皮。

(李　玫)

第八节　颞浅动脉旁皮下注射

颞浅动脉旁皮下相伴交感神经网,是颈内动脉和颈外动脉的交通支,而颈内动脉是眼球血供的来源。在颞浅动脉旁皮下注射药物(通常注射复方樟柳碱注射液)可调整脉络膜自主神经活动,改善脉络膜血管运动功能,增加脉络膜血流量,以改善眼供血,达到治疗效果。

【适应证】

主要用于治疗前后部缺血性视神经病变、枕叶、视中枢缺血病变、视网膜中央动脉及分支动脉痉挛和阻塞;中浆、中渗、脉络膜缺血性病变;外伤性视神经、视网膜脉络膜病变;睫状体痉挛、眼外肌麻痹、玻璃体浑浊等。

【禁忌证】

无严格禁忌证,颞部有伤口或长期注射颞部有硬结不适宜。

【检查前准备】

1.患者告知　告知患者颞浅动脉旁皮下注射的时间及配合方法,以及操作时的感受(轻微胀痛感),让患者了解以做好心理准备。

2.物品准备　复方樟柳碱注射液、4.5 号注射针头、2ml 注射器、75%乙醇、无菌棉签、无菌棉球。

【操作配合】

患者平卧于床上,头部微偏向于健侧,女性长发患者将头发摆至健侧,充分暴露注射部位,头固定不动。

【护理】

1.操作前　向患者做好解释,以取得配合。

2.注射前　询问普鲁卡因过敏史,因复方樟柳碱注射液内含有普鲁卡因成分。

3.告知患者　推药时会有轻微胀痛的感觉,不要紧张。

4.消毒时　避免将消毒液进入眼内,以免刺激眼睛流泪。

5.推药后　局部会有些肿胀,按压注射部位 3～5min。

6.整个操作过程中　注意严格按照无菌原则执行。

【注意事项】

1.注射前　一定询问普鲁卡因过敏史,以免给有过敏史的患者操作引起过敏。

2.进针时　左手绷紧皮肤,抽吸无回血后方可推药,避免药物进入血管。

3.推药时　告知患者会有轻微胀痛感,会有些肿胀,不要揉搓。

4.颞浅注射推药时　速度可稍快,以达到刺激穴位的目的。

(詹江波)

第九节　全脑血管造影

【概述】

全脑血管造影术就是利用血管内导管操作技术,在计算机控制的数字减影的支持下,对累积人体神经系统血管的病变进行诊断,它具有微创和微侵袭的特点,可为神经系统血管病的诊断提供可靠依据。近年来,该技术已成为传统神经外科手术的重要补充手段,并拓展了常规神经内科的治疗范围。

目前,全脑血管造影术已经广泛地应用于神经系统的出血性和闭塞性血管病的诊断,成为一门较为独立的新兴学科,与显微手术、腔镜手术、立体定向以及放射外科等并列为微创医学在神经学科的重要组成部分,并获得了较高的医学地位。

【适应证】

1.有可能存在脑血管病变,均可行全脑血管造影术。

2.磁共振技术(MRA)进行诊断的,由于脑颅底骨质的伪影干扰,使其准确程度受到限制。

3.高龄或因各种原因不能承受手术治疗者。

【禁忌证】

1.呼吸、心率、体温和血压等难以维持。

2.严重动脉硬化、糖尿病、心脏或肾衰竭。

【检查前准备】

1.患者告知　向患者讲解全脑血管造影术的基本过程,术中注射造影剂时头部不适如胀痛等,检查后的并发症如造影剂的过敏反应,穿刺点的血肿,穿刺动脉的继发性狭窄等,以取得患者的配合。

2.环境准备　开净化空调、开电脑、开 DSA 机、开高压注射器机。

3.准备手术用物　准备手术耗材(长短动脉鞘、泥鳅导丝、各种造影管、压力延长管、高注筒)铺无菌台,协助医师穿手术衣、戴无菌手套、铺无菌单。

4.药物准备　肝素、地塞米松、杜非合剂、生理盐水、葡萄糖、碘油、阿托品、多巴胺、甲氧氯普胺。

5.患者准备

(1)检查前 4h 禁食水。

(2)术前行过敏试验,如造影剂、麻药。

（3）GCSS 记分在 8 分以下需全麻行全脑血管造影术。

（4）按医嘱给予术前用药。术前 1d 应给患者会阴和腹股沟部位备皮，洗澡，更衣。

【检查配合】

1.核对患者科室、姓名、床号、是否禁食水。

2.查看 X 线申请单、手术知情同意书、授权委托书、血清四项、自费项目协议书。

3.进入手术室后给患者心电监护、吸氧、建立静脉通道。

4.铺无菌台，打无菌高值耗材，使用高压注射器材抽吸造影剂。

5.协助抽取利多卡因，肝素 10mg 静脉滴注，静脉滴注地塞米松 5～10mg。

6.手术室严格无菌操作。

【护理】

1.检查后密切观察患者生命体征变化，遵医嘱给予抗感染药物。

2.检查后患者应多饮水，以利造影剂排出体外。

3.用压迫器压迫止血 15min 加压包扎后观察皮肤颜色和足背动脉搏动，术后，24h 可下地活动。

4.控制血压，出血患者血压控制 120/80mmHg 以下，防止再次出血，有脑梗死患者血压控制在 140/80mmHg，防止梗死加重。

5.患者头痛时应遵医嘱给予对症处理，颅内高压患者给予 20％甘露醇 150ml 静脉滴注。

【注意事项】

1.消化道溃疡和糖尿病患者需慎用地塞米松。

2.用于利多卡因麻醉的注射器应及时弃除，以避免误将残余利多卡因注入颅内而引发癫痫大发作。

3.老年患者全身动脉硬化和血管狭窄直接插造影管较为困难，最好在导丝的辅助下，通过透视监测插管，以避免误将导管送入沿途的肾动脉或肝动脉内，而可能导致的不必要脏器损伤。

4.检查后患者要多饮水，以利造影剂排出体外。

5.术后观察穿刺部位，防止穿刺部位出血及假性动脉瘤的形成。

（敖　锋）

第十节　术中磁共振检查

【概述】

自从框架立体定向技术和无框架的神经导航技术发明以后,神经外科手术的精确性得到了飞跃式的提高。但是,这些技术都尚存不足,由于系统误差、注册及图像变形等均可引起一定的误差;此外,它们都只是依据术前的影像资料,而不能提供术中实时的图像,而在开颅及打开硬脑膜后脑移位的发生是不可避免的,脑脊液丢失、肿瘤切除等更会加重移位和变形,因此传统导航虽然提高了手术精度,尤其在手术切口、骨瓣设计及颅底手术中起到了重要作用,但脑移位等误差却限制了其使用。术中磁共振(MRI)既可提供实时更新清晰、精确的图像,又无放射线之弊,而且还可整合功能磁共振(fMRI)、磁共振张量成像、弥散加权磁共振(DWI)、磁共振波谱分析(MRS)、磁共振血管造影(MRA)及磁共振静脉造影(MRV)等,以帮助外科医师最大限度地保护重要结构并减少对功能区的损伤。某医院2009年2月在国内首次引进了可移动式悬吊高场强(1.5T)术中 MRI 系统及功能神经导航系统,并应用于辅助临床治疗。该系统采用 1.5T 移动磁体,双室设计,既能在手术中使用标准手术器械,又能在不需要术中 MRI 时,在系统附近的诊断室进行常规诊断性扫描,提高了系统的使用效率,代表了术中 MRI 比较先进的理念。

【适应证】

1.脑移位　在手术过程中,由于重力、脑脊液丢失、脑水肿、脑组织或肿瘤切除、使用脑压板等因素的作用,脑组织将发生移位,在绝大多数开颅手术中脑移位可达到或超过 1cm。以往的神经导航图像均来自于术前 MRI 或 CT 等,而术中脑移位发生,加上导航本身的误差使得这种导航的精确度大为降低,很多学者设计了多种方案以期纠正脑移位引起的误差,但至今均未找到特别有效的方法。MRI 利用术中扫描更新图像,重新注册,图像质量与术前图像几乎无差异,很好地解决了这个问题,使导航精度得到很大提高。

2.胶质瘤切除术　胶质瘤的治疗原则是在保证患者神经功能不受影响的情况下最大限度地切除肿瘤,高级别胶质瘤辅以放、化疗。N1msky 等认为 MRI 的使用显著提高了肿瘤的全切除率。

3.经鼻蝶手术　MRI 为医生提供了立体实时监测,对垂体腺瘤,特别是无功能性垂体腺瘤.经鼻蝶手术有很大帮助高场强 1mR 对鞍上、鞍旁、鞍内肿瘤显像清楚,甚至海绵窦结构也能清楚显示,另外,MRI 可超早期发现肿瘤残留,有助于尽早进行术后治疗计划,如观察、放疗或开颅治疗。

4.功能神经外科　传统立体定向有一定技术限制,MRI不需要使用立体定向框架,术中可反复确认目标与病变位置,避开关键结构,可在术中调整刺激针位置,优化术中、术后刺激,术中还可及时发现出血等并发症。

5.脑病变活检术　传统的立体定向活检技术根据术前CT或MRI定位取得病理组织,存在一定的误差和盲目性,约30%的活检手术并不能确定病变性质。MRI指导穿刺活检术具有传统立体定向活检技术无法比拟的优势:①MRI提供3D图像,可以立体定位穿刺针的位置。②MRI对病变进行多种扫描序列,如PMR、弥散加权成像(DWI)、磁共振波谱(MRS),不仅从解剖上指导穿刺,还可以进一步根据病变特点选择穿刺部位。③MRI对血管和血供丰富的部位进行显像,可以指导穿刺以避开血供丰富的部位,避免出血等并发症。④避免患者和医师受放射影响。

【禁忌证】

注意是否有心脏起搏器、神经刺激器、人工心脏瓣膜、眼球异物及动脉瘤夹(动脉瘤夹含镍量较高,在强磁场中会产生较大扭矩,有导致动脉破裂的危险),有以上任何一种情况均禁止MRI检查。

【检查前准备】

1.患者告知　检查前对需要进行增强扫描的患者要重点了解患者是否属于过敏体质的高危人群,要认真履行告知义务,认真详细地向受检者和(或)其家属说明用药的目的、方法、大体过程及注意事项,并告知注射造影剂后可能出现的不良反应,然后请受检者和(或)其家属签署增强造影检查同意书。

2.物品准备　静脉留置针、钆喷酸葡胺注射液1支。

3.患者准备　进入检查室以前要取下患者身上的一切金属物品,如义齿、发夹、戒指、耳环、钥匙、钢笔、硬币等以及磁卡、磁盘等,带有避孕环的女性扫描时需到妇产科取环后再行检查。术前行磁共振检查进行手术计划时对幼儿、烦躁不安与幽闭恐惧症患者应给予适量镇静药。对手术中进行磁共振扫描时,应将患者手术区域以无菌辅料包裹并做好生命体征监护。

【检查配合】

静脉穿刺技术,尽量做到一针见血,一次成功。造影剂快速加压推注的过程中及推注后,要密切观察药物反应并做好对症护理,提高警惕,慎防意外。如造影剂在推注时发生外渗,应尽快用如意金黄散外敷。如意金黄散具有清热、消炎、活血、消肿、解(药)毒作用,方法简便,安全有效。术中检查时,除操作磁共振的人员外,其余手术人员均应站在蓝色标识以外。

【护理】

1.心理护理:根据患者的年龄、病情、心理状态有的放矢进行心理护理。在检查前向患者详细解释 MRI 检查的过程、准备要求、配合要点,鼓励患者面对现实,发挥其主观能动性,让患者知道该检查时间比较长,噪声比较大,但不会有任何危险,使患者在思想上有所准备。对老人、妇女、儿童这些特殊群体,可予佩戴耳塞、MRI 专用耳罩以减弱噪声。医护人员通过空气传导耳麦以亲切、明确的指令及安慰,使患者感到医护人员时刻在关心他,必要时有医护人员陪同完成检查。

2.患者进入检查室前,护士要严格把关,特别防止遗漏细小隐蔽的金属物件;患者卧于检查床协助技师再次认真仔细询问检查,确保万无一失。

3.防止摔跤及感染医源性疾病要预见各种引起摔跤的危险因素,注意检查床移动时不可上下,保证地面干燥,对年老体弱者必须搀扶。必须严格执行无菌技术操作原则。

4.检查后嘱患者多饮水,以利于造影剂的排泄。

5.对术中磁共振扫描时要仔细检查扫描室内有无金属物品,防止磁体运转时发生意外伤害事件。

6.加强术中扫描过程中患者生命体征的监测,防止发生病情变化。

【注意事项】

1.做好术中扫描的安全管理,防止患者发生坠床及磁体运转时意外伤害事件的发生。

2.扫描前将手术区域以无菌辅料包裹,注意加强扫描过程中患者生命体征监测。

（敖　锋）

第十一节　冠状动脉造影术

【概述】

冠状动脉造影是指经桡动脉或股动脉放置一根导管至冠状动脉,选择性地向左或右冠状动脉内注入造影剂,从而显示冠状动脉走行和病变的一种方法。心脏造影术的目的:可检查心脏和大血管的形态和缺损情况;冠状动脉分支有无畸形、狭窄以及交通支分布情况,是诊断冠心病及明确有无手术指征的重要检查方法。

【适应证】

1.确诊,胸痛不典型,临床上难以确诊。老年人出现心力衰竭、心律失常和心电图异常,而无创检查(如超声心动图或核素)不能确诊。

2.患者无症状但运动试验阳性,或有症状而运动试验阴性者。均可行冠脉造影和左室造影检查来确诊冠状动脉是否有病变。

3.指导治疗,在考虑对患者进行经皮冠状动脉腔内成形术或冠状动脉旁路移植术时,必须先进行冠状动脉造影和左心室造影,以明确病变的部位、程度以及左室的功能情况,以便进一步选择手术方式。

(1)劳力性心绞痛患者:对于那些药物治疗控制症状不满意、运动耐量较低的患者,应行冠状动脉造影,以争取治疗。

(2)不稳定型心绞痛:此类患者极易出现急性心肌梗死或猝死,当内科治疗症状控制不满意时,应急诊行冠状动脉造影,以便进一步选择手术方式。

(3)急性心肌梗死:6h 以内的急性心肌梗死,拟行冠状动脉腔内成形术或冠状动脉旁路移植术时;急性心肌梗死并发心源性休克,应在主动脉内球囊反搏支持下,行急诊行冠状动脉造影,以期选择手术方式;急性心肌梗死静脉溶栓治疗不成功,拟行冠状动脉腔内成形术;顽固的梗死后心绞痛,药物治疗难以控制,急诊行冠状动脉造影,以期选择手术方式。

(4)既往曾患心肌梗死,在手术前行冠状动脉造影,以期选择手术方式。手术后心绞痛复发,怀疑再狭窄,拟进一步行手术治疗者。非冠心病的患者,在行心脏外科手术前常规冠状动脉造影检查如:≥50 岁的瓣膜病患者;先天性心脏病,可疑合并冠状动脉畸形;肥厚性梗阻型心肌病。

【禁忌证】

1.碘过敏者。

2.严重肝、肾功能障碍及不能控制的全身性疾病。

3.各种原因引起的发热,感染性心内膜炎治愈未满 3 个月者。

4.近期有心肌梗死、肺梗死或动脉栓塞。

5.不能控制的严重充血性心力衰竭。

6.反复发作较重心律失常,现有较明显的心律失常。

7.有明显发绀的先天性心脏病。

【检查前准备】

1.患者告知　检查目的、意义、开始禁食、水时间。

2.患者准备

(1)检查前一晚保证充足睡眠,必要时可以药物辅助帮助睡眠。

(2)检查前 1d 皮肤准备,剃净双上肢、会阴部及腹股沟处毛发,洗净皮肤。

(3)检查前 6h 禁食水,糖尿病患者注意停用降糖药物。

(4)核对血清四项化验单,以防缺漏。

3.物品准备　静脉切开包,无菌心导管,穿刺针、导引钢丝、扩张管及其外鞘,测压管或压力监测及描记器,消毒巾,血氧分析器材及药品,心血管造影剂,监护仪,急救器材(氧气、除颤仪、人工心脏起搏器、急救药物),沙袋。

4.检查(治疗)配合

(1)患者进入造影室,上造影床,同时将切口部位准备好。

(2)建立静脉通路,并进行心电血压监测。

(3)取仰卧位,双手放于身体两侧,进行皮肤消毒。

(4)造影穿刺前给予局部麻醉,以减轻穿刺时的疼痛。

(5)造影进行中请密切观察生命体征变化,并重视患者主诉。

(6)完成操作后,退出导管,结扎静脉,缝合皮肤。

(7)局部压迫止血 15min,并加压包扎。

【护理】

1.造影当日由导管室人员到病房接患者,并做好排便。

2.造影进行中询问患者感觉,有情况及时处理。

3.造影结束返回病房后的护理。

(1)经股动脉穿刺的患者术侧腿应伸直,不要打弯,1000g 左右沙袋局部压迫6h,平卧 24h,以防止穿刺部位出血,同时注意观察足背动脉搏动情况及术侧肢体皮肤颜色,温度及足趾知觉。

(2)经桡动脉穿刺的患者,术侧腕部用可调式加压包扎装置止血,患者返回病房后护士应注意观察术侧手臂有无肿胀,手掌颜色及手指知觉,询问患者自觉症状,与导管室医生做好交班,一般 2h 松解 1 次,示患者自觉症状及有无出血而定,6h 后,取下加压装置,并将伤口纱布包扎。

4.患者造影术后应示患者心功能状况决定患者饮水量范围,以将造影剂排出体外。

【注意事项】

1.严格进行无菌操作。

2.术中随时保证导管内输液通畅,避免凝血。

3.送导管手法宜柔和,尽量避免刺激静脉,以减少静脉发生痉挛。

4.导管进入心腔时,应密切监护。

5.心导管在心腔内不可打圈,以免导管在心腔内扭结。

6.预防并发症(静脉炎、静脉血栓形成、肺梗死、心力衰竭及感染)

（敖　锋）

第十二节　CT增强检查

【概述】

CT是X线与电子计算机技术相结合,将物体的体层面进行图像重建的一种新成像技术,成像过程完全不同于常规的X线技术。心脏增强检查能清楚分辨心腔和心肌,对某些心脏大血管疾病具有诊断价值。

【适应证】

1.乳内动脉有无异常者。

2.冠状动脉血管病变。

3.肺血管畸形、肺动脉瘤。

4.胸主动脉瘤、主动脉夹层。

【禁忌证】

1.对碘过敏者。

2.有重度心、肾功能不全者。

3.心律失常或心率过快者。

【检查前准备】

1.患者告知

(1)向患者及家属讲清检查的目的及意义。

(2)操作时的注意事项。

(3)填写知情同意书。

2.患者准备

(1)锻炼患者双上肢抬举过肩的能力。

(2)检查前禁水4h,禁食6h。

(3)不合作者,检查前可使用镇静药。

3.物品准备泛影葡胺剂。

【检查(治疗)配合】

1.患者取仰卧位,双上肢抬举过肩抱头。

2.建立静脉通路。

3.以 3ml/s 速度静脉注射造影剂。

4.注射开始后 20s 开始行螺旋扫描,扫描时患者在平静呼吸下屏气。

【护理】

1.密切观察患者病情变化。

2.请在检查结束后等待 30min 后再离开,以便观察。

3.患者适量多饮水,加速对比剂排出体外。

【注意事项】

1.有哮喘、糖尿病、高血压、严重心脏病、过敏体质及高龄患者,建议谨慎做 CT 增强检查。

2.一般轻度过敏反应对在注射对比剂后即刻或 20min 左右时出现。如出现上述对比毒副反应,或者不表现,请及时通知工作人员。若您离开医院后出现上述情况,请即刻到就近医院就诊。

3.CT 增强检查时,向静脉内快速注射对比剂,对于长期患病治疗者,血管较细个体较脆弱者,可能在注射部位出现对比剂漏出血管外。引起肢体组织肿胀、疼痛,极少数严重者可能会导致局部组织坏死等。

4.出现上述对比毒副反应后,我们将积极给予相应处置,请患者和亲属予以理解和配合。

(敖　锋)

第十三节　X 线造影检查

【概述】

X 线造影检查即消化道钡剂造影,是指用硫酸钡作为造影剂,在 X 线照射下显示消化道有无病变的一种检查方法,这项检查安全、无创伤,无不良反应,应用较广,作为全消化道的检查首选钡剂,胃镜只能到达十二指肠、肠镜只能到达回盲部。使用得较多的是胃肠钡餐造影和钡剂灌肠造影。胃肠钡剂造影检查是发现胃部病变的主要方法之一,而钡剂灌肠造影是用来进行直肠和结肠的检查,常被用作下消化道内镜检查的补充检查,是一种诊断性检查,如下消化道出血、排便习惯改变、腹痛的检查,也可用来筛查结肠息肉及结、直肠癌钡剂灌肠造影。

【适应证】

1.怀疑食管、胃、肠的病变。

2.普查消化道肿瘤,如:胃癌、结肠息肉及结、直肠癌等。

3.治疗后复查:消化道肿瘤术后复查有无复发,溃疡病治疗后复查是否治愈。

4.观察周围组织器官病变对胃肠的影响。

【禁忌证】

1.怀疑食管、胃穿孔者。

2.消化道出血急性期。

3.急性结肠炎或憩室炎。

4.急性腹膜炎。

5.近期息肉切除术。

6.结肠活组织病理检查后。

7.妊娠期妇女。

8.完全性幽门梗阻。

9.严重腹水或心肺衰竭者。

10.精神错乱不能合作者。

11.急性呼吸道感染以及碘试验阳性者不宜行此检查。

【方法及配合】

1.胃肠钡剂造影

(1)患者先口服适量不透X线的硫酸钡混悬液,使钡剂涂于消化道管壁以利于对胃壁病变的观察。有时会同时服用发气粉,在胃内产生气体,进行气钡双重对比造影,有利于显示胃壁的结构和发现早期胃癌。通常摄片5～6张,需显示胃各部位的前后壁、大小弯及胃角的情况。如有不明确处或疑有病变时应加摄照片。

(2)吞服全量钡剂,在不同体位角度下观察胃十二指肠各部的形状、轮廓、位置、大小、蠕动及幽门开放情况。并利用体位使各部形成气钡双重双比,结合加压可以更好地显示病变。

(3)在胃和十二指肠检查完成后,根据病情需要间隔一定时间检查各段小肠、回盲部及结肠。

(4)在透视过程中,应适时地拍摄点片,留下记录。

(5)胃癌的X线诊断,必须根据肿瘤本身的X线表现及其周围变化,综合所有

X线征象,并结合临床资料及其他检查,才能得出正确的结论。

2.钡剂灌肠造影

(1)患者左侧卧位躺在X线检查台上,进行直肠计数检查。

(2)直肠导管润滑后插入直肠。该导管有两个接头。一个用于灌钡,另一个用于灌空气。

(3)患者改俯卧位。通过导管灌入液体钡。注意操作要缓慢,以防患者感觉不适或引起排便。

(4)钡剂灌入后即可进行X线扫描以便X线专家能够观察钡剂充盈情况。灌注钡剂多少取决于患者情况。一旦直肠充盈后,即停止灌钡,钡剂继续通过结肠。为了帮助充盈,应尽可能改变患者体位。

(5)当对比剂到达结肠脾曲后,患者返回俯卧位,灌入空气。空气进入肠腔后,肠管膨胀,黏膜影像更清晰。

(6)通过看到阑尾或看到钡剂进入小肠从而证实钡剂到达盲肠,此时检查完成。

(7)当整个结肠充满钡剂后,对不同部位分别拍片以获取完整信息。

(8)检查时最好穿没有纽扣的内衣。

【护理】

1.术前护理

(1)给患者讲解检查的目的、方法、注意事项,解除其顾虑,取得合作。

(2)询问患者有无碘过敏史。

(3)嘱患者检查前2~3d进少渣饮食,如面片汤、稀饭等。检查前1d进流食,当日空腹。

(4)检查前1~2d停服不透X线或影响肠胃功能的药物,如碱式碳酸铋、葡萄糖酸钙。

(5)行胃肠钡剂造影有胃潴留的患者检查前1晚洗胃,其目的是为了清除胃内容物,利于钡剂检查。

(6)行钡剂灌肠造影者须做肠道准备,方法:检查前1d早晨6:00,晚19:00各口服酚酞片0.2g并口服50%硫酸镁溶液50ml,服药后在30min内服温开水2000ml。

2.术后护理

(1)检查后询问患者腹胀、腹痛及排便情况,密切观察生命体征,如发现有剧烈腹痛、腹胀、面色苍白、心率与脉率增快、血压下降、大便次数增多呈黑色,提示并发肠出血、肠穿孔,应及时报告医生、协助处理,严密观察。

(2)患者若无上述并发症,活动不受限制。

(3)患者进少渣易消化饮食 3d,注意粪便颜色。

(4)吞食的钡剂对身体没有害处,不会被吸收,服后随大便排出体外,钡剂检查后 1~2d 会排白色粪便,患者不必紧张。

(敖 锋)

第三章　重症监护护理

第一节　ICU 设置与管理

重症监护病房是对全院各科室的重危病患进行集中救治与护理的场所,使重危患者在重症监护病房度过最危险时期。由于重症监护病房有其特殊性,根据管理学和护理学的综合特点,对重症监护病房进行科学合理的设置与管理就显得尤为重要。

一、ICU 的设置

(一)ICU 的模式

1.专科　ICU 指专门为收治某个病房重症患者而设立,多属于某个或某类专业科室管理,一般为临床二级科室所设立,收治患者病种单一。如神经外科 ICU (NSICU)、烧伤 ICU(BICU)等。

2.部分综合ICU　指介于专科 ICU 与综合 ICU 之间,即以医院较大的临床一级科室为基础组成的ICU,如外科 ICU、儿科 ICU 等。

3.综合 ICU　指一个独立的临床业务科室,收治医院各个科室的重症患者,代表了医院最高的抢救水平。

(二)ICU 的规模

1.床位设置ICU　的床位设置要根据医院的规模、总床位数来确定。ICU 患者的数量波动较大,难以估计,预测医院内最有效的 ICU 床位使用率十分必要。如果使用率过低,则需要负担高昂的维持费用,相反,如果 ICU 床位不足,院内重危患者无法得到及时有效的救治。一般综合性医院综合 ICU 床位数应占总床位数的 2%~8%。每张床的占地面积比普通病室的要大,不少于 $15m^2$,相邻床位可根据需要设置屏风遮挡,或设置单人间、双人间、四人间等,以保证各种治疗、抢救设备的正常运行。

2.中心监护站　设置护士中心监护站的设置,原则上应设置在所有病床的中心地区,最能全面观察所有病床的扇形设计为佳。中心监护站设监护仪及记录仪、电子计算机等设备,同时能够存放病历夹、医嘱单、治疗单及各种记录表格。

(三)ICU 的人员配备

因 ICU 患者病种多,病情重,治疗方法复杂,工作量大,相对需要较多医护人员。目前,在我国 ICU,医生与床位比例要求达到 0.8:1 以上,护士与床位比例要求达到 3:1 以上,如有隔离病房或移植病房,护士比例还应增加,否则难以完成艰辛复杂的抢救任务。同时,还应配有呼吸机治疗师、营养治疗师、卫生人员及外勤人员等。

(四)ICU 的设备配备

使用仪器设备对患者进行监护治疗是 ICU 内对患者进行救护的主要方法,患者生理功能监护的结果是治疗决策的依据。ICU 设备的先进性是医院设备整体水平的集中体现。

1.床边设备　每张床配备完善的吊塔系统,内置电源、中心氧源、中心负压等。设多功能循环气垫床、护士记录用桌椅等。

2.监护设备　床边监护仪是 ICU 每张病床必备的仪器,能够持续监测并记录患者生命体征,具有监测有创血压、中心静脉压、脉搏指示连续心输出量(PICCO)等功能。还应设血气分析仪、血流动力学监测设备及心电图机等。

3.其他设备　包括输液系统、抢救车、除颤仪、临时心脏起搏器、简易呼吸器、喉镜、呼吸机、血液净化装置、中心监护仪等。

二、ICU 的管理

(一)ICU 的功能

ICU 应具备的功能是:①心肺复苏;②呼吸道管理及氧疗;③持续性生命体征监测和有创血流动力学监测;④紧急心脏临时性起搏;⑤对各种检验结果作出快速反应;⑥有对各个脏器功能较长时间的支持能力;⑦全肠外营养;⑧熟练地掌握各种监测技术和操作技术;⑨在患者转运过程中有生命支持的能力。

(二)ICU 的收治对象

ICU 收治对象包括全院各科室的重危患者。即病情危重,随时有生命危险,需要集中强化救护,度过危险阶段有望恢复的患者。其主要服务对象如下:①创伤、休克、感染等引起系统器官功能不全及衰竭的患者;②心肺复苏术后需要长时间生命支持的患者;③各种术后重症或存在潜在危险的患者;④脏器移植术后及其他需要加强护理患者;⑤新生儿或年龄较大有严重并发症的患者;⑥严重水、电解质、酸碱平衡失调的患者。慢性消耗性疾病终末状态、不可逆性疾病和不能从 ICU 监护治疗中取得改善的患者不属于 ICU 的收治对象。

（三）ICU 的规章制度

良好的管理水平体现在严格的规章制度上,制订各种规章制度是做好急危患者救治工作的基本保障,因此,建立完善的规章制度是十分必要的。除常规护理制度外,重症监护病房的规章制度还包括:①消毒制度;②隔离制度;③交接班制度;④岗位责任制度;⑤仪器设备管理制度;⑥血制品、药品交接制度。

（汤丽丽）

第二节　感染控制与隔离

医院内感染是指患者、家属及工作人员在医院获得的感染,发生率约为 5%～17%,ICU 发生的医院内感染占其中的 42%,预防和控制 ICU 感染,做好消毒与隔离工作至关重要。

一、消毒与隔离

【消毒】

（一）消毒的概念

消毒是指清除或杀灭外环境中的病原微生物及其他有害微生物,使其数量减少到无害程度的过程。

（二）ICU 常用消毒方法

1.高压蒸汽灭菌法　是消毒效果最好的一种。当蒸汽压力达到 103～137kPa 时,温度 121～126℃,经 20～30 分钟能达到灭菌效果。ICU 内耐高温、高压的物品均可采用此种方法,如:备用的气管切开包、镊子、剪刀、消毒罐、棉球、敷料等。

2.化学消毒灭菌法　是使用化学消毒药物抑制微生物的生长、繁殖或杀灭微生物的方法。

（1）物体表面、空气消毒方法:含氯制剂能杀灭各种细菌、病毒、芽胞。临床用 0.25%氯制剂对 ICU 物体表面擦拭可达到表面消毒的作用,如墙壁、地面等,使用

0.1%的氯己定喷雾法做物体表面及空气的消毒。

（2）皮肤的消毒方法：目前，ICU患者的皮肤消毒常采用安尔碘表面擦拭；而对于手术伤口等则使用聚维酮碘消毒液。聚维酮碘为中效消毒剂，0.5%～1%的聚维酮碘可达到消毒灭菌作用；为避免引起损伤及患者的不适，常采用0.05%的低浓度聚维酮碘对口腔黏膜、烧伤、创口进行消毒。

（3）分泌物、排泄物的消毒方法：一般患者的引流液、痰液等常采用0.05%的含氯制剂（氯氧三嗪泡腾片）溶液浸泡消毒30分钟作为初步处理，而特殊感染患者的排泄物、分泌物采用0.1%的含氯制剂（氯氧三嗪泡腾片）溶液进行初步处理。

（4）用物的消毒方法：体温计、餐具、便具等用0.5%氯制剂溶液浸泡30分钟，可达到消毒的目的，特殊感染者用过的物品则采用1%的浓度。患者用后的喉镜、纤维支气管镜等，需使用2%戊二醛，浸泡10小时可达到灭菌的效果，浸泡20分钟可达到消毒的作用。

3.紫外线消毒法　紫外线对细菌、病毒、真菌等微生物甚至部分芽胞均有杀灭作用，还可以使空气中的氧离子电离而产生具有杀菌作用的臭氧。目前使用的紫外线循环风，由于安全、方便而被广泛用于ICU处置室、治疗室、病床单位等物体表面及空气的消毒处理。

4.机械除菌法　我国新建的ICU多采用层流净化，是以高效能薄膜滤器去除物体表面、空气以及人的体表等有害微生物。除菌级别分为十万级、万级、百级净化能力，其中百级净化除菌能力最强。

【隔离】

（一）隔离的概念

隔离是指将传染病患者或高度易感人群安置在特定地方，以暂时避免与周围人群接触的措施。

（二）隔离的种类

分为保护性隔离和传染性隔离两种。保护性隔离是指对易感人群采取的隔离，而传染性隔离是指对传染患者采取的隔离。

（三）ICU的消毒隔离原则

1.ICU应布局合理，分为家属等候区、监护区、工作人员生活区。应设医护人员通道及患者通道，设死亡患者告别间，以进行临时料理，同时有专用电梯进行尸体及污物运送。

2.感染患者与非感染患者按照隔离要求分别放置。诊疗护理活动应采取相应的隔离措施,预防交叉感染。

3.医护人员进入 ICU 要穿专用工作服、换鞋、戴帽子、口罩,患有传染性疾病的医护人员不能进入。

4.隔离病室门前应悬挂隔离标志,门口应设置专用衣、帽、拖鞋。

5.严格探视制度,限制探视人数;探视前应事先做好宣传教育,探视者必须更换隔离衣、换鞋、戴帽子、口罩,与患者接触前后要洗手。

6.患者的排泄物等必须经消毒处理后方能排放,感染性废物送出必须用双层黄色垃圾袋盛装并有醒目标识。

7.病室每日应进行空气消毒,床、床旁桌、医疗设备及门窗等需进行表面消毒,严格执行"一床、一桌、一巾"制度,病房使用的拖布、抹布,每天使用前后应用 0.1% 有效氯制剂浸泡消毒。

8.患者床旁应配有快速手消毒液,医务人员处置前后执行"六步洗手法"。

9.注意观察患者各种留置管路、加强局部皮肤护理与消毒,加强医院内感染监测,预防者菌群失调的发生。感染患者按要求留取血、痰等培养,针对不同的细菌调整抗生素。

10.加强对各种监护仪器、设备等的消毒与管理,正确及时处理医疗废物。

二、重症患者感染控制与预防

重症监护病房(ICU)是重危患者集中治疗的区域,因此 ICU 医院内感染的发生率高于其他部门,人们也愈来愈重视 ICU 的感染控制和管理问题。

【ICU 内发生医院内感染的易感因素】

(一)患者的内在因素

年老体衰者自身咳嗽反射减弱、胃蠕动减慢、小肠免疫功能下降、排尿功能下降等因素,是导致老年患者发生 ICU 医院内感染的因素之一。有些基础疾病如慢性阻塞性肺病、糖尿病等也是 ICU 医院内感染的原因。某些重症患者体重严重超标、吸烟、酗酒等也是患者发生 ICU 医院内感染的内在因素。

(二)疾病相关因素

重大创伤、休克、昏迷、腹部手术、ICU 滞留时间超过 3 天的患者,气管纤毛运动和细胞免疫功能降低,常导致口腔、咽部细菌的定居和肺炎的发生。

(三)环境因素

ICU 面积不足 12～16m² /床,单间少于 18～25m² /床,造成床距过小易造成医院内感染的发生。而气流和水及仪器设备的污染、微生物的交叉感染等也是造成ICU 医院内感染的环境因素。

（四）治疗相关因素

随着 ICU 治疗水平和技术能力的迅速发展,带来了患者发生医院内感染几率的增加。包括有创操作增多、抗生素滥用、机械通气、介入导管(气管插管、尿管、胃管、中心静脉导管等)长期留置、应用抗酸药物和 H_2 受体阻滞剂等,尤其是 ICU 镇静被广大医生和患者家属重视后,因药物作用抑制中枢神经系统功能,也增加误吸发生率。

【ICU 发生医院内感染的病原体】

ICU 医院内感染可由多种微生物引起,其中最常见的包括细菌、真菌、病毒、非典型病原体等。

（一）细菌

革兰阳性细菌引起的 ICU 医院内感染约占 37.4%,革兰阴性细菌引起 ICU 感染约占 62.6%。其中,金黄色葡萄球菌在革兰阳性菌约占 63%,肠球菌次之(约占 8%),表皮葡萄球菌约占 6%;革兰阴性细菌中主要有铜绿假单胞菌(约占 28%)、鲍曼不动杆菌(约占 26%)、大肠埃希菌(约占 17%)、克雷伯菌属(约占 13%)、阴沟杆菌(约占 13%),其他占 9%。ICU 极易发生多重耐药菌感染,常见的有耐甲氧西林金黄色葡萄球菌(MRSA)、耐万古霉素的粪肠球菌(VREF)、克雷伯菌属、肠杆菌属、铜绿假单胞菌、鲍曼不动杆菌。

（二）真菌

病情复杂的患者常常因应用广谱抗生素、合并糖尿病、慢性阻塞性肺疾病(COPD)等,造成真菌侵袭性感染(IFI)。而 IFI 是导致 ICU 患者死亡的重要原因之一。ICU 真菌感染主要包括假丝酵母菌、酵母菌和曲霉菌,假丝酵母菌占 40%~60%。

（三）病毒

常见导致 ICU 感染的病毒有带状疱疹病毒、巨细胞病毒、EB 病毒。带状疱疹病毒被人们俗称蛇盘疮。巨细胞病毒、EB 病毒广泛存在自然界及人体中,平时不易发病,当人体抵抗力下降时成为条件致病性微生物。

（四）非典型性病原体

常见的非典型性病原体包括支原体、衣原体、军团菌等。军团菌感染病例多发生在军队,美国、英国、日本都曾暴发军团菌感染。

【CU 医院内感染的类型】

ICU 医院内感染常见的类型包括:泌尿系感染、下呼吸道感染、伤口感染、血行相关感染 4 类。

(一)泌尿系感染

泌尿系感染多与患者年老体弱、留置导尿等密切相关。

(二)伤口感染

研究发现,ICU 滞留时间大于 4 天伤口感染的发生率明显增加,伤口感染发生率约占 17%,其危险性与外科手术期间有无污染、手术时间及部位等有关。

(三)下呼吸道感染

下呼吸道感染占医院内感染总体的 40%,与插入气管导管、气管切开的时间长短有关,老年人为易感人群。

(四)血液感染

血液感染多与患者安放静脉导管相关,紧急中心静脉置管、留置时间超过 72 小时、管路持续开放的患者发生血液感染高于其他患者。

【ICU 医院内感染控制的基本措施】

(一)建立 ICU 医院内感染监测

1.定期对组织相关人员培训,了解岗位职责,主动实行目标性监测,保证感染监控工作的能够正确有效进行。

2.动态监测除定期目标性监测外,对 ICU 的环境、物品、工作人员的手以及患者等进行动态生物学监测,以随时发现异常问题并给予及时控制。

3.按照整体护理的原则照顾患者评估患者医院内感染的现存或潜在问题,制订计划,组织实施,并进行效果评价。

4.环境和设备的消毒层流净化能使 ICU 空气达到十万级、万级或百级标准要求,从环境角度减少医院内感染的发生;呼吸机管路的定期消毒、更换,能有效减少呼吸机相关性肺炎的发生;床旁血滤机管道的安装、纤维支气管镜的消毒、喉镜消毒等也应符合要求,以防患者之间的交叉感染发生。

5.合理使用抗生素抗生素的使用在我国已被广泛关注和重视,我国卫生部要求要在临床药师指导和监督下应用,要在药敏试验指导下合理使用敏感抗生素。

(二)ICU 医院内感染控制和预防措施

1.洗手,手是致病微生物的重要传播媒介,工作人员在接触患者前、后,接触污染物品后,都必须清洗双手或用快速手消毒液按六部洗手法洗手。

2.戴手套为避免手直接接触血液或其他液体,诊疗、处置前应该戴聚乙烯(PE)手套或诊查手套,必要时戴无菌手套。

3.器械消毒简易呼吸器、喉镜、导丝、纤维支气管镜用后应认真消毒,使其处于备用状态。

4.做好有创性操作的护理,严格无菌技术操作,限制抗生素的使用,加强患者营养。

5.合理安排人力,隔离的患者应设单人看护,避免因一名护士照顾多位患者,由护士作为媒介而致感染。保洁工作中做好"一床、一桌、一巾"制,做到病区与治疗室、卫生间的拖布分开使用。

6.做好监督管理工作,确保患者的基础护理和生活护理到位。尽量使用翻盖垃圾桶,避免垃圾投放过程中的二度污染问题。

三、重症感染患者的护理

【感染患者标本的采集方法】

(一)血标本的采集

正确采集血标本对于确认患者感染及抗生素应用至关重要。采集标本时,应从可疑的中心静脉导管和该患者外周静脉分别采取血标本,两份血标本的采集时间前后相差不应超过5分钟。标本采集后应尽早送检(采集完毕的血培养瓶在室温下放置不能超过12小时)。

(二)痰标本的采集

痰标本最好为清晨第一口痰。采集标本前指导患者先漱口,再用力咳出的气管深处痰液,置于无菌集痰器内,盖好瓶盖送检。不能自主咳痰者,护士应协助拍背促进其排痰,必要时按吸痰法将痰液收集在集痰器内。

(三)尿标本采集

对于无留置导尿的患者,清洁外阴后收集中段尿5~10ml。对于留置导尿的患者,采用聚维酮碘消毒尿管末端无气囊处,用5ml注射器穿刺抽取尿液,采集过程中注意避免污染。

【ICU医院内感染患者的护理措施】

1.患者一旦发生ICU医院内感染,应根据情况选择合适的隔离种类,包括接触隔离、床边隔离、单间隔离等,患者用物单独按照感染性废物用双层垃圾袋包裹,由专人收取,妥善处理。

2.出入患者房间人员应更换工作衣、拖鞋等。医护人员治疗或护理时必须洗手。

3.无层流及正压条件的 ICU 病室,空气消毒时可采用紫外线循环风消毒。

4.密切观察患者有无介入导管处出现疼痛、皮温增高、红肿不适等症状。

5.中心静脉导管每 1～2 天更换一次敷料;如果贴膜变潮、松动、有血渍,应及时消毒更换敷料。

6.应使患者保持半卧位,或尽可能使床头抬高接近 45°,必要时使用电动翻身床。

7.视患者的胃肠及全身功能情况给予三高饮食(高热量、高蛋白、高维生素),病情允许时鼓励患者经口进食。

8.增加与患者、家属沟通,了解患者的心理状态,及时解决患者问题,满足需求,减少患者的紧张、恐惧心理。

(汤丽丽)

第三节　监护病房综合征及其护理

一、监护病房综合征概述

监护病房综合征这一概念最早于 1966 年提出,McKegney 报告了 ICU 监护引起的精神障碍疾病的病例,并首次使用了监护病房综合征的概念。之后。随着 ICU 在世界各国的普及,关于监护病房综合征的概念也越来越明确。日本学者黑泽尚于 1985 年提出监护病房综合征的新概念:在 ICU 监护的患者,经过一定的意识清醒期,2～3 天后出现精神症状,如谵妄状态和其他病征,通常表现在转出 ICU 后 3～4 天依然存在者,称为监护病房综合征。在此基础上,MeGuire 和 Basten 提出不同看法:认为监护病房综合征在临床表现上与谵妄相似,且该疾病可能由非器质性病因引起,很有可能会误导诊断和治疗,不利于患者的心理康复,因此建议不使用该名称,但是监护病房综合征这一概念在实际临床工作中仍旧广为使用。

监护病房综合征是患者在 ICU 监护过程中出现的以精神障碍为主,兼有其他表现的一组临床综合征。监护病房综合征诊断标准:患者在 ICU 监护过程中,意识清醒后 2～3 天出现以下症状之一:谵妄状态、情感障碍、思维障碍、行为动作障碍、智能障碍和其他临床表现,包括失眠、昼浅眠、夜不眠、头痛、腰背痛、便秘、腹泻、皮肤异样感等,症状持续至结束 ICU 治疗后 2～3 天,且排除神经系统器质性疾病。

二、监护病房综合征的临床表现

患者临床表现呈多样性,程度轻重不一,主要是以精神障碍为主,兼有其他伴随症状。具体分为:

(一)谵妄状态

谵妄状态是最常见的症状,有学者统计:80%病例出现谵妄状态。谵妄状态是由于高级神经活动明显失调,机体对外界刺激的反应能力下降。患者出现烦躁不安、胡言乱语,更有可能出现错觉和幻觉,以幻视多见。同时还伴有注意力分散、记忆力明显减退、判断力降低、答非所问等表现。

(二)思维障碍

思维障碍可通过语言和行为表现出来。一种是联想过程障碍,如思维破裂、思维奔逸、思维贫乏等;另外一种是妄想,如被害妄想、罪恶妄想、夸大妄想等。

(三)情感障碍

只有少数患者表现为情感高涨和欣快感,大多患者表现为情感上的抑郁。主要有少言寡语、悲观失望、自卑自责等,更严重者表现为恐惧、焦虑和罪恶感,且有自杀的想法和行为等。

(四)行为动作障碍

行为动作失常有异于以往,如乱喊乱叫、撕衣毁物、打人骂人等。

(五)智能障碍

老年患者在 ICU 监护中发生的痴呆属于智能障碍。患者可出现创造性思维受损,抽象、理解、判断推理等能力下降,记忆力、计算力明显下降等智能障碍的表现。

(六)其他表现

失眠(夜不眠、昼浅眠)、头痛、腰背痛、便秘、腹泻、皮肤不适感等。

三、监护病房综合征的常见原因分析

(一)术中及术后因素

术中低氧血症、低血压,大量出血、输血及术后持续低氧血症、低血压、电解质紊乱、麻醉苏醒后导致认知判断力下降。脑部、心脏等复杂大手术或者手术时间较长,术后容易造成脑栓塞、脑血流灌注减少、低心排等易诱发监护病房综合征的发生。此外,ICU 患者术后因切口剧痛、腹胀等不适痛苦不堪,从而影响睡眠,也是诱发患者出现监护病房综合征重要原因之一。

（二）药物及治疗因素

某些药物在对重症患者实施治疗的过程中,可导致患者出现一系列不良心理反应。有些药物治疗可影响脑功能,如使用利多卡因治疗心律失常,当静滴速度达每分钟 4mg 时,部分患者可出现谵妄现象。术前应用巴比妥类、抗胆碱能药(尤其是东莨菪碱)等药物,将增加麻醉苏醒期兴奋、烦躁的发生。麻醉后的患者发生情感变化的概率较高,因麻醉性镇痛药的使用引起苏醒延迟,常用纳洛酮进行特异性拮抗,但纳洛酮同时会逆转阿片激动剂所有作用,包括镇痛。患者会突然出现疼痛,引起明显的交感神经兴奋等。术后止疼泵的使用可使患者产生幻觉。气管插管及呼吸机的使用都给患者带来一定痛苦,成为其不良心理反应的诱发因素。

（三）ICU 治疗环境因素

仪器设备多,监护仪器对患者心理的影响可引起恐惧焦虑。有报道称,持续的心电监护会使患者逐渐丧失时间概念,使其感到忧郁。ICU 噪声的来源包括各种监护仪器、呼吸机、吸氧、吸痰设备、重症患者呻吟声及医护人员的语言和动作等。光线昼夜通明,以满足特别监护的需要,常常使患者分不清昼夜使其生物钟紊乱,导致失眠、抑郁和焦虑,多数患者在明亮的环境下难以入睡,导致患者睡眠形态紊乱。ICU 基本上是一个与外界隔离的封闭环境,由于控制感染的需要而限制亲属探视,造成患者与亲友隔离,易使其产生分离性焦虑,无陪护且环境陌生,增加患者的不安全感和孤独感,睡眠剥夺。易受同病室中患者情绪的影响。

（四）疾病及个体因素

疾病的性质及严重程度不仅影响心理反应的强弱和作用时间的长短,对症状改善也有影响,同时也受患者对自身疾病的认识、心理因素、个性特征、文化程度、家庭经济状况等多因素的影响。ICU 患者的病情复杂危重且变化极快,如各种大手术后难以忍受的疼痛、高热、缺氧而致的窒息感、呼吸困难等,使患者感到正面临死亡的威胁,给患者带来了严重心理不适和痛苦,尤其当突然出现大出血时,更会使患者感到急剧的恐惧,这些都大大增加了患者发生监护病房综合征的可能。另外,患者病情重,易出现代谢功能紊乱,可使大脑皮质兴奋和抑制过程紊乱,从而出现一系列精神症状。研究结果显示,既往史中有过精神疾病、脑部外伤或脑血管疾病、安眠药中毒或长期依赖某种药物的患者,在 ICU 内进行监护时更容易发生监护病房综合征。此外患者对疾病信息的敏感程度以及患者对疾病所造成痛苦的耐受程度,社会因素也影响患者对疾病的心理反应。患者术后清醒后无家属陪护会有恐惧感,缺乏安全感。

（五）护理人员素质

对监护病房综合征的认识不足，缺乏预见性的评估。护理技术操作不熟练，语言不规范，缺乏慎独性。护理人员对监护病房综合征发生的原因不清楚，导致未能及时发现监护病房综合征早期的发生，延误病情治疗。

四、监护病房综合征患者的护理

人文护理是在适应当下医学模式而产生的一种高层次护理理念。人文，广义上是指人类社会历史实践过程中所创造的物质和精神财富的总和；狭义一般泛指科学知识和人性化。

（一）改善监护环境

1.改善患者的睡眠质量　为了给患者营造一个安静、舒适的休息环境可从生物、心理、社会三方面的因素考虑。首先，向患者及家属解释影响他们的环境刺激因素，以减少他们的恐惧和焦虑，进而减轻患者的感觉负荷。使用各种仪器时动作要轻，尽量减小报警器音量，噪声过大，患者会感到头痛、幻觉、谵妄、入睡困难、昼夜睡眠倒转，同时应使医疗护理操作应紧凑。灯光可使用柔和光线，不要直接照射患者眼睛，病房内应有窗户，保持充足的自然采光，钟表置于患者视野范围，并适当播放轻柔舒缓的音乐。

2.加强沟通交流满足患者情感需求　在监护病房综合征的防治中，语言交流起到重要的作用。待患者清醒后，护士应主动向其介绍术后监护的必要性和ICU的环境以及所使用的各种治疗、监护仪器，以消除患者的紧张感，稳定其不安情绪。护士应充分考虑到患者的知情需要，在各项治疗、护理操作前应告知患者此项操作的目的及过程，以及可能会带来的不适。操作中须与患者交流，以分散患者的注意力，从而减少患者的紧张。

3.促进舒适减少不良反应　在日常工作中，使用各种仪器时动作要轻，尽量降低监护仪和报警声音，尽量避免放置的仪器靠近患者的头部，暂时不用的仪器应关掉，患者之间用屏风或帘子隔开，如遇到抢救及患者死亡等不良场面，应拉下床间隔帘，避免刺激清醒患者。经常询问患者，协助患者舒适体位，及时满足患者的需要。

（二）术前及术后心理护理

1.术前心理护理　与患者建立信任关系，是预防监护病房综合征最有效的措施。医务人员应加强即将入住ICU的患者的术前访视，介绍手术情况以及ICU的环境，取得患者和家属对ICU监护的信任。评估患者对疾病的了解程度，手术和社会支持系统带来的期望值,及时发现引起情绪或心理变化的诱因,对症实施心理护理。加强术前心理护理,可降低谵妄的发生率。

2.术后心理护理　　患者手术后,当患者麻醉清醒后要及时耐心的向患者介绍手术完成情况及目前所处状态,密切关注患者心理变化,患者出现失眠时应加强心理护理,了解患者的感觉、理解与语言交流能力,不要只注意监护仪上的指标而忽略患者的存在,随时把对患者有积极意义的信息反馈给患者,给患者介绍各种设备,使患者对监护设备的工作状况有正确认识和心理准备。另外,医护人员避免在床头讨论患者的病情,以免患者受不良刺激,影响病情反复。

(三)加强 ICU 的护患交流

护理人员是患者健康宣教的主要实施者,在整个宣教过程中起着重要的作用。同时与患者及家属进行沟通,收集与患者有关的各方面信息包括患者的病情、社会地位、文化背景和经济情况等。对患者提出的各种问题,应耐心亲切地解答,充分体现出人文护理。运用多种交流方式,如讲解、提问、模仿示教、影像文字,图册阅读等,减轻患者的精神压力和疾病痛苦。在跟患者交流时护理人员要善于运用安慰、鼓励的语言,给予患者战胜疾病的信心。

(四)自尊心的维护

护士常常由于工作原因忽视了 ICU 患者大都全身裸露损伤患者自尊心。所以,医务人员在做任何治疗或护理操作时,避免暴露患者身体,要尊重患者,必要时应用屏风遮挡。ICU 护士应以广博的知识和自然科学充实自己,以镇定的神态、亲切的语调服务患者,从而为患者提供更好的优质护理。

(五)对症治疗

一旦发现患者发生监护病房综合征,除了给予患者心理治疗外,可遵医嘱给予对症治疗,如患者焦虑、烦躁、失眠时,可服用养心安神的中药制剂;对出现情绪抑郁的患者,可服用适量的抗抑郁药;患者出现幻觉、妄想和谵妄时,可服用氟哌啶醇等。

(汤丽丽)

第四节　机械通气患者的镇静与唤醒

一、ICU 气管插管患者需要镇痛、镇静的原因

1.在 ICU 行气管插管的患者大多从来没有过类似的经历,陌生的环境、陌生的

人、多种医疗设备,以及机器发出的声音等,加之 ICU 中不断有新的患者进来。有一些患者最终因抢救无效而死亡。因此,患者经常会出现焦虑、恐惧、抑郁、愤怒、害怕、悲哀、敌对等情绪反应。这些情绪反应会使患者出现不同程度的行为反常,从而导致产生非计划性拔管。

2.气管插管可使机体产生强烈应激反应,引起神经、循环、内分泌等系统发生剧烈变化,内皮素(ET)的改变是其中重要的环节之一,并可以独立作为反映应激程度的指标。ET 对动脉产生强烈的收缩作用,导致血压升高,体循环阻力增大,心脏负荷加重,对于高血压及心功能不全患者极为不利;同时具有强烈的气道平滑肌收缩作用,易引起支气管痉挛;可致脑血管痉挛与脑组织细胞损伤的毒性作用,它既可直接造成神经细胞及胶质细胞的损伤,也可引起组织细胞的脂质过氧化损伤;还具有强烈的胃黏膜损伤作用,导致出血坏死性胃黏膜损伤,这种损伤不能被阿托品、西咪替丁、肾上腺素受体拮抗剂等抑制。据文献表明异丙酚可抑制 ET 的产生,从而抑制应激反应的发生。

3.患者因气管插管所致沟通障碍易产生许多心理不适是临床常见的问题。患者在行气管插管期间无法进行语言交流,其需求得不到满足,从而加重患者焦虑不安的情绪。当患者出现身体不适,而护理人员又不在床旁监护时,患者表现出急躁的神情,不断扭动躯体,甚至出现吐管、拔管以引起护理人员的注意。

4.因气管导管置入会引起会厌部强烈的刺激感,导致患者出现恶心、呃逆、呛咳等现象。因为导管可能在口咽部扭折、梗阻而引起通气不畅,导管刺激口咽部引起恶心、唾液分泌。镇静程度较轻和 GCS 评分较高的患者是非计划性拔管的高发人群。许多研究支持对气管插管的患者恰当的给予静脉内镇痛、镇静类药物。

二、镇痛、镇静的目的

去除或减轻患者的疼痛及躯体不适感,减少不良刺激以及交感神经系统的过度兴奋,从而使患者耐受气管插管。减轻患者的焦虑、躁动及谵妄,改善睡眠,并诱导遗忘,消除对病痛的记忆。降低患者的代谢率,减少其氧耗氧需,减轻各器官的代谢负担。

三、气管插管患者镇静的评估

在 ICU 行气管插管患者理想的镇静水平,是既能保证患者安静入睡又容易被唤醒。应在镇静治疗开始时就明确所需的镇静水平,定时、系统地进行评估并记录,随时调整镇静药以达到并维持所需镇静水平。临床常用的镇静评分系统包括有 Ramsay 评分、Riker 镇静躁动评分(SAS)、肌肉活动评分法等主观性镇静评分,及脑电双频指数(BIS)等客观性镇静评估方法。Ramsay 评分法是临床上使用最为广泛的镇静评分标准,被认为是可靠的镇静评分标准。Ramsay 评分:1 分:患者焦虑、躁动不安;2 分:患者配合,有定向力、安静;3 分:患者对指令有反应;4 分:嗜睡,对轻叩眉间或大声听觉刺激反应敏捷;5 分:嗜睡,对轻叩眉间或大声听觉刺激反应迟钝;6 分:嗜睡,无任何反应。诊断和治疗性操作时要求 Ramsay 评分 5、6分。充分镇静要求 Ramsay 评分 3、4 分。

四、气管插管患者镇静、镇痛的护理

(一)病情观察

在准备实施镇静治疗时,必须对患者实施基本生命指标的监护。镇痛、镇静药应以持续静脉输注的给药方式为主。首先应给予负荷剂量以达到镇痛、镇静的指标,然后通过持续微量泵静脉泵入。根据患者的反应不断调整给药速度以达到不同的血药浓度,从而获得不同的镇静水平,镇静维持时间根据病情的需要调整。使用镇静剂的患者大多痛觉降低,掩盖了疾病的症状。因此除了监测 24 小时心率、呼吸、血压、心电图及血氧饱和度,依病情测动脉血气分析外,还应加强观察基础疾病病情,要定时检查患者的局部和全身情况,及时发现异常。应在镇静治疗开始前就明确所需的镇静水平,实施 ICU 护理及技术评估和记录,并随时调整镇静用药以达到并维持所需镇静水平。在镇静过程中实施每日唤醒计划(宜在白天进行),以评估患者的精神与神经功能状态。在患者清醒期须严密监测和护理,防止患者自行拔管或其他装置。

(二)呼吸功能监测

加强呼吸运动的监测,密切观察呼吸频率、节律、幅度、呼吸周期比和呼吸形式,常规监测脉搏氧饱和度,酌情监测呼气末二氧化碳,定时监测动脉血气分析氧分压和二氧化碳分压,对于机械通气患者应定期监测自主呼吸潮气量及每分通气量等。当镇痛、镇静不足时,患者会出现呼吸浅促、氧饱和度降低、潮气量减少等;镇痛、镇静过深时,患者表现为呼吸的频率减慢、幅度减小及缺氧和(或)二氧化碳蓄积等症状,应结合镇痛、镇静状态评估,及时调整治疗方案,避免不良事件发生。应用无创通气患者尤其应该引起注意。

(三)患者实施或加强镇静治疗前,应减少不必要的不良刺激

应注重镇静治疗的基础护理及呼吸治疗。

1.肺部并发症的预防　ICU患者长期应用镇痛或镇静治疗期间,应尽可能实施每日唤醒计划,宜在白天进行。

2.观察患者神志　在患者清醒期间鼓励其咳痰。由于镇静患者的呼吸道纤毛运动丧失,降低肺的自洁能力,导致肺部分泌物不能及时排出,增加了呼吸道阻塞与肺部感染的机会,因此应加强气道护理和消毒隔离避免交叉感染。使用呼吸机患者应保证机器运转正常,报警信息及时处理,持续监测氧饱和度,按医嘱定时监测血气分析。

3.使用镇静剂后患者长时间处于被动体位,肢体放置位置如未被注意,很容易造成神经损伤或皮肤压疮的发生,因此,患者的体位活动十分重要,每2小时帮患者变换体位行局部按摩,每班定时帮患者进行被动肢体功能锻炼,也可采用辅助装置帮助患者保持良好的功能体位,经常检查下肢是否有静脉栓塞形成。

4.导管的固定和合理安置(防止因牵拉所致的不适和疼痛等)妥善固定气管插管,在胶布固定的基础上另加系带一条,长度根据患者头颅大小。绕过枕后,沿耳廓上在气管插管上系紧,松紧度以容纳1指左右、推动插管不滑动为宜。记录插管于门齿处的刻度或该点与插管外端的实际距离,做好班班交接并检查。

(四)循环功能监测

镇痛和镇静治疗对循环功能的主要影响表现为血压变化。严密监测血压(有创血压或无创血压)、心率、中心静脉压和心电节律,在给予负荷剂量时,给药速度应根据血流动力学变化调整,适当进行液体复苏治疗,维持血流动力学平稳,必要时给予血管活性药物。患者接受氟哌啶醇治疗期间,应定期复查标准导联心电图。镇痛和镇静不足时,患者可表现为心率快、血压高,此时不要盲目给予药物减慢心率或降低血压,应结合临床综合评估,并酌情采取进一步的治疗措施。切忌未给予镇痛、镇静基础治疗前,即直接应用肌松药物。

(五)神经肌肉系统功能

长时间镇痛和镇静治疗可影响神经功能的观察、评估,应实施每日唤醒以评估神经肌肉系统功能。长时间制动神经肌肉阻滞治疗使患者关节和肌肉的活动减少,增加深静脉血栓形成(DVT)的危险,应积极的给予物理治疗预防深静脉血栓形成并保护关节和肌肉的运动功能。大剂量镇静药治疗使用超过1周,可产生药物依赖性和戒断症状。苯二氮䓬类药物的戒断症状可表现为注意力不集中、经常打哈欠、睡眠障碍、焦虑、恶心、呕吐、出汗、流涕、躁动、谵妄、声光敏感性增加、感觉异常、肌肉痉挛、肌阵挛和癫痫发作。因此,为防止戒断症状,停药时不应快速中断,而是有计划地逐渐减量,控制好药物剂量及注射时间。护士应了解镇静镇痛药物的药理作用及副作用,根据临床指标监测药物疗效和病情发展状况。必要时,进行体液药物浓度监测。由于个体对疼痛刺激反应的不同,护士在工作中应客观地选择适合的评估量表,同时加强医护的协作,使医生了解患者的实际需要量。严格按医嘱给予患者合适的剂量,并结合患者的实际为患者提供个性化的镇痛护理。

(六)心理护理

通过语言和非语言的方式安慰并鼓励患者,使患者能更好地配合治疗和护理,同时也应给患者家属以一定的心理支持。

1.在对患者进行镇静、镇痛治疗前应向患者做好解释工作,主要是使患者配合治疗,并且说明机械通气患者的镇静、镇痛治疗是全身管理必不可少的部分,是在医生和护士的严密监测下进行治疗工作,对呼吸循环系统影响小,可减轻痛苦,减少躁动,减少患者不必要的思想负担,消除患者对机械通气治疗时心理的恐惧,有利于各项治疗和监测的顺利进行。

2.在对患者进行镇静或镇痛治疗的过程中,患者的镇静指数通常保持在Ramsay指数2~3的理想水平。其临床表现为配合,有定向力和安静及对指令有反应,并且当其家属在探视时也能与患者进行简短的交流,加强患者战胜疾病的信心。同时,让患者家属也感到给患者应用镇静、镇痛剂并对患者的中枢神经系统不会造成不可逆的危害。随着科学技术的发展,各种新型的镇静、镇痛药物能为患者提供最合宜的镇痛效果,并且不会产生成瘾的后果。

3.患者在进行镇静或镇痛治疗的过程中加强心理护理,要细心观察和分析患者的眼神、面部表情、口形和手势所表达的信息。多可采用规范化手势语、写字板、图片卡和摇铃等4种便于患者理解和表达的非语言交流方法,取得了良好的临床效果。给患者听一些曲调舒缓的音乐,可以减少其焦虑、恐惧的心理,减轻由于置管所导致的烦躁情绪;对清醒患者向其解释气管插管的目的、作用及自行拔管的危害性,同时讲解插管后的不适表现及吸痰的意义以取得患者配合。护士可随时让患者了解治疗进展,告知患者拔管的时机。消除患者紧张、恐惧心理,并以实例鼓励患者树立战胜疾病的信心,积极配合治疗。

(七)并发症的预防与护理

使用镇静剂后患者处于被动体位,容易发生压疮、静脉血栓、神经损伤等并发症。因此,患者每2小时应翻身更换体位,帮患者局部按摩,保持肢体功能位,定时放松约束带,检查皮肤情况。对长时间在ICU中治疗的患者应每日中断一定时间镇静药物和阿片类药物,为医生提供一个评估患者疼痛和焦虑程度的机会,判断患者是否有并发症和神经系统功能障碍发生,是近年来提出的新方案。新的治疗方案主要强调了镇静和镇痛的质量,其中重要的是患者所需要镇静、镇痛药物的剂量随患者的全身状态变化而改变。这对严重复杂创伤患者尤其重要,有利于在满足患者镇静需要的同时达到患者更舒适的目的。在重危患者中应用镇静、镇痛剂的病例正在增多,其主要原因是治疗重症呼吸衰竭时一些新的机械通气模式的应用。在重危患者进行机械通气时,医生、护士要密切合作,应仔细监测病情和各项指标,认真调节药物剂量和注射速度,注意镇静水平的调整,避免药物过量和药物蓄积作用,以及药物的毒副作用,从而使镇静剂、镇痛剂的应用恰到好处。

(汤丽丽)

第四章　眼科常见疾病护理

第一节　细菌性角膜炎

【概述】

细菌性角膜炎是常见的角膜炎之一,常在角膜外伤后继发细菌感染而引起。起病急,发展快,如未及时控制感染,可致角膜溃疡、穿孔,甚至眼内炎而失明。临床上常见匐行性角膜炎和铜绿假单胞菌性角膜炎。

1.病因　常见致病菌有葡萄球菌、肺炎球菌、铜绿假单胞菌等。常由于角膜外伤后感染所致,慢性泪囊炎、倒睫、戴角膜接触镜、眼部长期使用糖皮质激素、糖尿病、体质虚弱等也可诱发感染。

2.临床表现　起病急,常在角膜外伤后 24～48 小时发病;表现为眼痛、畏光、流泪和眼睑痉挛,视力下降;眼睑肿胀,球结膜混合性充血、水肿,角膜上有黄白色浸润灶,进一步可形成角膜溃疡,严重的前房可有积脓。若治疗不及时,可引起角膜穿孔,虹膜脱出,形成粘连性角膜白斑或眼内炎。不同细菌引起的角膜炎病情变化不同,其中以铜绿假单胞菌最急,感染后数小时发病,数天内可感染整个角膜甚至全眼球导致全眼球炎,视力丧失。不同细菌感染引起的角膜损害形态也不相同,匐行性角膜炎溃疡边缘卷曲,向周围和深部呈匐行扩展。

除根据临床表现判断所感染的细菌种类外,角膜刮片染色镜检、细菌培养是鉴别细菌种属的准确方法。

3.治疗　根据不同致病菌选择敏感的抗生素控制感染,减轻炎症反应,控制病情发展,促进溃疡愈合。药物治疗无效时或治愈后遗留的角膜白斑,严重影响视力者可行角膜移植术。

【护理评估】

1.健康史　了解有无引起角膜损伤的因素(如指甲划伤、谷粒弹伤)及处理情况;易引起角膜损伤和感染的眼病(倒睫、慢性泪囊炎等);是否长期佩戴角膜接触镜;是否长期使用糖皮质激素或免疫抑制剂;是否有营养不良、糖尿病等。

2.身心状况　起病急,有明显的角膜刺激症状,视力下降;检查见眼睑肿胀,球结膜混合性充血、水肿,角膜上有黄白色浸润灶或角膜溃疡,严重者前房积脓、角膜穿孔,虹膜脱出、眼内炎。注意根据病情变化不同和角膜损害形态,区别匐行性角膜炎或铜绿假单胞菌性角膜炎:匐行性角膜炎溃疡边缘卷曲,向周围和深部呈匐行扩展。铜绿假单胞菌性角膜炎溃疡表面分泌物呈黄绿色,病情最急,数天内可感染整个角膜甚至全眼球导致全眼球炎。患者有紧张、悲哀的心理表现。

3.辅助检查　角膜溃疡刮片检查可发现细菌,进一步做细菌培养和药物敏感试验以明确原因和指导临床用药。

4.治疗要点与反应　病情紧急,须采取有效而迅速的措施,如局部和全身使用有效的抗生素、散瞳等。

【护理问题】

1.急性疼痛与角膜炎症　刺激有关。

2.感知改变　视力障碍,与角膜溃疡、混浊有关。

3.知识缺乏　缺乏对角膜外伤的预防和伤后正确处理的知识。

4.潜在并发症　角膜穿孔、眼内炎等。

5.功能障碍性悲哀　与视力下降有关。

【护理措施】

1.心理护理　关心体贴患者,鼓励其表达自己的感受,分析患者的具体心理障碍原因,及时、有针对性地进行疏导、释疑、安慰、鼓励等,使其心理平衡、稳定,积极配合治疗。

2.药物护理　按医嘱积极抗感染治疗。常用抗生素滴眼剂有 0.25% 氯霉素溶液、0.3% 妥布霉素溶液、0.3% 氧氟沙星溶液、多黏菌素等。急性期用高浓度的抗生素滴眼剂点眼,每 15~30 分钟滴眼一次。严重病例,开始 30 分钟内每 5 分钟滴药一次,病情控制后,逐渐减少滴眼次数。晚上涂抗生素眼膏。严重病例配合抗生素球结膜下注射,如庆大霉素、妥布霉素、头孢唑林钠等。必要时给予全身用药。

3.对症护理　给予清创、热敷、散瞳,包眼,促进炎症吸收、缓解疼痛、保护溃疡面。

4.预防角膜穿孔护理　局部使用胶原酶抑制剂,如依地酸二钠、半胱氨酸等,可抑制溃疡形成;口服大量维生素 C、维生素 B 有助于溃疡愈合;滴药动作轻柔,不要压迫眼球;不用手揉眼、不用力挤眼、不低头、不用力咳嗽;预防便秘;角膜后弹力层膨出时应加压包扎。

5.病情观察　严密观察患者的视力、角膜刺激征、角膜病灶、分泌物的变化。如有角膜穿孔,可见房水从穿孔处涌出,眼压下降、前房变浅等。

6.做好消毒隔离工作　病房居住;药品和用品专人专眼专用,用后消毒;严格无菌操作;换取脏敷料应放在固定的垃圾袋中集中处理。

7.手术护理　角膜溃疡穿孔、角膜瘢痕需进行角膜移植术时,参照内眼手术护理常规。

【健康指导】

(1)采取防护措施,避免眼外伤。

(2)不要用手揉眼和不洁物擦眼。

(3)锻炼身体,增强体质。积极治疗沙眼、慢性泪囊炎等眼病及全身性疾病。

(4)正确佩戴角膜接触镜。

(6)一旦角膜上皮损伤,应立即就诊,及时用抗生素眼药,逐日随访,直至角膜上皮愈合为止。

(3)坏死性角膜基质炎:角膜基质层出现黄白色坏死浸润灶,同时伴有新生血管长入,严重时可发生溃疡或穿孔。

3.治疗　应用抗病毒眼药为主,抑制病毒复制,减轻炎症反应所致的角膜损害。已穿孔或后遗角膜白斑者可行手术治疗。

【护理评估】

1.健康史　发病前常有上呼吸道感染如感冒、发热,全身或局部应用糖皮质激素、免疫抑制剂。过度疲劳、饮酒也可是诱因,还要评估有无反复发作史等。

2.身心状况　患眼有角膜刺激症状,视力下降。检查见球结膜充血,树枝状、地图状角膜溃疡;角膜基质层水肿、盘状浸润,严重者出现溃疡或穿孔。本病可反复发作,病程长,患者易出现焦虑、悲观的心理。

3.辅助检查　角膜上皮刮片检查可见多核巨细胞;角膜病灶分离培养出单纯疱疹病毒;分子生物学方法如 PCR 技术可查角膜中病毒核酸,这些有助于病原学诊断。

4.治疗要点与反应用　抗病毒眼药为主,抑制病毒复制,控制感染,减轻角膜损害。

【护理问题】

1.舒适改变　与角膜炎症刺激有关。

2.感知改变　视力障碍,与角膜溃疡、混浊有关。

3.知识缺乏 缺乏病毒性角膜炎的预防知识。

4.潜在并发症 角膜溃疡、穿孔等。

5.焦虑 与病情反复发作、持续时间长有关。

【护理措施】

1.心理护理 关心体贴患者,耐心对患者解释病情及治疗情况,消除患者的焦虑、悲观情绪。

2.药物护理 遵医嘱应用抗病毒药物,如阿昔洛韦、利巴韦林、碘苷滴眼液或眼膏。对于盘状角膜炎,可在抗病毒药物应用基础上,适量局部使用糖皮质激素。还可合并使用左旋咪唑、干扰素、转移因子等,增强机体免疫功能,缩短病程,促进溃疡愈合。

3.病情观察 严密观察患者的视力、角膜刺激征、角膜病灶变化及药物不良反应。

4.手术护理 角膜溃疡穿孔、角膜瘢痕需进行角膜移植术时,参照内眼手术护理常规。

【健康指导】

(1)锻炼身体,注意劳逸结合,提高机体抵抗力。

(2)积极治疗全身性疾病。

(3)正确用药,不要滥用糖皮质激素。

(李 玫)

第二节 单纯疱疹病毒性角膜炎

【概述】

单纯疱疹病毒引起的角膜感染称为单纯疱疹病毒性角膜炎,是一种严重的世界性致盲眼病,其发病率和致盲率均占角膜病的首位。

1.病因 本病由疱疹病毒感染引起,多数患者初次感染后病毒在三叉神经节内潜伏而不发病。当机体抵抗力下降,如发热、感冒、应用免疫抑制剂时,潜伏在神经节内的病毒可活化,沿三叉神经至角膜,引起感染。

2.临床表现 患眼有轻度眼痛、畏光、流泪、异物感、睫状充血表现。根据角膜病变的形态可分为:

(1)树枝状和地图状角膜炎:发病初在角膜上皮层出现点状浸润,继而形成针尖样小泡,排列成行或聚集成簇。小泡破溃后互相融合,形成条状溃疡,并伸展出分枝,形成典型的树枝状溃疡。在荧光素染色下,可清楚地看到溃疡处被染成黄绿色。如病变进一步扩展则融合成地图状形态,边缘迂曲,称为地图状角膜炎。

(2)盘状角膜炎:病变在角膜基质层内,角膜上皮完整。表现为角膜中央基质层水肿,呈边缘清晰的盘状浸润,后弹力层皱褶。

(3)坏死性角膜基质炎:角膜基质层出现黄白色坏死浸润灶,同时伴有新生血管长入,严重时可发生溃疡或穿孔。

3.治疗　应用抗病毒眼药为主,抑制病毒复制,减轻炎症反应所致的角膜损害。已穿孔或后遗角膜白斑者可行手术治疗。

【护理评估】

1.健康史　发病前常有上呼吸道感染如感冒、发热,全身或局部应用糖皮质激素、免疫抑制剂。过度疲劳、饮酒也可是诱因,还要评估有无反复发作史等。

2.身心状况　患眼有角膜刺激症状,视力下降。检查见球结膜充血,树枝状、地图状角膜溃疡;角膜基质层水肿、盘状浸润,严重者出现溃疡或穿孔。本病可反复发作,病程长,患者易出现焦虑、悲观的心理。

3.辅助检查　角膜上皮刮片检查可见多核巨细胞;角膜病灶分离培养出单纯疱疹病毒;分子生物学方法如 PCR 技术可查角膜中病毒核酸,这些有助于病原学诊断。

4.治疗要点与反应　用抗病毒眼药为主,抑制病毒复制,控制感染,减轻角膜损害。

【护理问题】

1.舒适改变　与角膜炎症刺激有关。

2.感知改变　视力障碍,与角膜溃疡、混浊有关。

3.知识缺乏　缺乏病毒性角膜炎的预防知识。

4.潜在并发症　角膜溃疡、穿孔等。

5.焦虑　与病情反复发作、持续时间长有关。

【护理措施】

1.心理护理　关心体贴患者,耐心对患者解释病情及治疗情况,消除患者的焦虑、悲观情绪。

2.药物护理　遵医嘱应用抗病毒药物,如阿昔洛韦、利巴韦林、碘苷滴眼液或眼膏。对于盘状角膜炎,可在抗病毒药物应用基础上,适量局部使用糖皮质激素。还可合并使用左旋咪唑、干扰素、转移因子等,增强机体免疫功能,缩短病程,促进溃疡愈合。

3.病情观察　严密观察患者的视力、角膜刺激征、角膜病灶变化及药物不良反应。

4.手术护理　角膜溃疡穿孔、角膜瘢痕需进行角膜移植术时,参照内眼手术护理常规。

【健康指导】

(1)锻炼身体,注意劳逸结合,提高机体抵抗力。

(2)积极治疗全身性疾病。

(3)正确用药,不要滥用糖皮质激素。

(李　玫)

第三节　角膜软化症

【概述】

角膜软化症为维生素 A 缺乏所致,常见于婴幼儿时期,双眼发病。常因喂养不当或食物中维生素 A 含量过少,或由于长期腹泻而造成摄入量不足,也可因消耗性疾病使维生素 A 消耗量增多所致。患儿严重营养不良,虚弱消瘦,声音嘶哑,皮肤干燥,毛发干而脆。眼部表现除双眼畏光不愿睁眼以外,病变过程可分为四个阶段。①夜盲期:患儿不会自诉不易被发现。②干燥前期:球结膜干燥、失去光泽和弹性,眼球转动时有向心性环形皱褶,角膜也失去光泽且感觉减退。③干燥期:球结膜呈显著的干燥状态,在睑裂部球结膜上出现泡沫状的银白色三角形干燥斑,称毕托(Bitot)斑,不能被泪液湿润。角膜干燥角化,并呈灰白色混浊。角膜感觉几乎完全消失。④角膜软化期:是病变发展的最严重阶段。球结膜增厚、粗糙,如同皮肤。角膜感觉消失;角膜上皮脱落,基质溶解坏死,形成溃疡,最后穿孔,导致失明。治疗要点是消除病因,及时补充维生素 A,应用抗生素眼药预防角膜继发感染。

【护理评估】

1.健康史　发病前常有农业外伤;有全身或局部长期使用糖皮质激素或免疫抑制剂史。

2.身心状况　病程进展缓慢。患眼有轻度角膜刺激症状,不同程度视力下降;轻度混合充血,角膜浸润灶或溃疡呈灰白色,外观干而粗糙,分泌物如牙膏状,有时在溃疡周围可见"伪足"或"卫星状"浸润灶,也有前房积脓,严重者角膜穿孔。病程长,患者易出现焦虑、悲观的心理。

3.辅助检查　角膜溃疡表浅刮片可查菌丝、孢子;共聚焦显微镜检查可直接发现病灶内病原微生物;真菌培养可鉴定真菌种类。

4.治疗要点　与反应抗真菌药治疗,控制感染,以减轻角膜损害。

【护理问题】

1.舒适改变　与角膜炎症刺激有关。

2.感知改变　视力障碍,与角膜浸润、溃疡有关。

3.知识缺乏　缺乏真菌性角膜炎的预防知识。

4.潜在并发症　角膜溃疡、穿孔等。

5.焦虑　与病程长、视力下降有关。

【护理措施】

1.心理护理　耐心对患者解释病情及治疗情况,消除患者的焦虑、悲观情绪。

2.药物护理　遵医嘱应用抗真菌药物,如0.25％二性霉素B溶液、0.5％咪康唑溶液、0.5％氟康唑眼药,白天用药水,每小时滴眼一次,睡前涂眼药膏。病情严重者可行结膜下注射、口服或静脉滴注抗真菌药。临床治愈后仍要坚持用药1～2周,以防复发。

3.病情观察　观察患者的视力、角膜刺激征、角膜病灶变化及药物不良反应。

4.其他　参照细菌性角膜炎护理。

【健康指导】

(1)采取防护措施,避免眼外伤。

(2)植物引起的眼外伤者,或长期应用免疫抑制剂者,应密切观察眼部情况,注意真菌性角膜炎的发生。

(3)合理应用糖皮质激素、广谱抗生素等药,不要滥用。

(汪尚晏　张郧芳)

第四节　角膜移植术

【定义】

角膜移植术是用透明的角膜片置换混浊或有病变部分的角膜,以达到增视、治疗某些角膜病和改善外观的目的。

【护理措施】

1.手术前准备

(1)手术需要新鲜角膜材料,向患者解释,有随时进行手术的可能性,让患者有思想准备。

(2)术前遵医嘱充分缩瞳。

(3)应用降眼压药物,使眼压保持在适宜手术的范围内。

(4)按内眼手术前准备。

2.手术后护理

(1)休息与活动:多闭眼卧床休息,减少眼球转动、头部活动。不要用力闭眼,避免打喷嚏、咳嗽,避免低头弯腰动作,避免碰撞术眼。

(2)饮食护理:术后当日进半流质饮食,以后改为普食。多食易消化、粗纤维食物,补充各种维生素,避免辛辣及过硬的食物,保持大便通畅。

(3)观察病情:如眼部敷料有无松脱、渗血、渗液,角膜移植上皮愈合情况,眼痛情况,眼压变化等。如患者突然出现眼部剧痛、头痛、恶心、呕吐等情况应及时报告医师,检查眼部有无感染、继发性青光眼或免疫排斥反应等。

(4)用药护理:根据医嘱使用糖皮质激素,注意观察长期应用糖皮质激素可能产生的不良反应,如消化道出血、低钾等。

【健康指导】

1.帮助患者了解角膜移植手术的相关知识,介绍角膜排斥反应的症状,若出现眼红、眼痛、视力下降、移植片混浊,及时到医院就诊。

2.指导患者继续眼部用药,教会患者正确滴眼、涂眼膏。

3.术后角膜移植片知觉尚未恢复,讲解自我保护术眼的知识,继续戴防护眼罩至少1个月,患眼不能热敷,外出戴防护眼镜,不能从事游泳、打篮球、踢足球等剧烈运动,可以慢跑、打太极拳。

4.角膜缝线未拆除时,坚持定期复查。

5.预防感染,不用手或不洁物品擦眼,仰卧位洗头,尽量避免洗头水进入眼内,如果水不慎进入眼内,立即用干净布擦干,并用抗生素滴眼液滴眼。

6.保证充足睡眠,防止眼过度疲劳,避免强光刺激,少看电视、电脑,阅读时间每次不超过1h。

(梁永霞)

第五节　睑腺炎

睑腺炎又称麦粒肿,俗称"偷针眼"。本病为化脓性细菌侵入眼睑腺体前引起的急性炎症。根据感染腺体部位的不同,分为外睑腺炎和内睑腺炎两种。前者为眼睑皮脂腺或汗腺被感染,后者为睑板腺被感染。本病类似于中医学的针眼。

【病因病机】

(一)中医病因病机

本病的发生多为外感风热,客于胞睑,风热煎灼津液,变生疮疖;或过食辛辣刺激之品,脾胃积热,火热毒邪上攻胞睑,局部酿脓;或余邪未清,热毒蕴伏;或脾气虚弱,卫外不固,复感风热之邪,致本病反复发作。

(二)西医病因病理

本病大多由葡萄球菌,特别是金黄色葡萄球菌感染眼睑腺体引起。

【临床表现】

1.症状　患部有红、肿、热、痛的急性炎症的症状表现。

2.体征　外睑腺炎的炎症反应集中在睫毛根部的睑缘部,初期局部红肿、疼痛、有硬结、压痛明显、病重者同侧耳前淋巴结肿大。如病变位于外眦部,会引起反应性球结膜水肿。2～3日后局部皮肤出现黄白色脓点、硬结软化,可自行溃破排出脓液。溃脓后红肿迅速消退,症状缓解。多数在1周左右痊愈。亦可不经穿破排脓,而自行吸收消退。内睑腺炎一般范围较小,局部有硬结、疼痛和压痛。儿童、年老体弱及有慢性消耗性疾病等抵抗力低下者,炎症可在眼睑皮下组织间蔓延扩散,形成眼睑蜂窝组织炎。严重者可引起海绵窦脓毒血栓或败血症而危及生命。

【诊断要点】

(1)眼睑皮肤局限性红、肿、热、痛,邻近球结膜水肿。

(2)3～5日后形成脓肿,出现黄色脓头。内睑腺炎脓头出现在结膜面。破溃排脓后疼痛缓解,红肿自行消退。

(3)重者伴有耳前、颌下淋巴结大及压痛,全身畏寒、发热等。

【处理原则】

(一)中医处理原则

未成脓者,退赤消肿,促其消散;已成脓者,促其溃脓或切开排脓,使其早愈。

（二）西医处理原则

未化脓以前,局部热敷有助于炎症消散;病情严重者,可口服抗生素;当脓点形成时,可切开排脓。

【一般护理】

1.心理护理　嘱患者保持心情舒畅,解释此病的发展、转归,使患者积极配合治疗。

2.休息与饮食

(1)注意休息,保证充足睡眠,以防止过度疲劳。

(2)饮食应有规律,宜清淡、易消化,禁食葱、蒜、辣椒、韭菜及腥发食物。

(3)可用金银花、野菊花泡茶饮。保持大便通畅。

3.病情观察

观察局部疖肿皮包、结膜肿胀、眼球转动及全身情况,如出现头痛高热、烦躁或嗜睡等,应及时报告医生,采取措施。

4.治疗护理

(1)患眼滴熊胆滴眼液或抗生素滴眼液,每日 3～4 次。晚上临睡时可涂抗生素眼药膏。

(2)中药汤剂应温凉服,每日 2 次。

(3)局部已成脓者,应行切开排脓术。外睑腺炎在眼睑皮肤面切开,切口与睑缘平行,脓腔大者可放置引流条,每日换药至愈;内睑腺炎则在睑结膜面切开,切口与睑缘垂直。本病在脓成前、脓成后或切开排脓时,严禁挤压,以防脓毒扩散变生他症。

【健康教育】

(1)注意个人卫生,勿用脏手或不干净纸揉眼。切忌挤压。

(2)饮食有节,平时少食辛辣、肥甘及海腥食物,应多食新鲜蔬菜、水果。小儿要注意营养。保持大便通畅。

(3)锻炼身体,增强体质。

(4)注意用眼卫生,避免用眼过度。如有屈光不正者,应验光配镜,矫正屈光不正。

(5)室内光线应适中,生活起居要有规律。

（周　云　郭　蕊）

第六节　先天性上睑下垂

【定义】

是指各种原因造成的提上睑肌或 Muller 平滑肌功能不全或丧失,导致上睑部分或完全下垂。正常眼向前注视时,上睑缘约位于上方角膜缘与瞳孔缘之间。上睑下垂眼向前注视时,上睑缘的位置异常降低。轻者并不遮盖瞳孔,但影响外观。重者部分或全部遮盖瞳孔,影响视功能。

【护理措施】

1.术前准备

(1)按外眼手术前准备。

(2)行额肌悬吊者需剃眉毛。

2.术后护理

(1)行额肌悬吊者术后特别注意有无角膜暴露,注意观察缝线有无松脱,胶布是否保持向上牵引力。

(2)教会患者及家属正确涂眼膏和保护角膜的方法,涂眼膏时注意避免将睫毛粘在角膜上。眼膏应覆盖整个角膜,防止眼睑闭合不全引起暴露性角膜炎。

(3)嘱患者不要揉眼及强行闭眼,以免悬吊缝线断裂,影响手术效果。

(4)注意观察伤口渗血情况,必要时加压包扎并遵医嘱用止血药。保持伤口敷料干燥,防止伤口感染。

(5)耐心进行心理护理,鼓励患者表达思想,安慰患者,消除自卑心理。让家属及朋友关心支持患者。

【健康指导】

1.告知患者术后 2 周至 2 个月有暂时眼睑闭合不全,需继续应用抗生素眼膏。

2.经常做瞬目动作。

3.外出时戴防护镜保护角膜,防止角膜干燥或外伤。

4.已发生弱视者手术后应进行弱视相关训练和矫治。

5.定期门诊随访。

(梁永霞)

第七节　急性泪囊炎

【定义】

急性泪囊炎大多在慢性泪囊炎的基础上发生,与侵入细菌毒力强大或机体抵抗力下降有关,最常见的致病菌为金黄色葡萄球菌或溶血性链球菌。

【护理措施】

1.按医嘱及时应用抗生素。

2.指导患者正确热敷。

(1)干性热敷法:将40～60℃热水灌入热水袋,一般灌至2/3,排尽袋内空气,用清洁毛巾包裹后敷于眼部。每日3次,每次15～20min。

(2)湿性热敷法:嘱患者闭上眼睛,先在患眼涂上凡士林,再将消毒的湿热纱巾拧成半干(以不滴水为宜)敷于眼部,温度以患者能耐受为宜。每5～10min更换1次,每次更换2～4遍,每日2～3次。热敷结束后,擦干局部,热敷时要注意观察局部皮肤反应,注意热敷的温度,避免烫伤。

3.急性炎症期切忌泪道探通或泪道冲洗,以免导致感染扩散,引起眼眶蜂窝织炎。

4.切开排脓的护理。脓肿形成前,切忌挤压。脓肿形成后,切开排脓,切开部位选择脓肿波动最明显或体位最低处,切开排出全部脓液后,放置橡皮引流条引流,告知患者每日换药1次,要保持引流通畅及敷料的清洁干燥。

5.炎症完全消退后,伤口愈合,再按慢性泪囊炎的原则处理。

【健康指导】

1.急性期注意休息,合理营养。

2.恢复期注意锻炼身体,增强机体抗病能力。

3.注意眼部清洁卫生,不用脏手或衣袖等揉擦眼睛。

(王雪丽)

第八节　细菌性结膜炎

急性细菌性结膜炎,又称急性卡他性结膜炎,是指细菌所致的结膜急性炎症。发病急,潜伏期1～3日,具有传染性及流行性,好发于夏、秋季节,双眼同时或先后发病。本病类似于中医学的暴风客热。

【病因病机】

（一）中医病因病机

多因骤感风热之邪，风热相搏；或素有肺经蕴热，风热更甚，上犯白睛所致。

（二）西医病因病理

常由致病菌肺炎双球菌、Koch-Weeks 杆菌、流行性感冒杆菌和葡萄球菌（金黄色葡萄球菌）等引起结膜组织的炎症。

【临床表现】

1.症状 自觉异物感、灼热感、刺痛及流泪，分泌物多。

2.体征 眼睑肿胀，结膜充血、水肿，结膜囊有黏液性或脓性分泌物。严重时结膜表面可覆盖一层假膜，或有结膜下出血。

【诊断要点】

（1）急性发病，多有流行性。

（2）结膜充血，脓性或黏液脓性分泌物。

（3）结膜刮片或分泌物涂片查找到细菌。

【处理原则】

（一）中医处理原则

风重者以祛风为主，热重者以清热为主，风热并重者应祛风清热。局部使用滴眼液、熏洗等。

（二）西医处理原则

根据致病菌选择有效抗生素滴眼液。

【一般护理】

1.心理护理 关心体贴患者，对其进行生活护理，并耐心向其解释病情及治疗情况，及时消除患者及其家属的恐惧心理，保持心情舒畅。

2.休息与饮食

（1）室内保持清洁通风，温度、湿度适宜，光线宜暗，外出应戴有色眼镜，以避免强光与烟尘刺激加重病情。

（2）如单眼患者取患侧卧位。

（3）饮食应清淡，多食新鲜蔬菜、水果等，忌葱、蒜等，多饮水，保持大便通畅。

3.病情观察

（1）注意观察分泌物的多少，灼热疼痛、羞明流泪的轻重程度。

（2）观察眼睑红肿、结膜充血的程度。

（3）有无假膜、结膜下出血。

4.治疗护理

（1）局部宜频点抗生素滴眼液，如诺氟沙星滴眼液，每小时数次。

（2）及时清拭分泌物，如有假膜应一并去除。

（3）冲洗结膜囊，常用的冲洗剂有黄连液、生理盐水、3%硼酸溶液。

5.消毒与隔离

（1）患者洗脸用具、眼部用品及滴眼液等宜单独使用，经常消毒。

（2）医护人员接触患者的手、医疗器械及污染物均需按消毒隔离常规处理，防止交叉感染。

（3）医护人员做检查，治疗时，应先检查健康眼，后检查患眼，以免传染健眼。

【健康教育】

（1）按时点滴眼液，分泌物多时，应先用棉签轻轻拭去，然后再点滴眼液。

（2）忌包扎患眼，忌热敷，以免眼内分泌物结聚，致热毒更甚，加重病情。

（3）注意眼部卫生，不用脏手及脏手帕揉眼，保持眼部清洁，点滴眼液前应洗手。

（4）宣传本病的传染性，避免患者去公共场所活动，尤应禁止去游泳，以免本病传播流行。

（5）患者用过的毛巾、手帕、脸盆及水等，应进行实行消毒隔离，以减少传染源和传播途径。

（汪尚晏　张郎芳）

第九节　病毒性结膜炎

病毒性结膜炎是由多种病毒引起的急性传染性结膜炎，潜伏期短者数小时，长者7日左右，可引起暴发流行，常双眼同时或先后发病，多发于夏、秋季节。临床上常见流行性角结膜炎、流行性出血性结膜炎。本病类似于中医学的天行赤眼。

【病因病机】

（一）中医病因病机

多因猝感疫疠之气，或肺胃积热，啼金凌木，侵犯月经上攻于目而发病。

（二）西医病因病理

流行性角结膜炎是原病毒8、19、29和37型引起，传染性强，可散在或流行发病;流行性出血性结膜炎的病原体为 70 型肠道病毒,偶由 A24 型柯萨奇病毒引起。

【临床表现】

1.流行性角结膜炎

症状:异物感、疼痛、畏光和流泪或视力下降等。

体征:眼睑红肿,结膜充血、水肿,睑结膜及结膜穹隆部出现大量滤泡。耳前淋巴肿大并有压痛。偶有结膜下出血。随病程病变由轻到重,角膜出现上皮下和浅基质层点状浸润,浸润呈圆形,直径 0.5～1.5mm,数个或数十个不等,可集聚成簇位于角膜中央区。

2.流行性出血性结膜炎

症状:畏光、流泪、异物感和剧烈眼痛等。

体征:眼睑红肿,结膜充血、水肿、睑结膜滤泡明显增生、球结膜下点状或片状出血、耳前淋巴结肿大。

【诊断要点】

(一)流行性角结膜炎

(1)有与患者直接、间接接触。

(2)急性发病,单眼发病后常在 2～7 日内累及另眼。

(3)眼睑红肿、结膜充血、水肿,刺激症明显、怕光流泪、异物感、刺痒、疼痛、分泌物为水样、睑结膜与穹隆结膜出现滤泡,以眼睑为重,耳前淋巴结肿大。

(4)结膜炎发病 7～10h 后角膜上皮细胞与上皮下点状混浊。

(5)2～3 周后炎症消退,角膜留有混浊点,持续数月或数年后才能吸收。

(二)流行性出血性结膜炎

(1)急性发病,潜伏期短。

(2)刺激症状重,异物感,畏光,流泪,疼痛。

(3)眼睑红肿,结膜充血水肿,睑结膜有滤泡增生,球结膜常有点、片状出血,分泌物为水样,耳前或额下淋巴结肿大并压痛,角膜上皮常有点状剥脱。

(4)个别病例有前部色素膜炎,个别病例结膜炎消退后下肢麻痹。

【处理原则】

(一)中医处理原则

早期治疗以祛风清热为主,病重者治疗以泻火解毒为主。局部使用滴眼液、涂眼药膏,熏洗眼等。

（二）西医处理原则

以局部治疗为主,用抗病毒滴眼液点眼。

【一般护理】

1.心理护理　关心体贴患者,耐心向患者解释此病的发生、发展过程及治疗情况,消除患者及家属的恐惧心理。

2.休息与饮食

(1)室内保持清洁、通风,温度、湿度适宜,光线宜暗。外出戴有色眼镜,以免强光与烟尘刺激加重病情。

(2)如单眼患者取患侧卧位。

(3)注意休息,少用目力。

(4)饮食应清淡,多食新鲜蔬菜、水果等,勿吃刺激性食物,戒烟酒,保持大便通畅。

3.病情观察

(1)观察眼睑、结膜充血和水肿程度,有无结膜下出血。

(2)若角膜有混浊、视力下降,应及时报告医生。

(3)观察耳前淋巴结肿大、压痛等情况。

4.治疗护理

(1)局部宜频点抗病毒滴眼液,如 0.1%羟苄唑滴眼液或 0.1%阿昔洛韦滴眼液。

(2)睡前涂抗病毒眼药膏。

(3)配合抗生素滴眼液滴眼,如 0.3%诺氟沙星滴眼液点眼。

5.消毒与隔离

(1)患者接触过的用具应严格消毒,滴眼液应单独使用,避免交叉感染。

(2)医护人员在接触患者后必须洗手消毒,医疗器械及污染物均须消毒处理,以防止交叉感染。

(3)医务人员检查时,应先检查健康眼,后检查患眼,以免传染健眼。

【健康教育】

(1)培养良好的卫生习惯,不用手揉眼。分泌物多时应用干净手帕拭之。

(2)分盆、分巾、流水洗脸,毛巾、手帕要勤洗、勤晒。

(3)忌包扎患眼,应保持分泌物从结膜囊顺利引流。

(4)在本病流行期间,应加强对患者的隔离与用具的消毒,不进游泳池、浴池等公共场所。

（王雪丽）

第十节　沙眼

【概述】

沙眼是一种慢性传染性结膜角膜炎,因在结膜表面形成许多细小沙粒状的乳头和滤泡,故名沙眼。沙眼常反复感染,能迁延数年甚至十多年之久,是致盲性眼病之一。可发生于任何年龄,以青少年多见。

1.病因　沙眼由沙眼衣原体感染结膜上皮而致病。本病为接触传染,即患眼的分泌物通过手、水、毛巾或脸盆等媒介直接接触健眼而传播。

2.临床表现　患者有眼部痒、异物感、干涩等不适,若有角膜并发症,则症状加重,出现眼痛、畏光、流泪、视力下降等。检查见上睑结膜和上穹隆结膜血管模糊充血,乳头增生和滤泡形成;反复发作后睑结膜的乳头和滤泡发生变性和坏死,形成白色线状或网状瘢痕。沙眼衣原体还可侵犯角膜上皮细胞,使角膜形成灰白色点状炎症浸润,角膜缘血管侵入角膜出现新生血管,称角膜血管翳,严重者可遮盖角膜全部,影响视力。

3.后遗症和并发症　沙眼病变后留下的瘢痕,重者可导致并发症和后遗症,其表现如下。

(1)睑内翻及倒睫:多发生于上睑,是因为睑结膜瘢痕收缩使睑缘内卷,部分或全部睫毛倒向眼球,摩擦角膜使之损伤,发生角膜炎,是致盲的主要原因。

(2)角膜混浊:角膜血管翳、倒睫摩擦、沙眼性角膜溃疡均可导致角膜混浊。

(3)实质性结膜干燥症:因上睑结膜的广泛瘢痕,破坏了结膜上的杯状细胞和副泪腺,同时泪腺的排泄管口也因而闭塞,使泪液减少,不能湿润眼球,致使结膜角膜干燥,上皮角化,失去透明性,影响视力,甚至完全失明。

(4)慢性泪囊炎:沙眼衣原体顺着眼泪流入泪囊和鼻泪管,使之继发感染,致使鼻泪管狭窄或阻塞,引起慢性泪囊炎。

4.治疗　沙眼的治疗,原则上以局部滴药治疗为主,辅以手术疗法。重症沙眼可结合全身治疗。

(1)药物治疗:常用的滴眼剂有 0.1％利福平溶液、0.1％酞丁安溶液、0.25％氯霉素溶液、10％～30％磺胺醋酰钠溶液滴眼剂,每日 4～6 次;晚上可涂四环素、红霉素、金霉素眼膏。坚持用药 1～3 个月常可奏效,重症须用药半年以上。严重沙眼可口服红霉素、阿奇霉素。

(2)器械治疗:乳头多者用沙眼摩擦术;沙眼滤泡多者行滤泡压榨术。

（3）手术治疗：对于后遗症和并发症，可行手术，如睑内翻矫正术，角膜混浊可行角膜移植术。

【护理评估】

1.健康史　了解患者的用眼卫生习惯及生活、工作环境，是否与他人共用洗漱用具，是否去过公共浴池洗澡或游泳池游泳等情况。

2.身心状况　患者有眼痒、异物感、干涩、畏光、眼痛等不适，上睑结膜和上穹隆结膜血管模糊充血，乳头增生和滤泡形成；睑结膜瘢痕，角膜血管翳，重者出现睑内翻及倒睫、角膜混浊、实质性结膜角膜干燥症、慢性泪囊炎。沙眼病程长，容易复发，患者对治疗易丧失信心；还有在沙眼早期症状轻，对治疗不重视，或缺乏坚持治疗的毅力。

3.辅助检查　沙眼结膜刮片染色检查可找到包涵体。

4.治疗要点与反应　抗生素眼药局部治疗，防止并发症和后遗症。如果并发症已发生，及早行对症和手术治疗，以减轻对眼球的危害。

【护理问题】

1.舒适改变　异物感、干涩、眼痛与结膜感染和沙眼并发症有关。

2.感知紊乱　视力下降，与沙眼有关。

3.知识缺乏　缺乏沙眼防治知识。

4.潜在并发症　睑内翻及倒睫、角膜混浊、实质性结膜角膜干燥症、慢性泪囊炎等。

【护理措施】

1.用药护理　遵医嘱用0.1%利福平溶液、0.1%酞丁安溶液、0.3%氧氟沙星溶液滴眼剂，每日4～6次；晚上可涂四环素、红霉素眼膏。向患者宣传坚持用药的重要性，一般用药6～12周，重症须用药半年以上。严重沙眼可口服红霉素、阿奇霉素。

2.手术护理　沙眼并发症需手术治疗时，参照外眼手术护理常规和角膜移植术护理常规，并向患者解释手术目的、方法，使其缓解紧张心理，配合治疗。

【健康指导】

（1）指导患者和家属做好消毒隔离，沙眼衣原体耐寒怕热，紫外线和肥皂水对其无杀灭作用。因此，对于接触患者分泌物的物品，通常用煮沸和75%乙醇溶液消毒方法杀灭。

（2）指导患者养成良好的卫生习惯，不与他人共用毛巾、脸盆，不用手、袖口、不洁毛巾等擦眼。

（3）加强公共场所卫生管理，搞好环境卫生。

（4）向患者宣传沙眼的危害性，早发现，早治疗，坚持治疗，减少并发症的发生。

（5）医护人员诊治患者后要严格消毒双手，以防交叉感染。加强传染源管理，用过的生活及医疗用品要严格消毒，废弃物集中焚毁。

（李　玫）

第十一节　翼状胬肉

【概述】

翼状胬肉是睑裂部球结膜增生肥厚形成的病变组织。病因不明，可能与球结膜长期受风沙、日光和冷热等刺激有关，致使其发生退行性病变而增生肥厚，并侵袭到角膜。因此，多见于户外工作者，如农民、渔民等。典型的翼状胬肉呈三角形，分头、颈、体三部分，尖端为头部，指向角膜并可伸入角膜中央。由于形如虫翅，故名。根据病情的发展，翼状胬肉可分为进行性和静止性两类。进行性者体部肥厚充血，头部隆起，尖端浸润，生长快；静止性体部较薄，无充血，头部平坦，生长慢，长到一定程度不再继续增大。胬肉除影响容貌外观外，一般症状轻微，如侵入角膜内遮盖瞳孔时可造成视力障碍。药物治疗对胬肉不能肯定，绝大多数应行手术切除。手术方式有胬肉切除术、胬肉转位术、胬肉切除联合球结膜转移术、胬肉切除联合羊膜移植术等。为防止复发，手术应在滴药控制炎症后进行，术后可用β射线照射或滴用噻替哌眼液。

【护理评估】

1.健康史　评估患者的工作性质、工作环境，对眼的安全防护情况。

2.身心状况　多在内眦睑裂部球结膜增生肥厚，呈翼状，尖端指向角膜并可伸入角膜。注意评估是进行性或静止性。较大胬肉影响容貌和视力，且容易复发，患者可现焦虑心理。

3.治疗要点与反应　因外貌上的需要，或侵入瞳孔区影响视力者，可手术治疗。

【护理问题】

1.感觉紊乱　视力障碍，与胬肉侵袭瞳孔区有关。

2.知识缺乏　缺乏翼状胬肉预防知识，与信息来源不足有关。

3.自我形象紊乱　与胬肉影响容貌外观有关。

【护理措施】

(1)对无须治疗的小而静止的翼状胬肉患者,应做好病情解释工作,指导预防,并嘱其定期复查。

(2)对进行性胬肉,遵医嘱指导患者应用糖皮质激素。

(3)需手术治疗者,参照外眼手术护理常规护理。嘱术后定期复查,观察有无复发。为预防术后复发,可应用β射线照射或局部短期滴用噻替哌眼液。

【健康指导】

(1)户外活动、工作时戴防护眼镜,减少风沙、日光刺激。

(2)注意眼部卫生,不要用脏手揉眼。

（梁永霞）

第十二节　眶蜂窝织炎

【概述】

眼眶感染、急性炎症是指细菌、真菌和寄生虫侵犯眼眶组织,所引起的急性感染性炎症。感染一般发病急,对眼眶组织破坏性大,如能早期诊断,对确切致病菌行强有力的抗感染治疗,可减轻组织破坏,使炎症治愈。

根据感染组织的部位、病原体的来源临床表现不同,以眶隔为界,将眶蜂窝织炎人为地分为眶隔前蜂窝织炎和眶深部蜂窝织炎。

1.眶隔前蜂窝织炎　急性炎症主要发生在眼睑,眶隔后组织无明显炎性反应,临床上所见的眶蜂窝织炎多为眶隔前蜂窝织炎,其发生率是眶深部蜂窝织炎的5倍;眶深部蜂窝织炎是眶隔后深部组织感染,引起眼球运动障碍,视力损害。炎症主要集中在眶隔后组织中,但眶隔前组织也轻度受累。一般由鼻窦的炎症侵及眶前组织,常见为筛窦,其次为上颌窦和额窦。眼眶与筛窦只隔一层很薄的骨质板,其上有较多血管孔道,所以筛窦炎症很容易由无瓣膜的静脉传播到眶前区。眼睑皮肤疾病,感染蚊虫、动物或虫咬眼睑皮肤;败血症以及流行性感冒等均可引起眶隔前蜂窝织炎。急性泪腺炎和泪囊炎可引起相应区域的局部眶隔前蜂窝织炎。

2.眶深部蜂窝织炎　一般由邻近鼻窦感染所致,血源性感染少见,其他原因引起眶深部蜂窝织炎的有眶内异物,细菌性眼内炎,视网膜脱离手术的硅胶海绵和环扎带感染,眶内肿瘤(视网膜母细胞瘤和脉络膜黑色素瘤)的大量坏死等所致的炎症类似于眶隔前蜂窝织炎。

【临床表现】

1.症状

(1)眶隔前蜂窝织炎:患者发热、不适,患眼眼睑肿胀、发热和红斑,上睑下垂,睑裂变小,严重者,睑裂完全闭合。大部分病例角膜透明。

(2)眶深部蜂窝织炎:患者可出现发热、不适等全身中毒症状,患眼疼痛、眼球突出,视力减退;结膜、眼睑充血水肿,患者有鼻塞、流涕和鼻根部压痛等鼻窦炎表现。

2.体征

(1)眶隔前蜂窝织炎:部分患者可扪及耳前淋巴结大,皮肤一旦破损,可能出现脓性分泌物。少数患者有暴露性角膜炎,角膜溃疡。

(2)眶深部蜂窝织炎:瞳孔传入神经障碍;视网膜静脉充盈、视盘水肿;三叉神经眼支所支配的区域感觉减退,眼外肌运动障碍;结膜、眼睑充血水肿。

【辅助检查】

1.常规检查　血、尿、粪便常规检查,尿、粪便常规均正常,周围血液中白细胞增多(WBC20×10^9/L)伴核左移,肝、肾功能检查正常,乙肝表面抗原(-),艾滋病抗原(-),凝血四项检查正常,X线胸片及心电图检查未见异常。

2.专科检查　右眼视力1.0,左眼视力手动。双眼位正,右眼球运动正常,左眼运动障碍。左眼睑肿胀、红斑,睑裂变小,结膜充血水肿;双泪道冲洗通畅,双眼角膜透明,前房常浅,瞳孔等大等圆,对光反射灵敏。间接检眼镜下眼底:视神经边清,色苍白;散瞳检查:左眼视网膜静脉充盈;眼眶X线检查:鼻窦浑浊;CT扫描及超声检查:眼眶有炎性改变。

【治疗原则】

积极治疗原发病,及早控制炎症,防止炎症扩散。

【护理评估】

1.一般情况评估　如体温、脉搏、呼吸、血压、身高、体重。患者发育是否正常,营养是否良好;神志是否清楚;步态是否平稳,是否自动体位;语言是否流畅,记忆力有无减退,听力有无减退;眼科检查见专科情况;嗅觉、味觉、浅感觉是否敏感;表情是否自然;情绪是否平稳;行为有无异常;卫生状况是否良好。全身皮肤有无黄染,弹性是否好,有无破损、皮疹、水肿。脊柱、四肢有无畸形,活动度是否正常,生理反射是否正常存在,病理反射是否能引出,运动功能是否正常。

2.专科情况　评估参见专科检查。

【护理要点及措施】

1.术前护理措施

(1)遵医嘱早期强有力抗生素治疗,点眼药以局部抗感染治疗,涂眼药膏保护暴露的角膜。

(2)点眼药或换药时,严格无菌操作,防止交叉感染。

(3)告知患者疾病的相关知识及围术期的治疗与配合。

(4)心理护理:患者因眼肿胀、疼痛、视力减退而产生恐惧、焦虑、情绪低落、失眠等,应主动向患者及其家属详细介绍有关病情和治疗方法,逐步消除患者思想顾忌,主动配合治疗和护理。

2.术后护理措施

(1)遵医嘱全身抗生素治疗,防止炎症扩散;眼部用药严格无菌操作,动作轻柔,避免加压眼球引起角膜穿孔眼球破裂等;眼分泌物多时,滴药前先用无菌棉签拭去分泌物。

(2)眼睑湿敷:用 30%~50%硫酸镁热湿敷肿痛的眼睑,每日 2 次,每次 15~20min。使局部血管扩张,改善血液循环促进炎性渗出和水肿的吸收。

(3)眼内脓肿形成者,切开排脓后,放置橡皮引流条,每日换药 1 次,保持引流条通畅及敷料的清洁、干燥。

(4)密切观察眼部情况,如敷料有无松脱及渗出、术眼疼痛程度等;注意有无其他全身症状,必要时遵医嘱应用镇静药或镇痛药镇痛。

(5)观察病情变化、监测生命体征:每 4h 测量生命体征 1 次,按时巡视患者,注意观察和询问眼部及全身情况变化,及时报告医生处理。

(6)预防并发症:眼球突出角膜暴露明显时,涂眼药膏预防暴露性角膜炎;防止感染扩散预防脓毒性海绵窦血栓静脉炎、脑脊液细胞增多、脑膜炎等的发生。

(7)饮食护理:术后 2d 内,应进食清淡易消化的半流食,以后可进食高蛋白质、高维生素的软食。避免进食需用力撕咬、咀嚼的硬质食物,以免用力咀嚼而牵拉肌肉影响伤口愈合。

(8)眼球摘除术后,患者的生活形态改变,应帮助患者养成新的生活习惯,协助患者的生活等。

(9)心理护理:患者术后担心手术是否成功及效果,护士应耐心解释,告知相关的术后知识,并且多与患者接触和交谈,全面地了解患者的情况。还可以向患者介绍以往的成功病例,帮助其恢复自信,增强自理能力和战胜疾病的信心。

【健康教育】

1.通过指导患者注意眼部卫生,教会患者正确的点眼药方法以避免交叉感染。

2.指导患者出院后继续按医嘱用药。

3.教育患者及其家属眼部外伤后及时诊治,避免挤压面部危险三角区的疖肿,以免引起海绵窦栓塞性静脉炎。

4.外出或洗漱时,注意正确保护患眼;避免碰撞术眼,防伤口愈合不良而裂开。

5.出院后多吃容易消化、富含高蛋白质、高维生素的软食;避免进食需用力撕咬、咀嚼的硬质食物,以免用力咀嚼而牵拉肌肉影响伤口愈合。

6.定期检查,健眼有疼痛、视力减退应及时就诊。

(李　玫)

第十三节　白内障

一、老年性白内障

【概述】

白内障指晶状体混浊。年龄相关性白内障是最常见的后天性原发性白内障,多发生在 50 岁以上的老年人,故又称老年性白内障,是最主要的致盲原因之一。

【护理】

1.护理评估

(1)健康史:评估患者视力下降的时间、程度、发展的速度和治疗经过等。了解有无糖尿病、营养不良等全身疾病和疾病家族史。

(2)诱发因素:可能与代谢、全身性疾病、辐射、外伤和遗传等多种因素有关。

(3)症状和体征:评估患者双眼视力是否呈无痛性、进行性减退,可有单眼复视或多视、屈光改变等表现。晶状体混浊,呈乳白色。以皮质性白内障最常见,依病程分为初发期、膨胀期、成熟期、过熟期。

(4)辅助检查:检眼镜或裂隙灯显微镜检查了解晶状体混浊程度,角膜曲率及眼轴长度检查计算手术植入人工晶体的度数。

(5)心理-社会评估:老年人因视力障碍,影响外出活动和社交,评估患者的心理状态,是否产生孤独感。

2.护理措施

(1)术前护理:①协助患者进行各项术前检查,并说明检查目的、意义。②术前眼部常规滴用抗生素眼药水 4 次/天,一般用药 3 天。③术前散瞳,应用复方托品酰胺点眼,术前 1 小时内滴眼 4 次,每次间隔 10～15 分钟。

(2)术后护理:①手术当天包盖术眼,术后第一天如无特殊并发症,可开放术眼。②术后遵医嘱滴用抗生素眼药水,预防感染。③观察有无并发症,眼压升高应降眼压处理,角膜水肿应滴用高渗眼药水。④避免剧烈活动及防止眼部受到碰撞。

3.健康指导

(1)指导患者遵医嘱滴眼药水,减轻眼部反应。

(2)人工晶体植入术后,3 个月内避免低头动作和重体力劳动,以防晶体脱位。

(3)指导患者生活规律,避免过度劳累,不吃辛辣刺激性食物,同时戒烟、酒,保持大便通畅。

4.护理评价　通过手术和护理,患者是否达到:①视力提高;②无并发症发生;③掌握自我护理知识和技能。

二、糖尿病性白内障

【概述】

糖尿病性白内障是指白内障的发生与糖尿病有直接关系,临床上分为两大类,一种为合并年龄相关性皮质白内障,另一种为真性糖尿病性白内障,可合并糖尿病性视网膜病变。

【护理】

1.护理评估

(1)健康史:了解糖尿病发病情况和治疗的经过,有无家族史,评估目前糖尿病病情控制情况;评估视力下降的时间、程度、发展的速度,以及生活自理情况等。

(2)症状和体征:评估患者双眼视力下降情况,晶状体混浊及屈光变化。

(3)辅助检查:实验室检查了解是否血糖升高、尿糖阳性。检眼镜或裂隙灯显微镜检查晶状体混浊程度、角膜曲率及眼轴长度检查计算手术植入人工晶体的度数。

(4)心理-社会评估:糖尿病性白内障病程漫长,护士应评估患者是否有焦虑心理。

2.护理措施

(1)一般护理:密切观察血糖变化,血糖控制正常后方可手术。指导患者糖尿病的治疗护理,如药物护理、饮食护理和运动疗法。

(2)术前护理:①协助患者进行各项术前检查,并说明检查目的、意义。②术前眼部常规滴用抗生素眼药水 4 次/天,一般用药 3 天。③术前散瞳,应用复方托品酰胺点眼,术前 1 小时内点 4 次,每次间隔 10～15 分钟。

(2)术后护理:①手术当天包盖术眼,术后第一天如无特殊并发症,可开放术眼。②术后遵医嘱滴用抗生素眼药水,注意无菌操作,预防感染。③术后密切观察出血及感染等病情变化,眼压升高应降眼压处理,角膜水肿应滴用高渗眼药水。④避免剧烈活动及防止眼部受到碰撞。

3.健康指导

(1)指导患者进行血糖监测和饮食护理,严格控制血糖。

(2)向患者及家属传授糖尿病的相关知识,提高自我护理能力,如遇到低血糖反应的紧急处理。

(3)指导患者生活规律,避免过度劳累,不吃辛辣刺激性食物,同时戒烟、酒,保持大便通畅。

4.护理评价　通过治疗和护理,患者能否达到:①视力逐步改善。②切口愈合好,无出血感染等并发症发生。③情绪稳定,积极配合治疗。④了解糖尿病和糖尿病性白内障的治疗护理知识。

(王雪丽)

第十四节　青光眼

一、原发性闭角型青光眼

【概述】

原发性闭角型青光眼是由于周边虹膜堵塞了前房角,或与小梁网发生永久性粘连,房水流出受阻,导致眼压升高的一类青光眼。原发性闭角型青光眼根据眼压升高是骤然发生还是逐渐发展,可分为急性闭角型青光眼和慢性闭角型青光眼。

【护理】

1.护理评估

(1)健康史:询问患者发病的时间、症状,了解患者有无青光眼家族史。

(2)诱发因素:评估患者是否有眼轴短、前房浅、房角窄及晶状体较厚,位置相对靠前等异常的解剖结构。

（3）症状和体征：评估症状体征了解患者处于哪种临床阶段（临床前期、先兆期、急性发作期、间歇期、慢性期、绝对期）。

（4）辅助检查：眼压检查、视野检查及房角镜检查。

（5）心理-社会评估：评估患者紧张、焦虑心理以及对本病的认识程度。

2. 护理措施

（1）心理护理：青光眼患者性格急躁、易激动，教会患者控制情绪方法，保持平和心态。

（2）药物护理：①使用缩瞳剂（毛果芸香碱滴眼液），每次点药后应压迫泪囊区数分钟，如出现眉弓疼痛、视物发暗、近视加深等症状及时停药。②使用β肾上腺素能受体阻滞剂（0.25%～0.5%噻吗洛尔滴眼液）时要观察心率变化。③服用乙酰唑胺可能出现口周及手脚麻木，停药后即可消失。④使用高渗剂（20%甘露醇注射液）静脉快速滴注对年老体弱或有心血管疾病者，应注意呼吸及脉搏变化，用药后平卧休息。糖尿病患者慎用。

（3）手术后护理：①未手术眼继续滴用缩瞳剂，手术眼使用散瞳剂。②滤过性手术眼压升高，可在药物治疗的同时，做眼球按摩，利于滤口开放。③术后第1天开始换药，注意询问患者有无眼痛、观察术眼切口、滤过泡形成、前房形成等情况。④浅前房患者应卧床休息，术眼加压包扎减少滤口漏出，同时静滴20%甘露醇促进前房形成。

3. 健康指导

（1）指导患者卧床休息、保证充足的睡眠、避免情绪激动、保持大便通畅。

（2）避免黑暗环境中停留时间过久，避免短时间内饮水量过多（一次饮水量＜300ml为宜），以免导致眼内压升高而加重病情或引起发作。

（3）指导患者坚持用药、定期复查和学会自我监测，如有病情改变应及时就诊。

4. 护理评价　　经过手术和护理，患者是否达到：①眼压升高得到控制，视力基本稳定。②能正确进行自我护理，情绪稳定，配合治疗。

二、原发性开角型青光眼

【概述】

原发性开角型青光眼是一种发病缓慢、症状隐匿、眼压升高但房角始终开放并伴有特征性视盘变化和视野缺损表现的眼病。

【护理】

1.护理评估

(1)健康史:评估患者的发病年龄,有无糖尿病、甲状腺功能低下、心血管疾病和血流动力学异常,评估患者有无青光眼家族史;

(2)症状和体征:因多数患者无任何自觉症状,病变已到晚期或视野损害影响到行动时,才引起注意。评估患者有无眼胀、雾视等症状。测定24小时眼压有助于发现高峰值和较大的波峰值。评估患者视野缺损情况。

(3)辅助检查:行24小时眼压测定、饮水试验评估记录眼压变化。

(4)心理-社会评估:开角型青光眼除视野改变外,黄斑功能也受损,且很难恢复,评估患者是否表现焦虑和悲伤。

2.护理措施

(1)心理护理:做好耐心、细致的心理疏导工作,教会患者控制情绪方法,消除自卑、焦虑心理,保持平和心态。

(2)药物护理:可首选β-肾上腺能受体阻滞剂,使用0.25%～0.5%噻吗洛尔滴眼液时要注意观察心率变化,对心脏房室传导阻滞、窦性心动过缓和支气管哮喘者禁用。

(3)手术护理:可首选滤过性手术,如小梁切除术。①滤过性手术眼压升高,可在药物治疗的同时,做眼球按摩,利于滤口开放。②术后第1天开始换药,注意询问患者有无眼痛、观察术眼切口、滤过泡形成、前房形成等情况。③加强心理护理,协助患者生活护理,防止跌倒。

3.健康指导

(1)指导患者卧床休息,保证充足的睡眠,避免情绪激动(如兴奋、忧郁等)。

(2)选择清淡、易消化的饮食,不宜烟酒、浓茶、咖啡和辛辣等刺激性食物,保持大便通畅。

(3)避免短时间内饮水量过多(一次饮水量<300ml为宜),以免使血容量急剧增加,房水形成过多,导致眼内压升高而加重病情或引起发作。

(4)针对性地讲解疾病相关知识,强调坚持用药和按时复诊,以了解眼压和视功能变化,及时调整治疗方案。

4.护理评价　经过治疗和护理,患者是否达到:①视神经损害减轻,视野不再缩小。②能正确进行自我护理。③情绪稳定,配合治疗。

(詹江波)

第十五节　视网膜疾病

【概述】

视网膜中央血管属终末血管，一旦被阻塞后，其所管辖区域的视网膜血液中断，会迅速引起视网膜功能障碍，视力、视野损害。因此，应给予重视，积极治疗。

1.视网膜中央动脉阻塞　多发生在患有高血压、糖尿病、心脏病、动脉粥样硬化的患者。引起阻塞的原因主要是血管痉挛、血栓形成、血管栓塞、血管壁改变等。患者无痛性视力突然下降或丧失，如果为分支阻塞，则出现相当于该血管分布区域的视野缺损。眼底表现：视盘苍白，境界不清，动脉极细。视网膜呈灰白色水肿，黄斑中心凹可见樱桃红斑，为本病特征。数周后，视网膜水肿消退，但视盘苍白，视网膜萎缩，血管变细呈白线状。治疗上按急症处理，立即给予血管扩张剂如吸入亚硝酸异戊酯或舌下含化硝酸甘油、球后注射阿托品；前房穿刺、眼球按摩降眼压；吸氧。

2.视网膜中央静脉阻塞　与血管管壁的改变如高血压动脉硬化者、血液黏度的改变有关，主要症状为视力不同程度减退。眼底表现：视盘充血、边缘模糊；视网膜静脉明显扩张、迂曲，血柱呈断续状。以视盘为中心，沿静脉分布区域的视网膜出血、水肿，出血呈线状、火焰状和菊花状；随着病程的延续，出血斑中伴有白色渗出斑，黄斑部呈现星芒状渗出。治疗上应用抗凝溶栓剂，如肝素、尿激酶、链激酶，或采用血液稀释疗法，以降低血液黏稠度，防止血液凝固，促进血栓溶解吸收。新生血管形成者，可采用激光治疗，同时积极针对病因治疗。

【护理评估】

1.健康史　评估患者是否有高血压、糖尿病、冠心病、动脉硬化病史，血液黏度情况，视力下降的急缓、严重程度及诊治过程。

2.身心状况　全身多有原发病相应的体征，如血压、血糖升高等。视网膜动脉阻塞者无痛性视力突然下降或丧失，动脉极细，眼底缺血状，黄斑区中心有樱桃红斑。视网膜静脉阻塞者视力表现为不同程度减退，视网膜静脉扩张、迂曲，视网膜出血、水肿，渗出。由于视力突然丧失和视野损害，且短时间内较难恢复，严重影响患者的生活和工作，一时难以接受，所以患者出现焦虑和悲观情绪。

3.辅助检查　眼底荧光血管造影示视网膜循环时间延长，血管壁荧光渗漏。出血区荧光被掩盖。毛细血管闭塞区形成大片无灌注区。

4.治疗要点与反应　治疗原发病，给予血管扩张剂、溶栓抗凝剂治疗。注意用药反应。

【护理问题】

1.感知改变　视力障碍、视野缺损,与视网膜血管阻塞有关。

2.知识缺乏　缺乏对本病的防治知识。

3.焦虑与视力　下降、视野缺损、对预后的担心有关。

4.自理能力　缺陷与视力下降、视野缺损有关。

5.有受伤的危险　与视功能障碍有关。

【护理措施】

1.心理护理　向患者宣传本病的防治知识,消除焦虑、悲观心理、配合治疗,积极面对生活。

2.治疗护理　视网膜完全缺血90分钟后出现不可逆性损害,因此,治疗应毫不迟缓。应紧急按医嘱正确给药。视网膜动脉阻塞给予:①血管扩张剂。吸入亚硝酸异戊酯或舌下含化硝酸甘油、球后注射阿托品、托拉苏林;静脉滴注罂粟碱。②行前房穿刺、眼球按摩以降眼压,使视网膜动脉扩张,也可口服乙酰唑胺。③氧疗:可试吸入95%氧及5%二氧化碳混合气体,行高压氧治疗,缓解视网膜缺氧状态。视网膜静脉阻塞给予:①止血剂,如卡巴克洛、酚磺乙胺等。②抗凝溶栓剂,如肝素、尿激酶、去纤酶等,防止血栓形成及溶栓。③活血化瘀中药,如血栓通、丹参注射液,可扩张血管,降低血液黏稠度。用药期间注意药物不良作用,随时检查凝血酶原时间和纤维蛋白原含量,如不正常,报知医生,以免发生全身性出血的危险。

3.协助医生　做好激光治疗护理。

4.针对原发病进行相应护理　如降低血压、控制血糖、降低血液黏稠度等。

5.病情观察　观察患者视力、视野、眼压、眼底变化。

【健康指导】

(1)积极治疗引起本病的全身性疾病,如高血压、糖尿病,动脉硬化等。

(2)合理饮食,宜低盐、低胆固醇、低脂肪饮食;注意休息,避免精神紧张或劳累。

(3)注意观察视力、视野等视功能变化,如有异常,应立即就诊。

一、视网膜病变

【概述】

1.高血压性视网膜病变　是指由于高血压导致视网膜血管内壁损害的总称。主要是长期高血压,使视网膜血管硬化,表现为视网膜动脉管腔变窄,呈铜丝或银丝状改变,动静脉交叉压迹。小动脉硬化又致视网膜血液循环障碍,出现以视网膜出血、水肿、渗出为主的视网膜病变。治疗上主要是降血压,应用维生素C、路丁、碘剂促进视网膜出血和渗出的吸收。

2.糖尿病性视网膜病变　糖尿病可使全身多种组织和器官受损,糖尿病性视网膜炎是糖尿病的眼部并发症之一,可造成盲目。高血糖状态可视网膜血管损害,导致血管闭锁,视网膜组织缺氧。故眼底表现为毛细血管失去其正常功能而形成视网膜微血管瘤,呈境界清楚的圆形小红点,经眼底荧光素钠血管造影检查可进一步得到证实,还可有视网膜水肿、出血、渗出斑。重者可引起新生血管性青光眼、玻璃体积血或牵拉性视网膜脱离。治疗主要是控制血糖,防止病情的发展;应用维生素 C、碘剂、多贝斯(羟苯磺酸钙胶囊)、递法明,降低微血管壁通透性,增加静脉张力及起到保护血管作用,促进视网膜出血和渗出的吸收。必要时行玻璃体切割术和视网膜激光治疗。

【护理评估】

1.健康史　评估患者是否有高血压、糖尿病、动脉硬化病史,以及病程长短、严重程度及诊治过程。

2.身心状况　全身多有原发病相应的体征,如血压、血糖升高、"三多一少"症状等。表现为视力不同程度下降,视网膜动脉管腔变窄,呈铜丝或银丝状改变,动静脉交叉压迹。小动脉硬化又致视网膜血液循环障碍,视网膜出现微血管瘤,还可有视网膜水肿、出血、渗出斑。重者可引起新生血管性青光眼、玻璃体积血或牵拉性视网膜脱离。患者出现焦虑心理。

3.治疗要点与反应　治疗原发病,给予应用维生素 C、碘剂、多贝斯(羟苯磺酸钙胶囊)、递法明治疗。注意用药反应。

【护理问题】

1.感知改变　视力障碍,与视网膜病变有关。

2.知识缺乏　缺乏对本病的防治知识。

3.焦虑　与视力下降、对预后的担心有关。

4.潜在并发症　新生血管性青光眼、玻璃体积血或牵拉性视网膜脱离。

【护理措施】

1.心理护理　向患者宣传本病的防治知识,消除焦虑心理。

2.针对原发病进行相应护理　如降低血压、控制血糖、指导合理饮食等。

3.用药护理　遵医嘱给予维生素 C、碘剂、羟苯磺酸钙胶囊等药物。

4.病情观察　观察患者视力、视野、眼压、眼底变化。

【健康指导】

(1)积极治疗引起本病的全身性疾病,如高血压、糖尿病。

(2)合理饮食,宜低盐、低胆固醇、低脂肪饮食;注意休息,避免精神紧张或劳累。

（3）定期监测血压、血糖,定期做眼底检查,以便早期发现视网膜病变,及早治疗。

（4）告知患者如有眼痛、视力下降、虹视、视野缺损,可能是出现了并发症,马上就诊。

二、视网膜脱离

【概述】

视网膜脱离是指神经上皮层和色素上皮层之间分离。本病多见于高度近视、眼外伤、白内障手术后无晶体眼或患视网膜疾病的患者,主要是因为视网膜周边部的变性,玻璃体液化和变性、视网膜粘连等引起。临床表现为有闪光感和黑影飞舞先兆,这主要是玻璃体混浊和视网膜细胞受刺激而产生。视力不同程度下降,视物变形、视野缺损。眼底检查:脱离的视网膜呈现青灰色隆起,血管爬行其上,随眼球运动还可出现飘动,仔细检查可发现视网膜裂孔,裂孔呈红色、圆形、马蹄形。治疗上以手术治疗为主,主要是封闭裂孔,使脱离的视网膜复位。用电凝、冷凝、光凝等方法以达到治疗目的。术后患者禁止作剧烈运动和重体力劳动,以防再次复发。

【护理评估】

1.健康史　评估患者有无视网膜病变,有无眼外伤、糖尿病史。是否是高度近视,发病前有无剧烈运动。白内障手术后有无植入人工晶体等。

2.身心状况　患者初发时眼前有闪光感和黑影飞舞,随后视力下降,视物变形、视野缺损。散瞳检查见脱离的视网膜呈现青灰色隆起,血管爬行其上,视网膜裂孔呈红色、圆形、马蹄形。患者多有焦虑心理。

3.治疗要点与反应　以手术治疗为主。但术前应卧床休息,并使脱离部位处于最低位置,双眼戴小孔镜或包扎,以免眼球活动引起脱离范围扩大。术后也要注意休息及体位,禁止剧烈活动和重体力劳动,以防止复发。

【护理问题】

1.感知改变　视力障碍、视野缺损,与视网膜脱离有关。

2.知识缺乏　缺乏对本病的防治知识。

3.焦虑　与视力下降、对预后的担心有关。

【护理措施】

1.心理护理　向患者宣传本病的防治知识,手术的必要性和手术的注意事项,消除焦虑心理,配合治疗。

2.手术护理　按内眼手术护理常规。但术前要充分散瞳,以便检查视网膜脱离区和裂孔;应卧床休息,并使脱离部位处于最低位置,双眼戴小孔镜或包扎,以免眼球活动引起脱离范围扩大。术后包扎双眼,静卧休息一周,玻璃体注气患者应低头或俯卧位,使裂孔处于最高位,以帮助视网膜复位。

3.病情观察　观察患者视力、视野、眼底变化。手术患者注意有无眼痛、眼压升高及特殊体位引起的不适。

4.生活护理　患者双眼包扎和卧床期间,协助其做好生活护理。

【健康指导】

(1)高度近视的人不要剧烈运动和重体力劳动。

(2)控制血糖,减轻视网膜病变。

(3)防止眼外伤。

(4)出院后按时服药,定期复查。注意休息,半年内禁止剧烈运动,以防视网膜再次脱离。教会患者认识视网膜脱离先兆,如有异常,马上就诊。

(詹江波)

第十六节　玻璃体浑浊

【概述】

玻璃体是一种透明黏液性胶样组织,其中99％为水分,其余为透明质酸和胶原纤维。凡是任何原因使玻璃体内出现除正常结构以外的不透明体称为玻璃体混浊。玻璃体混浊是临床常见眼科的症状之一。葡萄膜、视网膜有炎症时的渗出物、血液、寄生虫或肿瘤的瘤细胞进入玻璃体,玻璃体变性、液化等都可导致玻璃体混浊。

轻度混浊时,患者自感眼前有形态不一、大小不等的黑影飘动,如蚊蝇飞舞,视力一般不受影响,用检眼镜也不能发现较显著的异常,称生理性飞蚊症。重度混浊时,患者感到眼前有粗大而不透明的黑影,视力不同程度的减退。检眼镜彻照检查时可发现细如灰尘或絮状或条块状物体,随玻璃体运动飘浮不定,严重者甚至不能窥见眼底。

生理性飞蚊症无须治疗。视力减退时应针对原发病进行不同的处理。如治疗原发炎症、应用止血药物;用碘化钾、普罗碘胺、透明质酸酶等药物促进混浊的吸收;若严重混浊或治疗无效者,可采用玻璃体切割术治疗。

【护理评估】

1.健康史　评估患者年龄、既往史,如有无葡萄膜炎、视网膜病变,有无玻璃体积血病史。是否为高度近视。

2.身心状况　患者自觉眼前有黑影飘动,轻者仅有飞蚊症或视物模糊,重者仅留光感。眼底检查可见玻璃体混浊。病情较重者可出现焦虑心理。

3.治疗要点与反应　针对原发病进行不同的处理。如治疗原发炎症、应用止血药物;用碘化钾、普罗碘胺、透明质酸酶等药物促进混浊的吸收;若严重混浊或治疗无效者,可采用玻璃体切割术治疗。

【护理问题】

1.感知改变　视力障碍,与玻璃体混浊程度有关。

2.自理缺陷　与视力严重下降有关。

3.知识缺乏　缺乏对本病的防治知识。

4.焦虑　与视力下降、对预后的担心有关。

【护理措施】

(1)心理护理:告知患者眼前黑影飘动的原因,可慢慢适应;需手术者说明手术的必要性和注意事项,消除其过度紧张心理。

(2)积极治疗原发眼病,如给予激素治疗葡萄膜炎,给予止血药治疗玻璃体内积血,预防近视加深等。

(3)遵医嘱给予碘剂,促进玻璃体混浊的吸收。

(4)手术护理:按内眼手术护理常规。

(5)病情观察:观察患者视力、玻璃体混浊变化。

(6)生活护理:患者双眼包扎和卧床期间,协助其做好生活护理。

【健康指导】

(1)保护眼睛,预防近视度数加深。

(2)积极防治相关眼病。

(詹江波)

第十七节　共同性内斜视

内斜视的意思是眼位不正,无论是双眼视觉异常还是控制眼球运动和神经肌肉异常,当眼球分离时(不是正位眼时)可出现斜视。内斜视是最常见的眼位不正,在儿童有眼位不正者中占50%以上。内斜视是隐性的或显性的视轴集合性偏斜,可由神经支配、解剖、机械的和屈光、基因及调节等原因引起。与调节性反射有关的内斜视最为常见。共同性内斜视临床常见的有先天性共同性内斜视、调节性共同性内斜视、周期性共同性内斜视和微型斜视。

共同性内斜视指偏斜不随注视方向或固视眼的改变而变化。造成共同性内斜视的因素很多,包括解剖的、神经支配的、机械的、屈光性的、遗传性的及调节的因素,其中以调节因素与内斜视的关系最为密切。在治疗中不同阶段需要屈光和手术治疗,开始可选用眼镜治疗以减轻偏斜,但如果内斜视持续,医生可根据融合力而决定是否需要手术。

【临床表现】

1.先天性共同性内斜视　常发生交叉性注视,发生弱视机会较少;如果是单眼注视,则可伴有弱视,眼球运动表现外展力弱。

2.调节性共同性内斜视　一般从患儿月龄 6 个月开始至 7 岁发病,平均 2.5 岁,常为恒定性,有时呈间歇性,常合并弱视,发病前有外伤及患病诱因,有遗传倾向,由于斜视发生抑制,常无复视症状。

3.周期性共同性内斜视　较为少见,其特征为较规律地出现周期性(一般为 48h)内斜视和正位视,偏斜时无双眼单视,正位时双眼视觉正常,绝大多数患者有周期性改变变成恒定性内斜视。

4.微型斜视　又称为单眼注视综合征,表现为斜视度数较小,一般<5°,多数为内斜视,常合并单眼弱视,双眼注视时,弱视眼有一致性暗点。

【辅助检查】

1.常规检查　血、尿、粪便常规均正常(WBC8.5×109/L),肝、肾功能检查正常,乙肝表面抗原(一),艾滋病抗原(一),凝血四项检查正常,X 线胸片及心电图检查未见异常。

2.专科检查　右眼视力 1.0,左眼视力 1.0,双眼睑无肿胀,结膜充血(一),角膜透明,无 KP,前房中深,房水清,虹膜纹理清,瞳孔等大等圆,约 3mm,对光反射灵敏,晶状体无浑浊,眼底视盘边界清晰,色淡红,C/D=0.3,视网膜血管走行可,直径 A/V=2:3,黄斑区中心凹反光可见。

【治疗原则】

早期发现、早期治疗,初期可屈光矫正斜视,如斜视角已稳定,则选择手术矫正。

【护理评估】

1.一般情况评估　如体温、脉搏、呼吸、血压、身高、体重、体表面积。发育是否正常,营养是否良好,面容是否正常,表情是否自如,体位是否自主,神志是否清楚,查体是否合作。记忆力有无减退,听力有无减退;眼科检查见专科情况;嗅觉、味觉、浅感觉是否敏感;表情是否自然;情绪是否平稳;行为有无异常;卫生状况是否良好。全身皮肤有无黄染,弹力是否好,有无破损、皮疹、水肿。脊柱、四肢有无畸形,活动度是否正常,生理反射是否正常存在,病理反射是否能引出。运动功能是否正常。

2.专科情况评估　见专科检查。

【护理要点及措施】

1.术前护理措施

(1)按内眼手术前护理常规。

(2)全面评估患者:包括健康史及相关因素、身体状况、生命体征以及精神状态、行为能力等。

(3)做好基础护理:为患者介绍病区环境,消除患者焦虑紧张情绪。

(4)术前指导:手术前向患者及其家属讲解反复测量斜视度数的重要性,以取得患者配合,取得精确的手术矫正度数。

(5)完善术前准备,尤其是心电图等各项检查,以及常规点术眼眼药预防感染。

2.术后护理措施

(1)按内眼手术后护理常规。

(2)注意观察患者的生命体征,包括体温、脉搏、呼吸、血压。

(3)术眼的保护:术后用眼垫包眼 1d,防止碰伤术眼,可在眼垫外加眼罩。保持术眼敷料清洁、松脱。

(4)术后病情观察:观察眼位的改变,观察伤口结膜水肿和出血情况,伤口分泌物情况;换药时注意动作轻柔,不要对眼部施压,以防止眼心反射的发生。

(5)加强预防性保护措施,如避免用力揉眼,防止眼部受到外力伤害;限制全身及头部剧烈活动;避免咳嗽及用力转动眼球。

(6)饮食护理:多进食蔬菜、水果等易消化食物,避免便秘,保持大便通畅。

(7)潜在术后并发症的观察:如眼位矫正不满意,眼心反射等。

【健康教育】

1.教给患者及其家属准确掌握点眼药、涂眼药膏的方法。

2.嘱患者按要求时间门诊复查,视眼部情况决定拆线时间。

3.3 个月内避免游泳,出院后继续戴镜矫治,继续进行弱视训练,每 3~6 个月门诊复查 1 次。

4.注意用眼卫生:术后初期不宜过度用眼,勿用力揉擦双眼,不在暗处逗留过久,不宜阅读过久,少看电视;为保护眼睛,外出或睡觉时,请务必戴上眼罩。

5.注意保持个人卫生,可洗淋浴,但要注意防止污水流入眼内。

6.遵医嘱按时点眼药,服用口服药,不得随意增加或减量。

7.注意多进食营养均衡的食物,不可吃辛辣食物、忌酒类,饮食要清淡,多吃粗纤维的食物,促进肠蠕动,保持大便通畅。

8.避免体力劳动,多注意休息,以保持良好的精神状态。切勿突然坐起、低头、弯腰、提取重物,避免咳嗽、打喷嚏、用力擤鼻、衣领过紧,避免眼压升高,切口裂开,影响手术效果。

9.告知患者复诊时间,利于了解病情,便于随访。

10.告知患者,如有异常情况请及时来院就诊。

（王雪丽）

第十八节　屈光不正和老视

一、近视

近视是指眼在调节松弛状态下,平行光线经眼的屈光系统屈折后焦点落在视网膜之前,在视网膜上形成一个弥散环,看远处目标模糊不清。本病无性别差异,多见于儿童、青少年。近视根据屈光度数分为轻、中、重度三种,轻度近视指屈光度小于-3.00D,中度近视指属光度在-6.00～-3.00D之间,小于-6.00D;高度近视指屈光度不低于-6.00D。本病属于中医学的能近怯远、近视等范畴。

【病因病机】

（一）中医病因病机

多因肝肾两虚,目中光华无以远及;或脾气虚弱,运化失司,五脏六腑之精气不能灌注于目;或过用目力,耗损气血,目失濡养,致神光衰微,不能发越于远处,致视远物模糊。

（二）西医病因病理

1.遗传因素　一般认为,高度近视属常染色体隐性遗传,中低度近视属多基因遗传。

2.发育因素　婴幼儿时期眼球较小,常为生理性远视,随着年龄的增长,眼轴逐14mm长趋向正视,如发育过度则形成近视。

3.生活中的综合因素　青少年学生和近距离工作者中近视眼较多,表明近视的发生发展与近距离工作有密切关系,特别是照明不足、阅读姿势不良、距离过近或时间过久、字体不清或过小等都与近视的发生有关。近视眼按屈光成分分为:

(1)轴性近视,眼的屈光力正常,因眼球前后径过长所致。

(2)屈光性近视,眼球前后径正常,由于眼的屈光力较强所致。

【临床表现】

1.症状　自觉双眼或一眼远视力减退,有明显视物重影、眼胀、头痛等视疲劳症状。

2.体征　视力在 0.9 以下,看近时不用或少用调节,故集合功能相应减弱,容易引起眼位偏斜,表现为外隐斜或外斜视。若为高度近视者,眼轴延长而出现眼球突出,玻璃体混浊、液化和后脱离;眼底可发生程度不同的退行性改变,表现为视盘增大、斜入;视盘周围脉络膜萎缩斑形成;视网膜呈豹纹状;脉络膜萎缩甚至巩膜后葡萄肿形成;黄斑部可有出血或新生血管膜形成,或出现色素沉着呈黑色斑块,称为 Fuchs 斑;周边部视网膜格子样变性或囊样变性等视网膜脉络膜退行性改变。

【诊断要点】

轻度近视者,近视力正常,远视力下降;但高度近视,远近视均下降。高度近视眼球突出,前房深,瞳孔大,颞侧弧形斑,豹纹状改变,后极部脉络膜萎缩,黄斑部变性、出血,玻璃体混浊或液化,视网膜脱离,找到膜裂孔。有轻度外斜视。经医学验光可确诊屈光度数。凹透镜片矫正。

【处理原则】

经医学验光确定屈光度数,佩戴度数合适的眼镜,宣传教育近视眼的保健知识。

【一般护理】

1.心理护理　耐心解释近视的治疗和眼睛保健的相关知识,使之情志调和,配合治疗。

2.休息与饮食

(1)学习工作环境的照明要适宜。用眼 1 小时后需闭眼休息或远眺 10 分钟。

(2)宜多食富含蛋白质、维生素、钙、磷等的食品,如动物肝脏、禽蛋类、鱼类、胡萝卜等。

3.病情观察

(1)观察视力的变化。

(2)监测屈光度的改变。

(3)若高度近视者,注意是否出现高度近视性视网膜脉络膜退行性改变,或玻璃体混浊、液化和后脱离,眼底出血,视网膜脱离等征象。

4.治疗护理

(1)经医学验光确定屈光度数,佩戴合适的眼镜。40 岁以下患者要求散瞳验光,小于 14 岁者宜连续 3 日用阿托品散瞳后验光;大于或等于 14 岁者用托品酰胺散瞳验光。

(2)框架眼镜安全、简便、经济,是目前最为广泛使用的矫正方法。框架眼镜片材料有玻璃和树脂的。

(3)角膜接触镜对成像的放大率影响较小,视野较大且不影响外观。分硬镜和软镜。

（4）屈光性手术包括角膜屈光手术、眼内屈光手术和巩膜屈光手术。

（5）放松眼的调节用0.5%双星明眼液滴眼，每天晚上睡前滴眼1次。或用雾视疗法，适用于治疗假性近视和预防轻度近视发展。

（6）眼部电控药物离子导入。

（7）针刺睛明、四白、球后、翳明、鱼腰、光明等穴。

（8）耳针治疗。①针刺耳穴：以探测仪探测所选穴区的阳性反应点，或以探棒按压所选穴区，若出现灼痛时即为针刺穴位，每日1次，每次每侧2～3穴。②用六神丸耳穴贴压：根据近视程度及体质差异选用耳穴或探测敏感点，每次每侧选用3～5穴，夏季3日换贴1次，冬季5日换贴1次。嘱患者每日自行按摩贴压的药物3～5次，每次5分钟。③耳穴按摩：患者双手自我提捏耳垂，手法由轻到重，或双手按摩耳轮，直至耳轮充血发热为止。

（9）用梅花针叩打眼眶周围及背部俞穴。

（10）做眼保健操。

【健康教育】

（1）生活有规律，保证充足睡眠，借用目力，养成良好的用眼习惯。姿势端正，眼与读物距离保持30cm，切忌在乘车、走路或卧床时阅读。用眼1小时应闭眼休息或远眺10分钟。

（2）学习与工作环境光线要充足、柔和，照明应无眩光或闪烁，黑板无反光，桌椅高度合适，勿在阳光直射或暗光下阅读。

（3）定期检查视力，少儿患者应半年复查1次裸眼视力和戴镜视力，如有异常应及时处理。对验光确切的近视患者，佩戴合适的眼镜可保持良好的视力及正常调节和集合。

（4）加强体育锻炼，增强体质。

（5）高度近视者应避免跳水等剧烈运动，避免眼外伤，防止眼底出血或视网膜脱离的发生。

（6）眼镜的保养：戴上和摘下眼镜时要用双手扶好镜架臂；摆放眼镜时不要镜面朝下，避免磨损最重要的镜片中心部分；清洁镜片要用专用拭镜布或柔软的纸巾；镜片上沾有灰尘或沙子时，应用水冲洗后，再从内向外擦干。

（7）角膜接触镜的保健：连续戴用时间不宜过长；每日睡觉前应将角膜接触镜取下清洁、消毒；正确取戴镜片，分清眼别，取下的镜片置于专用的保存盒中，每日清洁1次；每次戴用前应用专用的消毒液清洗镜片；患有沙眼、结膜炎、慢性泪囊炎、角膜炎、青光眼、感冒、发热、过敏症等患者以及女性月经期、少年儿童、老年人不宜佩戴;在风尘大、粉尘多的环境中最好不戴。

二、远视

远视是指眼在调节松弛状态下,平行光线经眼的屈光系统屈折后在视网膜后形成焦点,在视网膜上形成一个弥散环,不能形成清晰的物像。本病无性别差异,多见于儿童、青少年。临床分轻、中、重度三种:轻度远视指屈光度小于+3.00D,中度远视指屈光度在+3.00D～6.00D,小于+6.00D;高度远视指屈光度不小于+6.00D。远视属于中医学的能远怯近范畴。

【病因病机】

(一)中医病因病机

先天禀赋不足,阳不生阴,阴精不能收敛,目失濡养,则目中光华不能收敛,以致视近不能。

(二)西医病因病理

轴性远视指眼的屈光力正常,眼球前后径较正视眼短。初生婴儿眼轴短,几乎都是远视,随着发育眼轴渐渐变长,为正视眼或接近正视,如果发育过程中眼轴不能达到正常长度,即成为轴性远视。

属光性远视指眼球前后径正常,由于眼的屈光力较弱所致,主要原因包括眼球任何屈光面的弯曲度变小,但常因角膜的弯曲度变小、扁平角膜,或屈光间质的屈光指数降低,无晶状体眼或晶状体全脱位而致。

【临床表现】

1.症状　视物模糊。严重者可出现眼球、眼眶隐痛,看书模糊,眩晕、恶心、呕吐等症状。

2.体征　视力在0.9以下,部分患者出现内隐斜或内斜视。眼球各部分较小,晶状体大小正常,前房浅。若为高度远视者则眼球小,眼底表现为视盘小,颜色红,边缘不清,稍隆起,但矫正视力正常。

【诊断要点】

近视力减退,远视力正常,但高度远视者远视力亦减退。做近距离,工作有视力疲劳、头痛、眼胀等。高度远视、眼球小、前房浅、视乳头小、充血、边缘模糊。辐辏力强,可有内斜视。有凹透镜矫正。经验光,可以明确屈光度数。

【处理原则】

经医学验光确定远视度数,佩戴度数合适的眼镜。宣传教育远视眼的保健知识。若合并有斜视,按斜视的原则处理。

【一般护理】

1.心理护理　耐心解释远视的治疗和保健知识,消除其焦虑等心理障碍,使其配合治疗。

2.休息与饮食

(1)保持环境安静,室内光线宜明亮,学习工作环境的照明要适宜。注意用眼卫生,用眼 1 小时后,需闭眼休息或远眺 10 分钟。

(2)宜多食富含钙和维生素类的食品,如新鲜蔬菜、水果、禽蛋类、鱼类、胡萝卜等。

3.病情观察

(1)观察视力的变化。

(2)监测屈光度的改变。

(3)高度远视者须注意是否出现高度远视的眼底改变、内斜视或弱视等征象。

4.治疗护理

(1)验光配镜:①40 岁以下者应经医学验光确定屈光度数,佩戴合适的眼镜;②轻度远视,如无视疲劳症状和内斜视者可不戴镜矫正;③中度或高度远视者,应佩戴眼镜以矫正视力。

(2)指导患者选择佩戴框架眼镜或角膜接触镜。

【健康教育】

(1)生活有规律,保证充足的睡眠,惜用目力,养成良好的用眼习惯。姿势端正,眼与读物距离保持 30cm,不在乘车、走路或卧床情况下看书。用眼 1 小时后休息 10 分钟,并远眺,使调节得以松弛。

(2)教室和工作间采光明亮,照明光线柔和,无眩光或闪烁,黑板无反光,桌椅高度合适,使眼与读物保持适当的距离,勿在阳光直射或暗光阅读。

(3)定期检查视力,少儿患者应半年复查 1 次裸眼视力和戴镜视力。如有异常应及时处理。经医学验光确定的远视眼,佩戴合适的眼镜可矫正良好的视力及正常地调节和集合。

(4)锻炼身体,增强体质。

(5)注意眼镜与角膜接触镜的日常护理保养。

三、老视

老视是指随着年龄的增长,眼的调节功能逐渐减弱,阅读或近距离作发生困难的生理现象,不属于疾病范围,俗称"老花眼",一般从 40 岁左右开始。本症属于中医学老暗的范畴。

【病因病机】

(一)中医病因病机

随年龄增长,肾精渐亏,阴精不足,不能濡养目珠所致。

(二)西医病因病理

老视属生理现象,是随年龄增长、生理性调节力逐渐减弱所致。正常情况下,起调节作用的主要是晶状体和睫状肌。当人看近物时,睫状肌收缩,晶状体悬韧带放松,晶状体变膨胀,屈光力加大;看远物时,睫状肌放松,晶状体悬韧带收缩,晶状体变得较扁平,屈光力减少。由于这种调节作用,物像就能清晰地聚焦在视网膜上,因此,看近、看远时都能清楚。随着年龄增加,晶状体的可塑性逐渐降低并趋于硬化,睫状肌变薄,调节功能逐渐减弱,在 40～45 岁,近距离工作或阅读就发生困难,须将目标移远(即近点远移)方可看清。因此,这种调节力量的减弱并不是病理变化,而是一个生理过程,它随着年龄的增长而缓慢地进行,最终将目标放得很远也不能看清。

【临床表现】

1.症状   自觉视近距离物体困难,容易产生视疲劳,或有眼干涩感。

2.体征   近视力低于 1.0,佩戴凸透镜可以矫正视力。

【诊断要点】

正常人 40 岁以上,调节功能减弱,看书头痛、眼胀、远视力正常。用相应凹透镜片矫正。

【处理原则】

1.中医处理原则   老视属生理现象,无需服药治疗,通过验光配镜,可以矫正近视力。若老视出现过早或伴有视疲劳症状,且发展较快者,以补气血、益肝肾为基本治法。

2.西医处理原则   验光佩戴合适度数的眼镜。

【一般护理】

1.心理护理   耐心向患者解释老视的原因以及矫正原则,使之配合治疗。

2.休息与饮食

(1)注意用眼卫生,阅读与工作环境的光线要适宜。避免长时间阅读近距离工作。

(2)老视眼是人体开始衰老的体征之一,应选用具有抗衰老作用的食物,如香菇、蜂蜜、蜂皇浆、花粉、首乌、莲子、核桃仁、黑芝麻、黑白木耳、红枣等。或用药膳配合缓解视疲劳症状。参芪粥:党参 20g,黄芪 20g,生姜 5 片,粳米 100g。加水煮粥,煮熟后温服。每日早上或早晚各服 1 次。

3.病情观察　观察近视力和视疲劳症状的变化。

4.治疗护理

(1)老视眼需用凸透镜来补偿调节力的不足,所需的镜片度数与年龄、屈光状态有关。配老视眼镜时,应检查近点距离和验光。

(2)眼部电控药物离子导入。

(3)针刺选用攒竹、睛明、承泣、四白、太阳等穴。

【健康教育】

(1)生活有规律,保证充足睡眠,惜用目力。锻炼身体,增强体质。

(2)介绍佩戴眼镜的正确方法和保养的基本知识。

（梁永霞）

第十九节　眼外伤

一、眼挫伤

眼挫伤是指由各种钝挫所产生的力撞击眼球及其附属器所造成的眼部组织损伤。眼挫伤占眼外伤总数的 1/3 以上,其症状与预后取决于致伤力的轻重、受伤的部位等因素。眼挫伤容易引起前房积血、角膜血染、继发性青光眼等并发症,严重者可致失明。本病类似于中医学的振胞瘀痛、撞击伤目等。

【病因病机】

（一）中医病因病机

多因球类、拳头、棍棒、石块、金属制品、皮带或橡胶带等钝性物体撞击眼部;或高压液体、气体冲击眼部;或头面部突然撞击桌椅等硬性物体;或头面部受到强烈震击等各种钝力撞击,损伤眼珠或眼部邻近组织,使气血受伤,组织受损,以致血溢络外,血瘀气滞。

（二）西医病因病理

在生产、生活和体育运动中,拳头、砖块、土块等物体击伤眼部,由于外力作用使眼部组织血管发生痉挛反应性充血,渗透性增加,出现组织水肿、出血。眼球受外力撞击后有不同程度变形,眼内容物在外力作用下撞向球壁,然后回弹,使眼内容物震荡并牵连眼球壁,造成眼球各组织不同程度的损伤,甚至眼球破裂。

【临床表现】

1.症状　头眼疼痛,羞明流泪,视力下降,或复视,或视物变形。

2.体征　根据损伤部位的不同,可出现下列不同的表现:

(1)眼睑损伤:眼睑皮肤擦伤、撕裂、水肿,皮下气肿,皮下瘀斑,上睑下垂等。

(2)泪器损伤:泪小管断裂,泪小点移位,骨折所致的泪囊破裂和泪囊炎症。

(3)结膜损伤:结膜下出血,结膜水肿或撕裂等。

(4)巩膜损伤:巩膜破裂,裂口多见于角巩膜缘或赤道部,其表面结膜可保持完整。多伴低眼压或前房积血。

(5)角膜损伤:混合充血,角膜上皮损伤、糜烂,实质层混浊,后弹力膜皱褶和撕裂。

(6)前房损伤:前房渗出或出血,前房角后退。

(7)虹膜睫状体损伤:睫状体充血,房水混浊或出血,瞳孔缩小或散大,瞳孔不圆,虹膜根部离断,虹膜内、外翻,睫状体分离、脱离。

(8)晶状体损伤:晶状体混浊、脱位或破裂,虹膜震颤,前房深浅不一或眼压升高。

(9)玻璃体挫伤:玻璃体脱出、液化、混浊、积血,玻璃体后脱离及玻璃体疝形成。

(10)脉络膜挫伤:脉络膜出血,后极部脉络膜暗红色出血斑,或视网膜下暗红色隆起的血肿或脉络膜脱离,呈局限性隆起。或脉络膜破裂,视盘周围同心弧或同心圆黄白色的巩膜露出。

(11)视网膜损伤:视网膜水肿、出血、血管栓塞,视网膜震荡,视网膜脱离和裂孔,视网膜坏死或萎缩,黄斑囊样变性与裂孔。

(12)视神经挫伤:可发生视神经炎、视神经萎缩、视神经断裂和裂开。眼底早期检查可正常,或有视盘出血、水肿,晚期视盘苍白。

(13)眼眶壁挫伤:触诊时,如有捻发音,或眶缘高低不平,多为眼眶壁骨折。伤后24小时出现下睑皮下出血.及鼻侧球结膜下出血,合并有鼻、耳出血者,多有颅底骨折。

(14)眼外肌挫伤:可发生眼肌出血、断裂而致眼球运动障碍,部分患者见代偿头位,眼位偏斜。

【诊断要点】

(1)有眼球受伤史。

(2)眼球疼痛视力模糊严重时可引起偏头痛和失明等临床症状。

(3)眼睑可有皮下瘀血或皮下气肿。

(4)球结膜下有红色出血片或球结膜裂伤。

(5)角膜可有损伤。

(6)前房可有出血。

(7)虹膜周边撕裂的,可见半月形缺损及外伤散瞳。

(8)眼底视网膜出现水肿重者可有出血。

(9)眼内压比正常压低者,偶有眼压增高。

【处理原则】

(一)中医处理原则

早期以凉血、止血为治法;后期以活血祛瘀为治法,适当应用软坚散结药。

(二)西医处理原则

无眼部伤口者,用药物治疗止血,减少挫伤引起的眼内组织反应,抗感染,恢复视功能,预防并发症。有眼部伤口者,尽快缝合伤口,预防并发症。

【一般护理】

1.心理护理　眼外伤属于突然的意外性损伤,容易影响视功能和眼的外形,患者对突然而来向创伤打击,大多有不同程度的焦虑和悲观等心理障碍。因此,须耐心向患者说明病情及治疗情况,消除其心理障碍,使其配合治疗护理。

2.休息与饮食

(1)保持环境安静,室内光线宜暗,多闭目静养,限制活动。

(2)饮食宜选择容易消化的食品。忌葱、蒜、虾蟹等腥发之物,禁烟慎酒。

3.病情观察

(1)眼挫伤可引起眼组织多部位的损伤,并发症多且严重,注意观察伤情的变化。

(2)注意眼睑、角巩膜缘创口的情况,睫状体充血及混合充血的程度。

(3)注意角膜、前房、虹膜是否受影响。若前房积血,注意前房积血的变化。

(4)观察瞳孔的大小及形态,有无粘连,扩瞳后瞳孔的变化。

(5)观察头眼疼痛、眵泪、畏光等症状的变化。

(6)观察晶状体、玻璃体、视网膜和视神经病变的情况。

(7)注意眼压是否正常。

【健康教育】

(1)卧床休息采取半卧位。

(2)双眼包扎防止眼球过度活动。

(3)眼压增高且伴有偏头痛者可口服乙酰唑胺 0.25～0.50g,每日 3 次。

二、眼球穿通伤

眼球穿通伤是指由于锐器或细小金属、矿石碎片飞溅击穿眼球所致。眼球穿通伤除直接造成眼组织损伤外,由于眼内容物的脱出、感染以及愈合过程中瘢痕收缩等产生的严重影响还可导致失明。如发生交感性眼炎则预后差。本病类似中医学的物损真睛、真睛破损。

【病因病机】

(一)中医病因病机

钝力冲击致真睛破损,或锐器、异物穿破真睛,致风邪乘虚而入;或受伤环境污染,邪毒直接入侵眼内,热毒炽盛,化腐成脓,使目内气血、脉络和组织受损而出现胞睑肿胀、白睛混赤肿胀、神水混浊、黄液上冲、眼珠突出等症,甚至眼珠变软、塌陷;或呈突起睛高和伤感健眼等。

(二)西医病因病理

异物碎片击穿眼球壁后,异物可直接损伤眼球各组织,引起眼组织的广泛破坏,甚至造成失明。部分患者并发交感性眼炎,即一眼穿孔伤后发生葡萄膜炎症,经过一段时间后,另一未受伤的眼的葡萄膜也发生同样的炎症。

【临床表现】

1.症状　有明确眼部创伤史。自觉视力突然下降,眼部疼痛,怕光流泪。

2.体征　眼球有穿通伤口,穿通多位于角巩膜暴露部分。角膜混浊,虹膜嵌顿于创口;前房变浅或消失,或前房积血;瞳孔变形或消失;晶状体混浊;玻璃体混浊或积血,或眼底视网膜出血、水肿、渗出;低眼压。严重者晶状体、玻璃体脱出,眼球塌陷。

【诊断要点】

(1)有锐器刺伤或异物碎屑射伤史。

(2)角膜、角巩缘或巩膜可见伤口。

(3)前房变浅或消失。

(4)穿通伤口有眼内组织嵌顿或脱出。

(5)眼内异物存留。

【处理原则】

(一)中医处理原则

以疏风清热、活血祛瘀为治法,用于减轻眼部症状。

(二)西医处理原则

清创缝合伤口。抗感染、抗炎、镇痛和止血。预防和处理并发症。

【一般护理】

1.心理护理　耐心向患者解释病情及治疗情况,消除患者的恐惧、悲观等心理障碍,使其积及配合治疗。

2.休息与饮食

(1)保持环境安静,室内光线宜暗,注意休息。

(2)早期宜用清热、凉血、收敛、止血的食品,如粟米、苦瓜、小麦、冬瓜、丝瓜等。忌葱、蒜、虾蟹等腥发之物,禁烟、酒。

3.病情观察

(1)观察视力和视觉的变化。

(2)观察眼球创口的改变,眼部组织病变的程度及其体征的变化。

(3)注意非受伤眼的观察,早期发现、早期治疗可能并发的交感性眼炎。

(4)观察是否有玻璃体积血、外伤性虹膜睫状体炎、化脓性眼内炎、交感性眼炎、外伤性白内障、新生血管性青光眼、增殖性玻璃体视网膜病变、视网膜脱离、眼球萎缩等并发症的临床体征。

4.治疗护理

(1)全身和眼局部应用抗生素、糖皮质激素。

(2)破伤风抗毒素注射液1500单位,皮试后,肌肉注射。

(3)用1%阿托品滴眼液或眼药膏散瞳。

(4)眼球创口不低于3mm者,须清创缝合。

(5)换药时动作轻巧,切忌挤压眼球,避免创口裂开。

【健康教育】

(1)居室环境应安静整洁,空气流通,避免强光刺激。

(2)教育患者保持身心健康,避免不良情绪的刺激,以免影响疗效或加重病情。

(3)介绍交感性眼炎的发病、临床表现、治疗原则及其预后。嘱患者一旦发现未受伤眼出现不明原因的眼部充血、视力下降及疼痛,要及时到眼科检查。对可能出现交感性眼炎的患者,应嘱其定期到医院复查,以早期发现、早期治疗。

（4）进行生活与生产安全教育,建立健全和严格执行生产安全制度,改善劳动条件,预防眼外伤的发生。

三、角膜、结膜异物

角膜、结膜异物是指飞扬性细小异物溅入眼部,黏附于角膜、结膜表层,以眼部异物感、疼痛、畏光、流泪为临床特征的常见眼外伤。若及时处理则预后好;若异物位于角膜深层或处理不当,容易继发感染,并发角膜溃疡、虹膜睫状体炎或角膜遗留瘢痕等,会影响视力。本病类似于中医学的异物入目。

【病因病机】

多因防护不慎或回避不及,致使空中飞扬的细小异物,如金属碎屑、谷壳麦芒、木屑沙尘、玻璃碎粒、火药渣、煤屑碎石、毛刺等溅入眼部,附着于结膜或角膜面,刺激三叉神经末梢,出现眼部疼痛、畏光、流泪等刺激症状。

【临床表现】

1.症状　眼部异物感,疼痛、畏光、流泪。

2.体征　结膜或角膜见异物黏附。结膜异物常黏附在上眼睑睑板下沟或穹隆部,角膜上皮多有被异物划伤的痕迹。角膜异物周围可见灰白色组织浸润,严重者伴视力下降,房水混浊。

【诊断要点】

（1）有明确异物入目史。

（2）在眼睑内面、白睛和黑睛表面可发现异物。

【处理原则】

（一）中医处理原则

若角膜损伤显著者,以疏风清热、明目退翳为治法。

（二）西医处理原则

取出异物,预防感染。

【一般护理】

1.心理护理　关心体贴患者,耐心解释病情及治疗情况,避免不良因素的刺激,解除紧张心理。

2.休息与饮食　保持环境安静,室内光线宜暗,户外活动应戴有色眼镜加以保护,多食富含维生素的食品。

3.病情观察

(1)注意结膜或角膜是否有异物遗留。

(2)注意角膜创面修复的情况。

(3)观察视力的变化。

(4)注意是否有角膜感染、虹膜睫状体炎等潜在并发症的体征。

4.治疗护理

(1)取出结膜或角膜异物。

(2)结膜囊涂抗生素眼药膏,眼垫包封。

(3)结膜下注射抗生素。

(4)嘱患者每日到医院复诊,直至角膜创面完全修复。

【健康教育】

(1)加强宣传教育,改善劳动条件,车工必须戴防护眼镜。

(2)眼部溅入异物后,切忌揉擦眼睛和自行取出异物,应及时到医院处理。

四、眼内异物

眼内异物是指由于异物击穿眼球壁,异物存留于眼内,具有极大危害性的严重眼外伤。异物进入眼球所形成的机械性损伤不仅可以破坏眼球不同部位的组织,同时,由于异物存留在眼内,增加了眼内感染的危险,还增加了交感性眼炎发生的可能。因此,必须及时取出异物,挽救视力。眼内异物一般分为磁性和非磁性物质、无机物质和有机物质。多为单眼发病,工人发病率最高。本病类似于中医学的真睛破损。

【病因病机】

(一)中医病因病机

由于锐器刺穿眼球,或高速飞溅的碎石、金属碎屑穿破眼球,异物存留于眼内,真睛破损,风邪乘虚而入,致伤物质污秽,导致邪毒直接入侵眼内。邪毒内聚,蓄腐成脓,使目内气血、脉络和组织受损,出现胞睑肿胀、白睛混赤肿胀、神水混浊、黄液上冲、眼珠突出,甚至眼珠变软、塌陷和伤感健眼。

(二)西医病因病理

异物碎片击穿眼球壁后,异物可直接损伤眼球各组织,重者可引起化脓性眼内炎。若铁质或铜质异物,还可以引起眼组织的化学和毒性反应。铁质异物在眼内溶解氧化,对视网膜有明显的毒性作用,可产生铁质沉着症;铜质异物在眼内组织沉着可产生铜质沉着症。

【临床表现】

1.症状　有眼球穿通伤史,自觉视力突然下降,伴怕光、流泪等。

2.体征　有异物通道,且发现异物,通过裂隙灯三面镜或间接检眼镜检查,可发现前房、晶状体、睫状体、前部玻璃体、眼球后段的异物。

【诊断要点】

根据明确的眼部外伤史临床表现及裂隙灯显微镜和影像学检查一般可明确诊断。

【处理原则】

(一)中医处理原则

及时取出眼内异物。以行气活血、清热解毒为治法辅助治疗。

(二)西医处理原则

及时取出眼内异物。抗感染和抗炎。

【一般护理】

1.心理护理　关心体贴患者,对其进行生活护理,耐心解释病情及治疗情况,消除其恐惧的心理障碍,使其积极配合治疗。

2.休息与饮食

(1)保持卧室清洁安静,空气清新,光线宜暗,冷暖适宜。户外活动应戴有色眼镜。

(2)早期选用清热、凉血、收敛、止血的食品,如粟米、苦瓜、小麦、冬瓜、丝瓜等,康复期多吃富含维生素 A 的食品,如动物肝脏、禽蛋类、胡萝卜、菠菜等。

3.病情观察

(1)观察视力和视觉的变化。

(2)观察眼部组织病变的程度及其体征的变化。

(3)注意对非受伤眼视力、前房、瞳孔及眼底组织的观察,以便早期发现、早期治疗可能发生的交感性眼炎。

(4)观察是否有前房、玻璃体积血、外伤性虹膜睫状体炎、化脓性眼内炎、交感性眼炎、外伤性白内障、铁质沉着症、铜质沉着症、视网膜新生血管形成、新生血管性青光眼、增殖性玻璃体视网膜病变、视网膜脱离、眼球萎缩等并发症的临床体征。

4.治疗护理

(1)全身及眼局部应用抗生素、糖皮质激素,可通过结膜囊细菌培养和药物敏感试验选择抗生素。

（2）破伤风抗毒素注射液 1500 单位,皮试后,肌肉注射。

（3）用 1% 阿托品滴眼液或眼药膏散瞳。

（4）手术治疗:①及时取出眼内异物。②对已失去视力而又无法挽回的伤眼,行眼球摘除术以防止交感性眼炎的发生。如伤眼仍有视力,则千万不可贸然摘除。

【健康教育】

（1）室内应整洁,空气流通,环境安静,避免强光刺激,注意寒暖适宜,预防感冒。

（2）教育患者保持身心健康,避免不良情绪的影响。

（3）介绍眼内异物并发症的原因、临床表现和治疗原则。特别是介绍交感性眼炎的发病、临床表现、治疗原则及其预后。嘱咐患者一旦未受伤眼出现不明原因的眼部充血、视力下降及疼痛,要及时到医院检查。对可能发生交感性眼炎的患者,应嘱其定期到医院复查。

（4）进行生活与生产安全教育,建立健全和严格执行生产安全制度,改善劳动条件,避免眼外伤的发生。

五、化学性眼部烧伤

化学性眼部烧伤是指眼部被强烈化学物质直接接触所造成的损伤。临床以强酸强碱烧伤者多见,其中 70% 以上属碱性烧伤。本病属眼科危急重症,其病情的轻重和预后与化学物质的性质、浓度、量的多少,以及化学物质接触眼部时间的长短、急救措施是否恰当等因素有关。碱性化学伤较酸性化学伤后果更为严重,甚至可毁坏眼睑或眼球,视功能丧失。

【病因病机】

（一）中医病因病机

因化学物质进入眼部,气机逆乱,损伤脉络,风邪乘虚而入,致风热邪毒肆虐,气滞血瘀而出现实热之眼部诸症。此外,石灰等化学物质属阳热火性之物,容易凝血脉,伤阴津,灼腐血肉。

（二）西医病因病理

1.碱性化学伤　致伤物质有氢氧化钠、氢氧化钾、氢氧化钙、氨水和硫化碱等。碱性物质与眼部组织接触后,除与组织蛋白结合外,还可以与组织中的类脂质发生皂化反应而使组织脂肪溶解,向深部组织渗透,甚至引起角膜穿孔、虹膜萎缩、白内障或青光眼而失明。

2.酸性化学伤　致伤物质有硫酸、硝酸、盐酸以及某些有机酸等。酸性物质与眼组织接触后,与组织蛋白发生凝固反应,可以阻挡酸性物质向深部组织渗透、扩散,因此造成的损害相对较轻。但是,若浓度高、接触时间长,同样也可造成严重损害。

强烈的化学性气体,如硫化氢、氨或染料厂、制药车间的化学性粉尘等也可以造成眼部化学性烧伤。

【临床表现】

1.症状　轻者眼部灼热刺痛,怕光流泪;重者伤眼剧烈疼痛,畏光难睁,热泪如泉,视力急剧下降。

2.体征　轻者眼睑潮红、肿胀。结膜轻度充血、水肿,角膜点状或小片状混浊。严重者眼睑皮肤起泡、糜烂、水肿,结膜血管收缩、闭塞,呈苍白色,甚者呈瓷白色坏死,角膜弥漫性灰白色混浊,前房纤维性渗出,瞳孔缩小。若治疗不及时,常可发展为角膜穿孔,睑球粘连,假性胬肉,角膜血管翳或角膜白斑,严重损害初力。

【诊断要点】

(1)有明确的化学外伤史。

(2)伤后立即引起眼部疼痛、流泪及视力障碍等临床症状。

(3)酸性烧伤较浅,引起界限明显的白色凝固片,不继续扩散。

(4)碱性烧伤较深,受损的角膜或结膜呈边界模糊的灰白色浸润和坏死区,并可引起虹膜水肿、渗出、房水混浊、瞳孔缩小,晶体也可混浊或继发青光眼。

【处理原则】

1.中医处理原则　早期以清热解毒、凉血散瘀为治法,后期以活血化瘀、退翳明目为治法。

2.西医处理原则　迅速冲洗眼部,彻底清除眼部化学物质,减轻化学物质对眼部组织的损伤。促进血液循环,改善组织营养,促进损伤组织恢复。预防和处理并发症。

【一般护理】

1.心理护理　关心体贴患者,耐心解释病情及治疗情况,避免不良的刺激因素。消除不良的心理障碍,使之配合治疗。

2.休息与饮食

(1)保持环境安静,室内光线宜暗,并注意卧床休息。

（2）饮食应清淡,忌葱、蒜、虾蟹等腥发之物,禁烟酒。

3.病情观察

（1）观察视力和视觉的变化。

（2）观察眼睑、结膜、巩膜、角膜、前房、虹膜和晶状体等组织病变的变化。

（3）观察瞳孔大小及瞳孔对光反射的变化。

（4）监测结膜囊的 pH 值是否正常。

（5）监测眼压是否正常。

（6）观察是否有睑球粘连、眼睑畸形、眼睑外翻或内翻、眼球干燥症、角膜瘢痕和新生血管形成。

4.治疗护理

（1）用生理盐水充分冲洗伤眼,迅速彻底清除化学物质,特别是穹隆部与睑板下沟处。或根据致伤物性质用中和冲洗液冲洗,酸性化学伤用 3％碳酸氢钠溶液,碱性化学伤用 3％硼酸溶液,石灰烧伤用 0.37％依地酸二钠溶液。冲洗液不应少于 1000mL。

（2）如结膜角膜损伤严重,应做球结膜放射状切开,进行结膜下冲洗。严重烧伤、角膜混浊明显者,可前房穿刺放出房水。

（3）结膜下注射中和药物:酸性化学伤用 20％磺胺嘧啶钠注射液,每次 1mL;碱性化学伤用维生素 C 注射液,每次 250mg。

（4）用 1％阿托品滴眼液或眼药膏扩瞳。

（5）抗生素滴眼液滴眼,每日 6 次。或抗生素眼药膏涂结膜囊,每日 2 次。或硫酸妥布霉素注射液,每次 24 万单位,加入 0.9％氯化钠注射液 250mL 中,静脉滴注。

（6）碱性化学伤用 0.5％半胱氨酸滴眼液滴眼。石灰烧伤用 0.37％依地酸二钠滴眼液滴眼。

（7）预防和治疗睑球粘连,用玻璃棒分离上下睑球结膜和穹隆部结膜,并涂抗生素眼药膏,每日 1～2 次。

（8）球结膜下注射自体血清,每次 1mL,每周 2 次。

（9）结膜广泛坏死、角膜迅速溶解变薄将要穿孔的患者,应早期清除坏死组织,用自体球结膜或唇黏膜移植或羊膜移植,以挽救眼球。

【健康教育】

（1）保持身心健康,避免焦虑、悲观情绪。

（2）指导患者出院后继续按医嘱用药或治疗,定期随访。

（3）认识化学性眼外伤要以预防为主。从事化学方面工作或农村使用化肥的人员,应掌握基本的防护知识,工作时可根据具体情况,佩戴防护眼镜,规范操作,防止化学物质飞溅入眼;在生产、使用酸碱性物质的车间,应加强通风,及时排出酸碱烟雾。另外,工作场所应常备一盆清水,一旦化学物质溅入眼内,能够及时冲洗眼部。

（4）指导患者及陪护人员认识化学性眼外伤最重要、最关键的处理是现场急救,一旦化学物质进入眼部,应争分夺秒就地用大量净水,如河水、井水、自来水、冷开水或饮用蒸馏水、矿泉水等充分冲洗眼部,或用脸盆盛水,将面部浸入水中,反复开合眼睑,或拉开上下眼睑,充分暴露眼穹隆部进行冲洗。然后再送医院治疗。

（李　玫）

第五章　外科常见疾病护理

第一节　甲状腺癌

甲状腺癌是最常见的甲状腺恶性肿瘤,约占全身恶性肿瘤的 1%,女性发病率高于男性。除髓样癌外,绝大多数甲状腺癌源于滤泡上皮细胞。

【临床表现】

腺体内肿块质地硬而坚固、表面不平是各种病理类型甲状腺癌的共同表现。发病初期多无明显症状,甲状腺内仅存有单个、固定、质硬、表面不光滑的肿块渐渐增大,吞咽时上下移动度降低。晚期压迫喉返神经、气管或食管而引起声音嘶哑、呼吸困难和吞咽困难。肿瘤压迫颈交感神经引起 Homner 综合征及侵犯颈丛出现耳、枕、肩等处的疼痛和局部淋巴结及远处器官转移等表现。未分化癌较早出现颈部淋巴结转移。髓样癌组织产生激素样活性物质,如 5-羟色胺和降钙素,病人出现腹泻、心悸、脸面潮红和血钙降低等症状,还伴有其他内分泌腺体的增生。

【辅助检查】

1.病理学检查　结节用细针穿刺、抽吸、涂片,进行病理学检查。

2.影像学检查

(1)B超:确定甲状腺大小,测定结节的位置、大小、数目及与邻近组织的关系。若结节呈实质性,并没有不规则反射,则恶性可能较大。

(2)X线:颈部正、侧位片,以了解有无气管移位、狭窄、肿块钙化及上纵隔增宽。若甲状腺有细小的絮状钙化影,恶性的可能比较大。胸部及骨骼摄片以了解有无肺及骨转移。

3.血清学检查　包括甲状腺功能检查、血清降钙素测定等。

【治疗原则】

手术治疗是除未分化癌以外各种甲状腺癌的基本治疗方法,并辅以核素、甲状腺激素和外放射等治疗。

1.手术治疗

(1)腺叶次全切除术仅适用于诊断良性疾病,术后病理诊断为孤立性乳头状微小癌。

(2)腺叶加峡部切除术适用于肿瘤≤1.5cm,明确局限于一叶者。

(3)近全切除术适用于肿瘤直径＞1.5cm,较广泛的一侧乳头状癌伴有颈淋巴结转移者。

(4)甲状腺全切除术适用于高度侵犯乳头状、滤泡状癌,明显多灶性、两侧颈淋巴结肿大、肿瘤侵犯周围颈部组织或有远处转移者。

2.内分泌治疗　主要用于长期服用甲状腺素片。

3.放射性核素治疗　对乳头状腺癌、滤泡状腺癌,术后应用^{131}I,适合于 45 岁以上病人、多发性癌灶、局部侵袭性治疗及存在远处转移者。

4.放射外照射治疗　主要用于未分化型甲状腺癌。

【护理】

1.护理评估

(1)术前评估

①健康史:a.一般资料:年龄、生育史、月经史。b.过去史:有无肿瘤病史或手术治疗史,有无其他伴随疾病,如心血管疾病、糖尿病等。重要脏器功能状态及营养状况等。c.家族史:家族中有无甲状腺癌或其他肿瘤患者。

②身体状况:a.局部:是否有其他部位淋巴结肿大;b.全身:估计可能采取的手术及病人对手术治疗的耐受力,以便在手术前后提供针对性护理;c.辅助检查:包括特殊检查及与手术耐受性有关的检查结果。

③心理和社会支持状况:a.认知程度:病人对疾病预后、拟采取手术方案以及手术后康复知识了解和掌握程度;b.心理承受程度:病人对手术的恐惧、焦虑程度及心理承受能力;c.家属心理状态:家属对本病及其治疗方法、预后的认知程度及心理承受能力。

(2)术后评估

①康复情况:术后伤口引流管是否通畅;引流液的色、质、量;切口愈合情况等。

②功能锻炼:指导并督促病人练习颈部过伸体位;过度弯曲可压迫器官,过度伸展可引起牵拉痛;活动时头部应缓慢,不应快速头部运动;起立时,请用手支持头部,以防缝线牵拉引起疼痛。

③心理和认知状况:病人及家属对有关疾病健康教育内容的掌握程度和出院

前的心理状况。

④预后判断:根据病人的临床症状、特殊检查、手术情况和术后病理学检查结果,评估甲状腺癌的病理和预后。

2.护理要点及措施

(1)术前护理

①一般护理:术前指导并督促病人练习颈部过伸体位。

②术前准备:保证病人术前晚充分休息和睡眠,术前晚给予镇静催眠药,保证病人身心最佳状态。若病人行颈部淋巴结清扫术,术前1日帮助病人剔除耳后毛发,并清洗干净。

③心理护理:针对病人及其家属对所患甲状腺肿瘤性质的了解程度,有针对性地讲解有关知识,说明手术的必要性、手术方法、术后恢复过程及预后情况。

(2)术后护理

①一般护理。a.饮食:病情稳定后,可少量饮水。若病人无不适感,鼓励其进食或经吸管吸入温凉性流质饮食,以减轻吞咽困难和咽部不适感。如无神经损伤可正常饮食。b.体位:病人血压平稳后,给予半卧位,有利于呼吸和伤口渗出液的引流。24h内减少颈部活动以减少出血。变换体位时,用手扶持头部,减轻疼痛。

②病情观察。a.监测病人的生命体征,尤其是呼吸、脉搏的变化。b.了解病人的发音及吞咽情况,判断声音有无嘶哑或音调降低、误咽及呛水等症状。c.保持创面敷料清洁无渗出,及时更换潮湿敷料,并估计渗血量。d.妥善固定颈部引流管,保持通畅。观察并记录引流液的量、颜色及性状。若有异常,及时通知医生。

③备气管切开包:对于甲状腺手术,尤其颈部淋巴结清扫术的病人,床旁必须备气管切开包。a.甲状腺肿块较大、长期压迫气管的病人,术后可能出现气管软化而引起窒息的症状,故术后严密观察病人的呼吸情况,一旦出现窒息,立即配合医生进行床旁抢救。b.若出现颈部血肿并压迫气管,立即配合医生床旁抢救,拆除切口缝线,清除血肿。

④潜在并发症的预防及护理

1)术后呼吸困难和窒息:是最危急的并发症,多发生于术后48h内。表现为进行性呼吸困难、烦躁,甚至窒息,可有颈部肿胀、切口渗出鲜血等。常见原因:a.切口内出血,主要系手术时止血不完善或因血管结扎线滑脱引起。b.喉头水肿,可因手术创伤或气管插管引起。c.气管塌陷,是由于气管壁长期受肿大的甲状腺压迫、发生软化,切除甲状腺的大部分后,软化的气管壁失去支撑所引起。一旦出现血肿压迫或气管塌陷,须立即进行床边抢救,剪开缝线,敞开伤口,迅速除去血肿,结扎出血的血管。若呼吸仍无改善则行气管切开、吸氧；待病情好转，再送手术室做进一步检查、止血和其他处理。对喉头水肿者立即应用大剂量激素：地塞米松 30mg 静脉滴注，呼吸困难无好转时行环甲膜穿刺或气管切开。

2）喉返神经损伤：主要是手术操作时损伤所致，如切断、缝线、钳夹或牵拉过度；少数是由于血肿压迫或瘢痕组织的牵拉引起。前者在术中立即出现症状，后者在术后数天才出现症状。切断或缝线引起的属永久性损伤；钳夹、牵拉或血肿压迫所致者多为暂时性，经理疗等处理后，一般在 3～6 个月逐渐恢复。一侧喉返神经损伤，大都引起声音嘶哑，可经健侧声带向患侧过度内收而代偿；两侧喉返神经损伤可导致两侧声带麻痹，引起失声、呼吸困难，甚至窒息，多需做气管切开。

3）喉上神经损伤：多在结扎、切断甲状腺上动、静脉时受到损伤。若损伤外支，可使环甲肌瘫痪，引起声带松弛、声调降低。若损伤内支，则使喉部感觉丧失，病人丧失喉部的反射性咳嗽，在进食、特别是饮水时，容易发生误咽、呛咳。一般于术后数日可恢复正常。

4）手足抽搐：手术时甲状旁腺被误切、挫伤或其血液供应受累，都可引起甲状旁腺功能减退。随着血钙浓度下降，神经肌肉的应激性显著提高，引起手足抽搐。症状多在术后 1～2d 出现。多数病人症状轻且短暂，仅有面部、唇或手足部的针刺、麻木或强直感。2～3 周后，经未受损伤的甲状旁腺增生、代偿，症状消失。严重者可出现面肌和手足有疼痛感觉的持续性痉挛，每天发作多次，每次持续 10～20min 或更长，甚至可发生喉和膈肌痉挛，引起窒息死亡。预防的关键在于切除甲状腺时，注意保留位于腺体背面的甲状旁腺。处理：适当限制肉类、乳品和蛋类等食品，因其含磷较高，影响钙的吸收。给予镇静药；指导病人口服葡萄糖酸钙或乳酸钙 2～4g，每日 3 次，症状较重或长期不能恢复者，可加服维生素 D_3，以促进钙在肠道内的吸收。最有效的治疗是口服双氢速固醇油剂，有提高血钙含量的特殊作用。抽搐发作时，立即静脉注射 10% 葡萄糖酸钙或氯化钙 10ml。

⑤心理护理：根据病人术后病理结果，指导病人调整心态，配合后续治疗。

3.健康教育

（1）指导病人头颈部制动一段时间后，开始渐渐练习活动，促进颈部功能的恢复。颈部淋巴结清扫者，斜方肌不同程度受损，切口愈合后开始进行肩关节和颈部的功能锻炼，持续至出院后 3 个月。

（2）指导病人出院后定期复诊，教会病人自行检查颈部。若出现颈部淋巴结肿大或肿块等，应及时就诊。

（王　飞）

第二节　胸腺瘤

【概述】

胸腺瘤是最常见的纵隔肿瘤之一,是一组来源于不同胸腺上皮细胞,具有独特临床病理特点和伴有多种副肿瘤症状的疾病。胸腺是人体重要的免疫器官,起源于胚胎时期第3(或第4)鳃弓内胚层,系原始前肠上皮细胞衍生物,随胚胎生长发育而附入前纵隔。起源于胸腺上皮细胞或淋巴细胞的胸腺肿瘤最为常见,占胸腺肿瘤的95%,胸腺瘤次于畸胎瘤和神经源性肿瘤为第三位。病因及发病机制:大多数胸腺瘤在组织细胞学上呈良性表现,一部分在生物行为学上呈侵袭性生长,属于恶性胸腺瘤,恶性胸腺瘤还包括胸腺癌,即组织细胞学表现呈典型的恶性特征。病理学上胸腺瘤以占80%以上细胞成分为名称。分为上皮细胞型和上皮细胞淋巴细胞混合型。单纯从病理形态学上很难区分良性或恶性胸腺瘤,根据临床表现,手术时肉眼观察所见和病理形态特点,以侵袭性和非侵袭性胸腺瘤分类更为恰当。但习惯上常称为良性和恶性胸腺瘤。

胸腺瘤、恶性鉴别需要依据临床表现和外科手术时的发现。外科手术时应当注意①肿瘤是否有完整的包膜;②肿瘤是否呈侵袭性生长;③有无远处转移和胸腔内种植;④显微镜下细胞形态的异形,综合分析才能得出正确的结论。手术时肿瘤有完整的纤维包膜,肿瘤在包膜内生长,与周围脏器无粘连浸润,手术容易摘除的,为良性或非侵袭性胸腺瘤。当肿瘤侵出包膜,侵犯周围脏器或组织(心包、胸膜、肺和血管等),外科手术不能切除或不能完全切除的,或术时发现已有胸内种植或胸膜转移,则为恶性或侵袭性胸腺瘤。

【临床表现】

1.小的胸腺瘤多无临床主诉,也不易被发现　肿瘤生长到一定体积时,常有的症状是胸痛、胸闷、咳嗽及前胸部不适。生长到相当大体积,压迫无名静脉或上腔静脉梗阻综合征的表现。剧烈胸痛,短期内症状迅速加重,严重刺激性咳嗽,胸腔积液所致呼吸困难,心包积液引起心慌气短,周身关节骨骼疼痛,均提示恶性胸腺瘤或胸腺癌的可能。

2.临床症状　产生于对周围器官的压迫和肿瘤本身特有的症状——合并综合征。如重症肌无力(MG)、单纯红细胞再生障碍性贫血(PRCA)、低球蛋白血症、肾炎肾病综合征、类风湿关节炎、皮肌炎、红斑狼疮、巨食管症等。

(1)重症肌无力(MG):长期以来人们即发现重症肌无力与胸腺(或胸腺瘤)有

关。重症肌无力临床上可分为 3 型,如眼睑下垂、视物长久感疲劳、复视,为眼肌型;上肢伸举不能持久、步行稍远需坐下休息,为躯干型;咀嚼吞咽费力,甚至呼吸肌麻痹,为延髓型。临床上最危险的是肌无力危象,患者呼吸肌麻痹必须人工辅助呼吸。

(2)单纯红细胞再生障碍性贫血(PRCA):与胸腺瘤并存疾病之一是纯红细胞再障。纯红再障可为原发的,原因不清。也可继发于药物、感染和肿瘤。实验研究表明 PRCA 是一自家免疫性疾病,未知原因导致红细胞抗原的自身免疫反应,这些抗原可存在于人体胸腺内。胸腺瘤本身对红细胞生长并无直接作用,可能的情况是胸腺瘤可增强免疫系统的敏感性,或者胸腺瘤由高度敏感的增生系统所诱发。

(3)肾病综合征:肾炎与胸腺瘤的关系尚不明了,肾病综合征可以是某些肿瘤,如霍奇金病全身表现的一部分。可能的解释为胸腺瘤与肾小球肾炎的抗原抗体复合物形成交叉反应的缘故。

3.辅助检查

(1)X 线检查:发现及诊断纵隔肿瘤的重要方法。胸部 X 线平片正位相,胸腺瘤常表现为一侧隔增宽或突向一侧胸腔的圆形或椭圆形致密影,突向右侧多于左侧,也可见突向双侧胸腔。突向左侧常被主动脉球掩盖,突向右侧可与上腔静脉重叠。肿物影边缘清晰锐利,有的呈分叶状。侧位像可见位于胸骨后心脏大血管前密度均匀形态上呈实质性肿块影。

(2)胸部 CT:先进而敏感检查纵隔肿瘤的方法,它能准确地显示肿瘤的部位,大小,突向一侧还是双侧,肿瘤的边缘,有无周围浸润以及外科可切除性的判断。

(3)病理活检:在治疗前取活检做组织学分类是必要的,因为纵隔肿瘤种类很多,简单方法用针刺做细胞学检查,或特殊空针穿取组织学分类更好。必要时,开胸探查取冷冻组织学检查的同时,决定可否施行手术。

(4)磁共振检查(MRI):在临床上应用逐渐增多,对于心脏大血管畸形及血管瘤的诊断有特殊的价值,是区分纵隔肿瘤与升(降)主动脉瘤敏感而有效的检查方法。

【治疗原则】

胸腺瘤一经诊断即应外科手术切除。

1.手术切除率　与肿瘤大小无关系。肿瘤是否外侵,特别是侵犯周围血管,如上腔静脉、无名静脉、主动脉的严重程度极大地影响手术切除率。当肿瘤包绕血管生长,呈冻结状态,即使中等大小的肿瘤,有时亦不能完整切除。

2.放射治疗　恶性胸腺瘤即使肉眼所见已经切除干净者,其瘤床仍需要放疗;

手术时已清楚有残余瘤组织未切净或未能切除者,需增大剂量,一般为 60Gy(6000rad)。良性胸腺瘤也有少数复发,也应予以预防性照射 30～40Gy(3000～4000rad)。胸腺瘤放疗结果,一般均不甚满意。

3.胸腔镜下治疗(电视胸腔镜下微创治疗)　镜下手术与开胸手术范围一样,但创伤小、手术视野扩大,缩短了手术时间。

【护理评估】

1.健康史及相关因素　包括家族中有胸腺瘤发病者,初步判断发生的时间,发病特点。

2.全身症状　有无合并综合征。

【护理要点及措施】

1.术前护理措施

(1)按胸外科术前一般护理常规。

(2)了解患者肌无力、眼睑下垂、吞咽困难的症状和程度。

(3)遵医嘱术前给予服用抗胆碱能药物,并严密观察用药后反应。

(4)对于咳嗽无力的患者,术前需帮助训练有效咳嗽及深呼吸。

(5)有吞咽乏力者应给予静脉营养支持以改善营养不足。

(6)床边须准备好气管切开包和人工呼吸机。

2.术后护理措施

(1)按胸外科术后一般护理常规。

(2)密切观察肌无力危象,如手握力、吞咽情况,加强对患者呼吸的监护,若出现呼吸困难症状,应立即行气管插管或气管切开,并以呼吸机辅助呼吸。

(3)根据术前用药量及术后的一般情况,严密观察用药后反应,正确判断用药不足和用药过量的不同症状。

(4)加强呼吸道护理,鼓励患者咳嗽、咳痰,排除呼吸道分泌物,保持气道通畅,气管切开患者须加强气管切开术后的护理。

(5)术后应尽量避免一切加重神经-肌肉传递障碍的药物。如:地西泮、吗啡、利多卡因及某些抗生素药等。

(6)观察患者饮食情况,有食物反流可置鼻饲管。

(7)基础护理:①患者术后清醒后,可改为半卧位,以利于伤口引流及减轻腹压,减轻疼痛;②患者卧床期间,应协助其保持床单位整洁和卧位舒适,定时翻身,按摩骨突处,防止皮肤发生压疮;③满足患者生活上的合理需求;④晨晚间护理;⑤雾化吸入 2/d,女性患者会阴冲洗 1/d。

(8)增进患者的舒适:术后会出现疼痛,恶心,呕吐,腹胀等不适,及时通知医师,对症处理,减少患者的不适感。

(9)术后活动:一般术后24～48h即可离床活动。

(10)心理护理:给予心理疏导和安慰,以增强战胜疾病的信心

【健康教育】

1.指导患者合理营养,增加蛋白质、维生素等的摄入,增强体质。预防上呼吸道感染。

2.告诉患者保证足够的睡眠,养成定时作息的良好习惯;注意劳逸结合,避免劳累。

3.指导患者有眼睑下垂、复视者在日常生活中应防止跌伤、住院期间起居应有人陪护。

4.指导患者服用抗胆碱酯酶药如新斯的明、嗅吡斯的明时,要遵照医嘱,不能随意加量。外出时要带药。禁止使用对神经-肌肉传递阻滞的药物,如庆大霉素、链霉素、阿米卡星、普萘洛尔等,以免加重病情,加重肌无力。

5.指导患者免疫抑制药使用时应定期测血象,并注意肝肾功能变化。

(彭万丽)

第三节   胃癌

胃癌是最常见的消化道恶性肿瘤,其死亡率居于我国恶性肿瘤之首.好发于40～60岁,男女性别之比约为3:1。胃癌的发病与饮食因素、环境因素、遗传因素及幽门螺旋菌(HP)感染等有关。胃癌多始发于胃窦,其次为胃小弯,胃大弯及前壁很少见。胃癌就大体形态可分为:早期胃癌和进展期胃癌。早期胃癌指局限于黏膜或黏膜下层的胃癌,不论其有无淋巴结转移;进展期胃癌国内习惯将其分为三型:①肿块型:小如息肉,大如蕈状巨块,突入胃腔内,表面常破溃出血、坏死或继发感染,生长慢而局限,转移晚;②溃疡型:癌中心凹陷呈溃疡,四周边缘呈不规则隆起,基底较浅,周围有不同程度的浸润;③弥漫型:癌细胞弥漫浸润于胃壁各层,遍及胃的大部或全部。胃壁僵硬,胃腔狭窄,呈"革袋状",恶性程度高,转移早。胃癌早期临床表现缺乏特异性确诊率不到10%。目前早期胃癌有效的治病.方法是根治手术,原则上按癌肿的位置切除整块胃或部分胃,以及大小网膜和局部淋巴结。

【护理评估】

(一)健康史

1.籍贯、性别、年龄、性格、职业、工作和生活环境。

2.生活习惯和饮食习惯,是否抽烟喝酒、喜吃腌制品、熏制食物。

3.有否胃息肉、胃溃疡、慢性胃炎、萎缩性胃炎等病史。

4.家族中有无消化道溃疡、胃癌的病人。

5.病人及其家属对疾病的认识以及心理反应、经济情况、家庭成员之间的关系等。

(二)身心状态

1.胃痛早期表现　为上腹不适,隐痛,晚期可为持续性疼痛。

2.消化道症状　早期表现为捉摸不定的上腹不适、暖气、返酸、食欲减退,类似胃十二指肠及胃炎等症状,晚期食欲不振。贲门部和高位胃小弯癌肿可有进食梗阻感;胃幽门部晚期癌肿可引起幽门部分或完全性梗阻而致呕吐,呕吐物多为宿食和胃液;癌肿破溃或侵袭血管可导致出血、呕血,甚至胃穿孔。

3.进行性的消瘦、贫血、体重减轻,晚期表现　为恶病质。

4.查体早期无特殊　晚期可扪及上腹部肿块,多呈结节状,质硬,略有压痛。若肿块固定,则表示周围组织器官浸润或邻近淋巴结转移。

(三)诊断检查

1.X线钡餐检查　表现为边缘不规则的充盈缺损,黏膜皱襞中断或破坏;轮廓不规则的龛影;胃黏膜皱襞粗乱,胃壁僵硬,蠕动波消失,呈狭窄的"革袋状胃"。

2.纤维胃镜　胃镜下可见癌肿突出胃腔内,表面有大小不等的结节,晚期可见糜烂,或者为形态不规则的溃疡,边缘不整,多呈锯齿状。溃疡底部凹凸不平、苍白,常糜烂,周围黏膜皱襞中断。

3.细胞学检查　可以应用一般冲洗法。找到可疑病变时,采取纤维胃镜直接冲洗。

4.胃液分析　游离胃酸减少或缺乏。

5.大便隐血试验　阳性。血液检查表现为血红蛋白、红细胞计数均下降,血浆白蛋白减少,但早期胃癌并不明显。

【护理问题】

1.疼痛与癌肿侵及或压迫神经及手术创伤有关。

2.营养改变低于机体需要,与食欲减退、恶心、呕吐、疼痛、术后禁食或限量进食、消化吸收不良等因素有关。

3.恐惧与死亡威胁、手术、化疗等治疗,以及住院和生活方式改变等因素有关。

4.体液不足与呕吐、胃肠减压有关。

5.活动耐力下降与胃癌引起的高代谢和营养不良有关。

6.潜在并发症①吻合口梗阻:与术后吻合口周围水肿、癌肿侵犯吻合口有关;②吻合口瘘:与吻合口血运不佳、张力过大、组织水肿有关;③胃潴留:与术后胃张力减退、胃蠕动消失有关;④倾倒综合征:与食物排出过快引起上段肠腔内高渗有关。

7.知识缺乏化疗知识缺乏和未接受过化疗有关。

【预期目标】

1.疼痛减轻或缓解。

2.维持理想体重或通常的体重。

3.恐惧减轻表现为能主动找出恐惧、焦虑的原因,知道减轻恐惧和缓解焦虑的方法,主诉恐惧焦虑均减轻。

4.活动耐力逐渐增强能离床活动,自己穿衣、吃饭,生活自理。

5.组织灌注良好表现为循环血容量正常,皮肤黏膜颜色、弹性正常,生命体征平稳,尿量每小时大于 30ml。

6.未发生并发症表现为无腹胀、腹痛、呕吐等现象,食欲渐进恢复。

7.病人知道化疗的重要性和化疗常见的不良反应及处理方法,能遵照医嘱定期化疗。

【护理措施】

(一)加强营养

1.评估病人的营养状态,了解有无贫血、低蛋白血症。

2.术前给予高蛋白、高热量、高维生素、易消化的食物。注意少量多餐,供给色香、味俱全的食物,以促进食欲。如进食量少、有贫血、低蛋白血症者,术前应予静脉高营养,以改善营养状态。

术后禁食,静脉输液补充足够的营养和水、电解质,必要时给予血浆、全血。术后 24~48 小时肠道功能恢复后,可拔除胃管,拔管当日给少量饮水,每次 4~5 汤匙,1~2 小时 1 次;第 2 日进半量流质,每次 50~80ml;第 3 日进全量流质,每次100~150ml;进食后如无不适,第 4 日可进半流质,以稀饭为宜,术后 10~14 天可进软食。

3.每周称体重一次,监测血浆白蛋白及血红蛋白、尿素氮等生化指标的变化,并记录。

(二)解除疼痛不适

1.评估疼痛的部位、性质及持续时间。分析疼痛的原因是心理因素还是生理因素。

2.针对疼痛的性质给予相应的护理干预。安排舒适的体位,如术后病人神志清楚、血压平稳后给予半坐卧位,松弛腹肌,减轻疼痛,同时膈肌下移,促进呼吸和循环。告诉病人咳嗽时用手或小枕头按压伤口,减轻疼痛。观察伤口渗液情况,有无红、肿、热、痛,换药时严格执行无菌操作。固定好引流管,以免病人翻身活动时牵拉引起伤口疼痛。及时掌握病人的心理动态,做好心理护理,减轻焦虑和恐惧,能有效缓解心理因素引起的疼痛。必要时按医嘱给予止痛药,同时注意观察止痛药的效果、副作用并予记录。

(三)纠正体液不足和酸碱失衡

1.评估病人是否有脱水、伤口出血引起的循环血容量不足及电解质紊乱。

2.术后禁食期间静脉补液,根据出入水量及评估结果决定输液的量和种类。

3.严密观察生命体征、神志及皮肤黏膜的情况,并记录。

4.观察伤口有无渗液、渗血;保持引流管通畅,避免扭曲、压迫;注意胃肠减压,保持持续的负压状态;观察引流物的量、色和性状是否正常,并记录。

5.准确记录 24 小时出入水量,注意维持每小时尿量大于 30ml。

6.监测电解质的变化。

(四)减轻恐惧与焦虑

1.评估恐惧与焦虑的原因与程度。

2.鼓励病人说出心里的感受,了解其过去处理压力事件的方法,与病人及其家属共同探讨应付目前心理问题的有效途径。

3.提供有关疾病的治疗和自我护理的知识,介绍癌症治疗的最新技术及其发展前景,增强患者自信心。

4.加强与其支持系统如亲戚、朋友的联系,激发他们的责任感,多给病人生活上的照顾和心理上的支持。

5.向病人介绍有关的癌症组织、团体,如癌症病人活动中心、俱乐部,鼓励病人积极参与社会活动,发挥病人自身的主观能动性,并充分利用同伴之间的相互影响力,促使病人尽快适应新的生活。

(五)预防术后并发症的护理

1.术后胃出血　严密观察神志、生命体征的变化,术后最初 3 小时应每半小时测量一次血压、脉搏、呼吸,以后改为每小时 1 次至术后 4~6 小时病情平稳。如果病人出现烦躁不安、脸色苍白、大汗淋漓、生命体征不平稳,则提示休克的发生,须立即检查伤口有无渗血,查看胃管引流是否通畅以及尿量情况,立即报告医生处理。观察伤口敷料情况及引流物的量、色及性状。术后 24 小时因术中残留或缝合创面渗血,胃管内可引流出少量暗红色或咖啡色胃液。如果胃管内引流出鲜红色的胃液,甚至呕血或黑便持续不止,须警惕胃内大出血,做好紧急处理的准备。发现出血即予禁食,用止血药物、输液、输鲜血,绝大多数能停止。若积极的药物处理未能止血,血压渐进性下降,应及时再次行手术止血。

2.术后梗阻 向病人及家属解释梗阻的原因及其临床表现。分析梗阻的部位,术后梗阻分为输入段、吻合口和输出段三大类。

输入段梗阻:分为急性完全性和慢性不完全性梗阻。急性完全性输入段梗阻表现为急性闭袢性梗阻症状:上腹部发作性剧烈疼痛,频繁呕吐,不含胆汁,量少。上腹部偏右有压痛,甚至扪及包块,血清淀粉酶升高,可有黄疸、休克症状,应紧急手术治疗。慢性不完全性输入段梗阻表现为进食后 15～30 分钟左右上腹突感胀痛或绞窄,大量喷射性呕吐胆汁,而不含食物,呕吐后症状消失,如数周或数月内不能缓解者,亦需手术治疗。

吻合口梗阻:①机械性梗阻表现为进食后上腹饱胀、呕吐,呕吐物为食物,不含胆汁。x 线吞钡检查可见钡剂完全停留在胃内,须再次手术解除梗阻。②胃吻合排空障碍常发生在术后 7～10 天,患者由进食流质改为半流质或不消化食物后突然发生呕吐。轻者经禁食 3～4 天自愈;严重者呕吐频繁,可持续 20～30 天,病人须禁食、胃肠减压、输液输血及应用皮质激素治疗,有时可肌内注射新斯的明,每次 0.5～1.0mg,每日 1～2 次,但绝对禁忌再次手术。

输出段梗阻:表现为上腹饱胀、呕吐食物和胆汁,如不能自行缓解,应立即手术解除梗阻。

3.胃潴留 注意观察术后 3～4 天肠蠕动的恢复情况,拔除胃管后病人是否出现上腹不适、饱胀、呕吐胆汁和食物。X 线吞钡检查可见胃扩张,大量潴留,无排气。处理方法为症状出现后禁食、持续胃肠减压、输血、输液。用温热高渗盐水每天多次洗胃,亦可用新斯的明 0.5～1mg,每天 1～2 次,皮下或肌内注射。

4.倾倒综合征 向病人及其家属详细解释胃大部切除术后引起倾倒综合征的机制,告诉病人及其家属倾倒综合征的临床表现。指导病人术后早期应少量多餐,避免进食甜的、过热流质,进食后平卧 10～20 分钟,多数病人在半年到 1 年内逐渐自愈。

5.化疗知识缺乏 与缺乏经历及信息有关。

(1)向病人解释化疗的必要性。

(2)说明化疗的不良反应有恶心、呕吐、白细胞下降、脱发等,以及处理这些不良反应的对策,使病人有心理准备。

(3)告诉病人胃癌联合化疗的基本方案,如 MF 方案:常用法为严格控制滴速,MMC8~10mg 静脉注射,第 1 天;5-Fu 每天 500~750mg,静脉滴注,连续 5 天,防渗出外漏,24 小时连续均匀输入,每 3~4 周重复 1 次。另一方案为 MFC 方案:MMC0.08mg/kg,5-Fu10mg/kg,Ara-C 0.8mg/kg,均为静脉给药,每周 1 次或 2 次,然后半周~3 周 1 次维持给药。

(4)腹腔内化疗时,嘱病人改变体位,使药液在腹腔内均匀分布,增加药液与腹膜的接触面。

(5)常规监测血象,如白细胞计数低于 $4 \times 10^9/L$ 时,应及时处理。

(6)指导病人做好口腔护理,预防口腔炎等并发症的发生。

(7)进食清淡易消化的食物。

【评价】

1.病人是否感觉疼痛减轻或消失,是否知道缓解疼痛的方法。

2.出入水量是否平衡,生命体征是否正常,尿量、色、质是否正常。

3.能否维持原来的体重或体重增加。

4.手术伤口是否愈合良好,有无红、肿、热、痛及不正常渗出物。

5.病人的活动耐力是否渐进增强。

6.病人能否主动说出自己的心理不适,如恐惧、焦虑,是否知道应对不良心理反应的措施。是否表现为情绪稳定、积极配合治疗及主动参与自我护理。

(周春霞)

第四节 阑尾炎

阑尾炎是一种十分常见的外科疾病,急性阑尾炎居于外科急腹症发病率之首,患者多为青少年,约 85% 年龄在 10~40 岁之间。男女发病率之比为 2.3:1。

根据病理解剖学变化特点,阑尾炎可分为常见的四种病理类型:急性单纯性、急性化脓性、坏疽性和慢性阑尾炎。如病情较重者,可化脓或坏疽,甚至穿孔,形成阑尾周围脓肿或弥漫性腹膜炎。

【护理评估】

(一)健康史

阑尾腔梗阻后并发感染是急性阑尾炎的基本病因。梗阻的原因有:

1.胃肠道疾患 如急性肠炎,盲肠病变如结核、肿瘤侵犯阑尾基部引起阑尾梗阻。

2.饮食、生活形态暴饮暴食,生活不规则。

(二)身心状态

1.腹痛　阑尾疼痛开始多位于剑突下、脐周或全腹,数小时后转移并固定于右下腹。据统计70%～80%的病人有此转移性腹痛,这是急性阑尾炎的特征之一。部分病人一开始疼痛就固定于右下腹。因阑尾解剖位置的不同,腹痛部位可有相应改变。疼痛多为持续性,可阵发性加重,阑尾穿孔后,疼痛反而暂时性减轻,继而出现局部或全腹疼痛。

2.胃肠道症状　多在早期出现,常有恶心、呕吐。阑尾穿孔并发腹膜炎而导致麻痹性肠梗阻,则可出现腹胀、持续性呕吐和便秘。

3.全身性症状　体温多在37.5～38℃,很少超过38.5℃。如阑尾穿孔时,体温明显升高。

4.右下腹压痛　腹部压痛多位于右下腹部,尤以麦氏点最为明显。压痛的程度和范围往往与炎症的严重程度相平行。

5.腹肌紧张　阑尾化脓可出现此体征,坏疽穿孔并发腹膜炎时腹肌紧张尤为显著。但小儿、老人、孕妇、肥胖、虚弱病人或盲肠后位阑尾炎时,腹膜刺激征可不明显。

(三)诊听检查

1.结肠充气试验(Rovsing 氏征)　用手按压下腹部降结肠处,另一手反复压迫近段结肠,引起右下腹疼痛者为阳性。

2.腰大肌试验　患者左侧卧位,右腿伸直,并向后过度伸展,引起右下腹疼痛者为阳性。

3.闭孔内肌试验　患者平卧,右髋及右膝屈曲至90°,并向内旋转髋关节,引起右下腹疼痛者为阳性。

4.直肠指检　当阑尾位于盆腔或炎症波及盆腔时,直肠指诊时直肠右前方触痛,如发生盆腔脓肿,则可触及痛性肿块。

5.血液检查　多数急性阑尾炎病人的白细胞计数及中性粒细胞比例增高。如炎症侵及腹腔时,白细胞计数常至 $18×10^9/L$ 以上。

【护理诊断】

1.疼痛　系阑尾局部炎症反应释放化学物质、刺激局部末梢神经所致。

2.呕吐　与阑尾肿胀、牵拉、反射性引起胃肠痉挛反应有关。

3.潜在并发症　切口感染和粘连性肠梗阻等。

【预期目标】

1.疼痛减轻或消失,病人感到舒适。

2.呕吐停止。

3.没有发生并发症。

【护理措施】

(一)术前护理

1.评估疼痛的性质与程度收集病人的主客观资料,包括病人对疼痛的描述,如果疼痛阵发性加剧或突然缓解,提示可能有阑尾坏疽或穿孔;疼痛由固定压痛点扩散到全腹;肌紧张、反跳痛提示阑尾已穿孔并发腹膜炎,必须紧急处理。

2.严密观察生命体征每小时测 T、P、Bp 一次,一般低于 38℃,高热则提示阑尾穿孔。

3.减轻疼痛病人可取右膝屈曲被动体位,屈曲使腹肌松弛。原则上在诊断未明确之前不得随意给予止痛剂,以免掩盖症状。若呕吐、腹胀明显,则行胃肠减压。

4.禁食并按医嘱予静脉输液,以保持水电解质平衡。

5.禁服泻药及灌肠,以免肠蠕动加快,肠内压升高,导致阑尾穿孔。

6.减轻病人的焦虑和恐惧详细解释阑尾炎治疗的方案、保守治疗与手术治疗的适应证、手术的过程及预后效果,消除病人不必要的紧张和担忧。

7.严密观察腹痛的性质、持续时间及腹部体征,根据情况作好术前准备。

(二)术后护理

1.观察生命体征　每小时测 P、R、Bp 一次,直至平稳。

2.适当的体位　术后 6～8 小时病人神志清醒,血压平稳,可采用半坐卧位,减轻腹部张力,减轻疼痛,同时有利于腹腔引流,使炎症局限。

3.减轻疼痛　评估病人术后疼痛的程度,及时给予处理。如因咳嗽、活动引起的切口疼痛,指导病人用枕头支持伤口;如因管腔引流牵拉引起,注意固定引流管;如为伤口疼痛则观察伤口是否有红、肿、热、痛征象,给予适当的止痛药;如为腹腔内疼痛,应警惕是否有腹腔感染,检查引流管是否通畅,引流液的量、色和性状;如为心理因素所致,应给予心理疏导,听听轻松愉快的音乐等可分散注意力。

4.饮食　评估病人是否排气,如果病人肠蠕动良好或已排气,则可进流质饮食,若进食后无不适,则第 3 天可进半流质饮食,第 6 天可进普食。

5.预防伤口感染　注意观察伤口敷料情况,伤口引流液多时,应及时更换敷料,保持干燥。

6.术后第二天,督促病人早期离床活动　促进腹腔引流和肠蠕动的恢复,预防术后肠粘连。

【评价】

1.病人疼痛是否逐渐减轻直到消失。

2.切口是否有红、肿、热、痛及异常分泌物。

3.切口是否如期愈合。

4.病人肠蠕动是否恢复,是否感到腹胀、腹痛、便秘、排气障碍等不适。

(侯华丽)

第五节　颅脑损伤

一、概述

颅脑损伤是因外界暴力作用于头部而引起,其发生与发展进程主要取决于两个基本条件,即致伤的因素和损伤的性质,前者是指机械性致伤因素,如暴力作用方式,力的大小、速度、方向及次数等,后者则为各不同组织和结构在接受暴力之后所造成的病理损伤及病理生理变化。颅脑损伤在平时、战时都比较常见,占全身各部位损伤的 10%～20%,仅次于四肢伤,居第二位,但颅脑损伤所致的死残率则居第一位,重型颅脑损伤的死亡率高达 30%～50%,颅脑损伤可分为颅和脑两部分损伤。颅部损伤包括头皮、颅骨,脑损伤包括脑膜、脑组织、脑血管及脑神经损伤。

(一)按颅脑解剖部位和损伤病理形态改变分类

1.头皮损伤　挫伤、裂伤、头皮血肿、(皮下血肿、帽状腱膜下血肿、骨膜下血肿)头皮撕脱伤。

2.颅骨骨折　颅盖骨骨折分为线性骨折、凹陷骨折、粉碎性骨折、洞形骨折。颅底骨折分为颅前窝骨折、颅中窝骨折、颅后凹骨折。

3.脑损伤

(1)原发性损伤分为:脑震荡、脑挫裂伤、脑干损伤、丘脑下部损伤。

(2)继发性损伤分为:脑水肿、颅内血肿(硬脑膜外血肿、硬脑膜下血肿、脑内血肿、多发血肿)。

(3)按血肿形成速度:特急性血肿(伤后 3 小时内)、急性血肿(3 小时至 3 天)、亚急性血肿(3 天至 3 周内)、慢性血肿(3 周以上)一段时间后出现新的血肿称为迟发性外伤性颅内血肿。

4.火器性颅脑开放伤　非穿透伤:头皮软组织伤、开放性颅骨骨折;穿透伤:切线伤、盲管伤、贯通伤。

(二)按伤情轻重分类

1.轻型　单纯性脑震荡有或无颅骨骨折。

(1)昏迷时间持续 30 分钟。

(2)有轻度头痛、头晕等自觉症状。

(3)神经系统和脑脊液检查无明显改变。

2.中型　轻度脑挫裂伤有或无颅骨骨折及蛛网膜下腔出血,无脑受压。

(1)昏迷时间在 12 小时以内。

(2)体温、呼吸、脉搏、血压有轻度改变。

(3)有轻度神经系统阳性体征。

3.重型　广泛颅骨骨折、广泛脑挫裂伤、脑干损伤或颅内血肿。

(1)深昏迷,昏迷时间在 12 小时以内,意识障碍逐渐加重或出现再昏迷。

(2)有明显神经系统阳性体征。

(3)体温、脉搏、呼吸、血压有明显改变。

4.特重型　重型中更急更重者。

(1)脑原发伤重,伤后深昏迷,有去皮质强直或伴有其他部位及脏器损伤、休克等。

(2)已有晚期脑疝,双瞳散大,生命体征严重紊乱或呼吸衰竭。

二、护理评估

【健康史】

颅脑损伤病人往往病情重、情况急、变化快,又常因意识障碍而不能配合检查,所以,当病人被送往急诊室救治时,急诊护士应重点收集病史,了解受伤时间、致伤原因、病情表现和处理经过,特别要了解受伤后意识改变、伤后有无昏迷、昏迷程度和持续时间、是否出现中间清醒期。同时进行重点全身检查:体温、脉搏、呼吸、血压、神志、瞳孔大小及对光反射、头部、全身有无外伤、骨折,耳、鼻有无液体流出。

【临床表现】

(一)头皮损伤

头皮出血常在皮下组织中,帽状腱膜下或骨膜下形成血肿其所在部位和类型有助于分析致伤机制,并能对颅骨和脑的损伤做出估计。

1.头皮血肿　皮下血肿体积小、张力高,疼痛十分显著。帽状腱膜下血肿范围宽广,血肿张力低,波动明显,疼痛较轻,有贫血外貌,婴幼儿巨大帽状腱膜下血肿可引起休克。骨膜下血肿界止于骨缝,一般伴有颅骨线状骨折。

2.头皮裂伤　头皮单纯裂常因锐器的刺伤或切割伤,裂口较平直,创缘整齐无缺,伤口的深浅多随致伤因素而异。大多数单纯裂伤仅限于头皮,有时可深达骨膜,但颅骨常完整无损,也不伴有脑损伤。头皮复杂裂伤常为钝器损伤或因头部碰撞在外物上所致,裂口多不规则,创缘有挫伤痕迹。头皮撕裂伤大多为斜向或切线方向的暴力作用在头皮上所致,撕裂的头皮往往是舌状或瓣状,常有一蒂与头部相连。

3.头皮撕脱伤　头皮撕脱伤是一种严重的头皮损伤,因在强力的牵拉下,将头皮自帽状腱膜下间隙全层撕脱,使颅骨裸露,病人大量失血,可致休克。

(二)颅骨骨折

1.颅盖骨骨折

(1)线性骨折:单纯的线性骨折本身无需特殊处理,但是凡有骨折线通过上矢状窦、横窦及脑膜血管沟时应密切观察及时做 CT 检查,以免贻误颅内血肿的诊断。

(2)闭合性凹陷骨折:儿童多见,尤其是婴幼儿颅骨弹性较好,钝性的致伤物可引起颅骨凹陷,但头皮完整无损,类似乒乓球凹陷。成人单纯凹陷骨折较少。

(3)开放性凹陷骨折:头皮、颅骨、硬脑膜与脑均同时受累,见于洞形凹陷骨折、粉碎性凹陷骨折。

2.颅底骨折

(1)颅前窝骨折:多在伤后数小时开始逐渐出现球结膜下出血,眼睑皮下淤血呈蓝紫色,俗称"熊猫眼",可有脑脊液鼻漏,早期多呈血性,当视神经受波及或视神经管骨折,可出现不同程度的视力障碍。

(2)颅中窝骨折:可出现听力障碍和面神经周围性瘫痪、脑脊液耳漏、耳后迟发性瘀斑、颞叶底部损伤。

(3)颅后窝骨折:颈部肌肉肿胀压痛,乳突区皮下迟发性瘀斑及咽后壁黏膜淤血、水肿等征象,可并发延髓损伤。

(三)原发性颅脑损伤的临床表现

1.脑震荡　颅脑外伤后立即出现短暂的意识丧失,历时数分钟至十几分钟,一般不过半个小时,意识恢复之后,病人常有头疼、恶心、呕吐、眩晕、畏光及乏力等症状,同时往往伴有明显的近事遗忘现象,即对受伤前后的经过不能回忆。

2.脑挫裂伤　脑挫裂伤的临床表现因致伤因素挫伤部位不同而各异,相差悬殊,轻者可没有原发性意识障碍,而重者可致深昏迷,严重功能损伤甚至死亡。意识障碍是脑挫裂伤最突出的临床表现之一,由于伤情不同,昏迷时间由数分钟至数小时、数日、数月乃至迁延性昏迷不等。一般以伤后昏迷超过 30 分钟为脑挫裂伤的参考时限。病人清醒后可主诉头痛、呕吐。生命体征多有明显改变。一般早期多有血压下降,脉搏细弱及呼吸浅快。常于伤后不久逐渐恢复,如果持续低血压应注意有无复合损伤;反之,若生命体征短期内即自行恢复且血压继续升高,脉压差加大,脉搏洪大有力脉率变慢,呼吸也加深变慢,应警惕颅内血肿或脑水肿、肿胀。

3.脑干损伤　原发脑干损伤的典型表现多为伤后立即持续昏迷状态,轻者对痛刺激可有反应,但严重时生命体征多有早期紊乱,表现为呼吸节律紊乱,心跳及血压明显波动,双侧瞳孔时大时小,眼球位置歪斜或凝视,也可四肢肌张力增高,去大脑强直,伴有单侧或双侧锥体束征。经常出现高热、消化道出血、顽固性呃逆,甚至伴发脑性肺水肿。

4.丘脑下部损伤

(1)意识与睡眠障碍:病人伤后即可出现嗜睡症状,严重时可表现为昏睡不醒。

(2)循环及呼吸紊乱:以低血压、脉速较多见。

(3)体温调节障碍:病人伤后即出现中枢性高热,高达 41～42℃,但皮肤干燥少汗。

(四)继发性颅脑损伤

1.急性硬膜外血肿　硬膜外血肿的临床表现可因出血速度、血肿部位及年龄的差异而有所不同。意识障碍有三种不同情况:原发性脑损伤较轻,伤后无原发昏迷至颅内血肿形成后,开始出现进行性颅内压增高及意识障碍。原发性颅脑损伤较重,伤后曾一度昏迷,随后即完全清醒或有意识好转不久又再次陷入昏迷状态,即所谓的典型病例,昏迷-好转或清醒-昏迷的过程。原发性脑损伤严重,伤后持续昏迷,且有进行性加深表现。颅内压增高:头痛、呕吐频繁、躁动不安和 Cushing 反应,出现血压升高。脉压差增大,体温上升,脉搏、呼吸缓慢等代偿性反应。

2.急性硬膜下血肿　病人伤后意识障碍较为突出,常表现为持续性昏迷,并有进行性恶化,较少出现中间清醒期,即使意识障碍曾一度好转,也为时短暂,随着脑疝形成迅速陷入深昏迷。颅内压增高症状:主要表现为意识障碍加深,生命体征变化突出,同时较早出现小脑幕切迹疝的征象。

3.亚急性硬膜下血肿　由于原发性脑挫裂伤较轻,出血速度稍缓,故血肿形成至脑受压的过程略长,使颅内容积代偿力得以发挥,因此常有中间清醒,但神志恢复的程度不像硬膜外血肿那样明显。颅内压增高症状主要表现头痛、呕吐加剧,躁动不安及意识进行性恶化,至脑疝形成时即转入昏迷。

4.慢性硬膜下血肿　表现为慢性颅内压升高,神经功能障碍及精神症状,多数病人出现头痛乏力、智能下降、轻偏瘫及眼底水肿,偶有癫痫或卒中发作。

5.脑内血肿　脑内血肿的临床表现依血肿部位而定,位于额、颞前端及底部的血肿与对冲性脑挫裂伤、硬脑膜下血肿相似,除颅内压增高外,多无明显定位症状或体征,若血肿累及功能区,则出现偏瘫、偏盲、偏身感觉障碍、失语及局灶性癫痫等征象。意识障碍持久且进行性加重,病情发展迅速,易引起脑疝。

(五)开放性颅脑损伤

开放性颅脑损伤的临床表现因致伤因素、损伤不同及有无继发出血或感染而各异。

1.非火器性颅脑开放伤

(1)意识改变:意识变化差别较大,轻者可以始终清醒,重者可出现持续昏迷。

(2)生命体征:开放性颅脑损伤多有失血,故脉搏细弱,血压下降。

(3)癫痫:闭合性脑损伤多见,伤后早期癫痫可能与损伤的刺激或脑皮质挫伤有关,出血和晚期出现感染脑瘢痕,都是引起癫痫的因素。

(4)颅内感染:病人常有头痛、呕吐、颈强直、高热及脉速等毒性反应,晚期可形成脑脓肿。

2.火器性颅脑开放伤

(1)意识障碍:火器性颅脑穿透伤,局部虽有较重的脑损伤,有时可不出现昏迷,此点不可忽略,应予连续观察神志变化过程,伤后出现中间清醒期或好转,或伤后当时无昏迷,随后转入昏迷,意识障碍呈进行性加重。

(2)生命体征:重型颅脑损伤病人,伤后多数立即出现呼吸、脉搏、血压的变化。

【辅助检查】

1.腰椎穿刺术　目的在于测定颅内压高低,了解脑脊液的生化改变及细胞数,有无颅内感染。正常成人颅内压为 $0.784 \sim 1.96 \text{kPa}$ 或 $80 \sim 200 \text{mmH}_2\text{O}$。

2.计算机体层扫描检查(CT)　对颅脑损伤病人采用 CT 检查可以如实地反映损伤的病理及范围,同时还可以动态地观察病变的发展与转归,对一些特殊性脑损害、迟发性脑损害病变以及预后的判定有重要意义。

3.磁共振成像(MRI)　检查对颅脑损伤中某些 CT 检查比较困难的病变,如等密度的硬脑膜下血肿、脑轻度的挫裂伤、小灶性出血等均有明显的优越性。

4.颅内压监护适用于检查格拉斯哥(GCS)　8分以下的重型颅脑损伤。特别是年龄较大伤情严重、曾有过低血压、缺氧及高碳酸血症的病人。正常颅内压：<2.0kPa(15mmHg)；轻度增高：2.0～2.67kPa(15～20mmHg)；中度增高：2.67～5.33kPa(20～40mmHg)，重度增高：>5.33kPa。

三、护理问题

1.意识障碍　伤后绝大多数病人都有立即的意识丧失，即原发昏迷，也是判断病人有无脑损伤的重要依据。

2.头痛　头部外伤后头痛可因头皮、颅骨的创伤而致，也可由蛛网膜下腔出血、颅内血肿、颅内压的高低或血管的异常舒缩而引起，头部局限性疼痛的部位常代表致伤的着力点，而整个头部持续剧痛伴眼球肿胀痛并不断加重时，常暗示颅内有继发性血肿的可能。

3.呕吐　早期的呕吐多因迷走或前庭神经等结构受损而致，后期频繁呕吐，可能是因颅内压进行性增高而引起。

4.瞳孔改变　头部外伤后双侧瞳孔大小不等，一侧或双侧时大时小，伴有眼球位置歪斜时为中脑损伤，双侧瞳孔极度缩小，光反应消失，并伴中枢性高热为桥脑受损，一侧瞳孔先缩小，继而散大，光反应差，病人意识障碍加重，而对侧瞳孔早期正常，晚期也随之散大，为典型的小脑幕切迹疝，双侧瞳孔均散大固定，光反应消失为濒危状态。

5.生命体征的改变　颅脑外伤后，呼吸、脉搏、血压的暂时性紊乱时间延长，且无恢复迹象，常表明有脑干较严重的损伤，若伤后生命体征已恢复正常，但随后又出现血压升高、脉压差加大、呼吸脉搏变慢，常表明有颅内继发血肿，如外伤后早期出现休克，应考虑身体其他部位合并有创伤性出血。

6.脑疝　是颅脑损伤后颅内压增高的严重后果，危及病人的生命，最常见的有小脑幕切迹疝和枕骨大孔疝。

7.水、电解质代谢紊乱　多见于重型颅脑损伤的病人，由于中枢神经系统受损，影响了神经内分泌调节，肾脏排泄功能及代谢紊乱，由于严重颅脑损伤病人常采用强力脱水、激素、气管切开等治疗措施，也在一定程度上加重了水、电解质代谢的失衡。

8.神经源性肺水肿　严重颅脑损伤可因下丘脑受损或因颅内压增高，引起下丘脑功能障碍，大量儿茶酚胺释放入血，周围血管和肺血管痉挛，肺血容量骤增而导致急性肺水肿。

9.高热　多见于重型颅脑损伤累及下丘脑的病人伤后立即出现中枢性高热，

体温可达 41℃ 以上,但皮肤干燥少汗,解热剂无效。

10.营养摄入不足　急性颅脑损伤病人常因意识不清不能进食,尤其是当机体处于应激状态时,对能量的需要有所增加,使肌肉蛋白的分解代谢加速,多数病人在受伤后数日内有尿酸、肌酸、磷、钾等排除量增多,如果外源营养及能量欠缺,机体往往进入负氮平衡状态。

11.气道不畅　脑组织的耗氧量大,对缺氧的耐受力极差,一旦二氧化碳蓄积,脑血管扩张可使脑血容量剧增,急性颅脑损伤病人经常伴有气道不畅,因缺氧致颅内压增高而加重病情。

12.肺部感染　重型颅脑损伤病人因长时间昏迷,咳嗽、吞咽反射减退或消失,呼吸道分泌物不能自行排除,故肺部感染者多见。

13.消化道出血　重型颅脑损伤病人伤后出现消化道应激性溃疡,黏膜糜烂,黏膜下出血,而出现急性上消化道病变,其发生率可达 91%。

14.泌尿系感染　颅脑损伤后早期常有短时尿潴留,继而尿失禁,往往需要保留尿管,因此容易造成尿路感染。

15.压疮重型颅脑损伤　病人因长期昏迷,加之应激状态下机体大量消耗,导致皮肤营养不良,及局部血液循环不良,多数病人受伤时皮肤表皮的擦伤、挫伤,使皮肤完整性受损,极易出现压疮。

四、护理目标

1.护士应密切观察患者生命体征的变化。

2.护士应早期发现并判断脑疝的征象。

3.护士应有效地保持患者气道的通畅。

4.护士应有效地保持患者皮肤的完整性。

5.护士应严密监测并判断脑性肺水肿。

6.患者不发生外伤。

7.患者不发生肺部感染、泌尿系感染。

8.意识清醒患者情绪稳定,舒适感增加。

五、护理措施

【一般护理】

(一)保持呼吸道通畅

1.周围性气道梗阻病人采取去枕平卧位,头偏向一侧,避免分泌物逆流入气管,及时清除口、鼻、咽部分泌物及血性液体,放置通气道或气管切开,尤其是气管切开,更有助于解除梗阻,降低呼吸道阻力,提高通气功能,改善缺氧,增加血氧分压,从而减轻脑水肿及降低颅内压。

2.中枢性呼吸障碍的抢救病人出现呼吸暂停应立即行气管插管,人工呼吸或呼吸机辅助呼吸,给予呼吸兴奋剂。

3.给予高浓度吸氧。

4.吸痰前后给予氧气吸入,吸痰动作要轻,预防因吸痰引起脑缺氧,吸痰时间不超过 15 秒,若有鼻漏应避免由鼻腔抽吸。

5.测动脉血氧浓度、血氧饱和度。

6.对于气管切开的病人,应按气管切开护理常规。

7.呼吸机辅助通气病人应按呼吸机辅助通气护理常规。

(二)颅内压增高的动态观察

1.严密观察　生命体征、神志、瞳孔的变化,时间为半小时、一小时或两小时,具体时间遵医嘱。

2.监测中经动态连续观察　病人出现呼吸、脉搏减慢,而血压升高,是颅内压增高的典型表现,常提示有颅内血肿及急性脑水肿,应立即通知医生采取处理。

3.颅内压监测(ICP)　颅脑损伤病人格拉斯哥昏迷评分≤8 分者均适于行颅内压监测,颅内压逐渐出现上升趋势,并高于 5.33kPa,提示有继发颅内血肿的可能。

(三)脑疝的急救

1.小脑幕切迹疝　为临床常见,典型症状为一侧瞳孔先缩小继而散大,光反应差,病人意识障碍加重,而对侧瞳孔早期正常,晚期也随之散大,简言之,早期临床观察为双侧瞳孔不等大。

(1)用 9 号以上穿刺针迅速开放静脉通道,给予 20％甘露醇 250～500ml 静脉滴注,穿刺时要选择血管粗容易固定的部位,保证甘露醇的快速输入,要求 250ml 甘露醇 20 分钟内输完,在开放静脉的同时通知医生。

(2)如外伤病人在急诊出现脑疝除迅速开放静脉,输注甘露醇外,要同时配血、剃头、做急诊 CT 检查,直接将病人送往手术室,行急诊手术。

2.枕骨大孔疝　颅后窝血肿的外伤病人易发生急剧的小脑扁桃体疝,临床表现为突然呼吸衰竭,这时应即刻给予人工呼吸,协助医生进行气管插管,呼吸机辅助呼吸,做好脑室穿刺及手术准备。

（四）亚低温治疗的护理

1.此方法适用于严重脑挫裂伤,脑干及丘脑下部损伤伴高热和去皮质强直病人,控制高热以降低脑代谢和脑耗氧,防止脑水肿。

2.按时观察生命体征,尤其是呼吸的情况,因亚低温治疗应用肌松剂的同时配合使用呼吸机辅助呼吸。

3.在放置颅内压监护装置的情况下,动态观察颅内压的变化,防止脑灌注不足,维持脑压在 20mmHg 以下,脑灌注压在 70mmHg 以上。

4.在放置脑氧分压监护装置的情况下,动态观察脑氧分压的变化,防止脑供氧不足,维持脑氧分压在 15mmHg 以上。

5.观察记录降温的时间,肌松剂滴入的速度及肌肉松弛程度。

6.根据脑温和肛温随时调节肌松剂的速度。

7.随时观察脑温、肛温传感器固定情况,防止脱落或滑出,影响测温效果。

8.连续动态心电监护,及时发现和防止心律失常。

9.每两小时翻身按摩皮肤,改善低温下的血液循环,防止局部冻伤及压疮的发生。

（五）脑脊液鼻漏、耳漏的护理

1.有脑脊液鼻漏的患者要绝对卧床,禁止手掏、堵塞鼻腔、耳道。

2.脑脊液鼻漏患者应减少打喷嚏、擤鼻、咳嗽等动作,严禁从鼻腔吸痰和插胃管。

3.脑脊液耳漏患者枕上垫无菌巾,并随时更换。

4.外伤后脑脊液漏说明颅脑已与外界相同,在处理耳漏、鼻漏时按无菌伤口处理,全身用抗生素以预防颅内感染。

（六）并发症的护理

1.肺部感染 外伤后清醒病人卧床期间应鼓励患者有效咳痰,外伤后长期昏迷的病人要保持气道通畅,加强吸痰,每次翻身后要叩击背部,以利痰液脱落利于吸出,遵医嘱按时做雾化吸入,对昏迷时间较长且分泌物多的病人应及早做气管切开。

2.消化道出血 一般认为重型颅脑损伤合并消化道出血的原因可能与丘脑下部或脑干损伤有关。消化道出血可从病人的大便反映出来,病人出现柏油便时,护士应立即采集便标本送常规,同时要禁食。出血严重者要采取胃肠减压,经胃管采用冰盐水洗胃,胃管内注入云南白药,同时静脉用止血药,对重型颅脑损伤的患者应该以预防为主,及早给予大剂量西咪替丁。

3.泌尿系感染　泌尿系感染易发生在长期留置尿管的病人,所以应尽量缩短留置尿管的时间,采用防逆流装置的一次性尿袋,每天用安尔碘消毒液清洁尿道口,嘱病人要多喝水,起到冲洗膀胱和尿道的作用。

4.压疮的预防

(1)长期昏迷病人可采用防压疮气褥,气褥内气体交替更换,改变机体受力的部位而有效地预防压疮。

(2)昏迷病人的床单位要保持清洁、干燥,无渣屑,尤其对大小便失禁的患者,要勤更换床单。

(3)保持病人皮肤的清洁、干燥,每天擦浴一次,对骨隆突部位要进行按摩,以增加局部的血液循环,局部按摩还可用 75% 的红花酒精。

(4)定时协助病人翻身,每 2 小时变换体位一次,侧卧时要注意摆放下肢的功能位,下腿伸直,上腿屈曲,两膝之间要垫一软枕,后背要放一靠背枕。

(七)神经源性肺水肿

神经源性肺水肿多见于下丘脑损伤的患者,常有呼吸困难、发绀及大量血性泡沫痰,此时应迅速气管插管或气管切开,高流量给氧。给予地塞米松 25mg,抑制肺毛细血管通透性或渗出,并及时有效地降低颅内压。

(八)加强营养,预防电解质紊乱

颅脑损伤病人常因昏迷、高热、强直、呕吐或呼吸急促和抑制而造成代谢紊乱,伤后每天静脉液 1500～2000ml,因用甘露醇脱水要及时补钾。三天后仍未清醒不能进食的病人要下鼻饲管,以保证营养物质、水分的摄入,鼻饲饮食包括牛奶、匀浆、能全力等,在两次鼻饲之间要加水。鼻饲病人营养的摄入注意要适量缓给,使病人逐渐适应高糖、高蛋白,否则易引起腹泻。鼻饲管要定期更换,每天要清洁鼻腔。

(九)设置安全措施,预防意外

1.昏迷病人床两侧必须要有床档,以防坠床。

2.昏迷病人用热水袋时要防止烫伤,温度 50℃ 为宜。

3.对意识不清、躁动的病人要注意约束,四肢约束带松紧要适宜,对严重躁动患者除四肢约束外,可用大单约束患者的肩部和大腿部。

4.对严重躁动的患者,身边必须留人看护。遵医嘱给予镇静治疗。

(十)头皮损伤的护理

1.皮下血肿　无需特殊治疗,早期给予冷敷,以减少出血和疼痛,24～48 小时之后改为热敷,以促进吸收。

2.帽状腱膜下血肿 较小血肿早期冷敷,加压包扎,24～48 小时之后可热敷,血肿巨大应在无菌操作下抽吸后加压包扎,对婴幼儿须 1～2 天穿刺一次,同时观察血压、皮肤、黏膜,预防出血过多引起的休克。

3.骨膜下血肿 早期以冷敷为宜,忌用强力包扎,在无菌操作下抽吸积血,1～2 次即可。

4.头皮裂伤 应尽早清创缝合,给予抗生素预防感染及做破伤风抗毒素(TAT)注射,对头皮撕脱伤患者在 2～3 小时,最长不超过 6 小时应清创后行血管吻合、头皮再植。同时要观察病人失血情况,监测血压、脉搏,预防失血性休克,预防感染。

(十一)单纯头颅骨折的护理

1.单纯线性骨折 无需处理,但骨折线通过上矢状窦、横窦及脑膜血管沟时,应严密观察生命体征,警惕颅内血肿的发生。

2.凹陷骨折骨折 凹陷<1cm 无临床症状者无须处理,凹陷>1cm 并出现压迫症状,应行骨折复位,在观察生命体征的同时要注意观察有无癫痫发作。

3.颅底骨折 要做好脑脊液耳漏、鼻漏的护理。

【健康教育】

(一)疾病知识

颅脑损伤是指头皮、颅骨及脑膜、脑组织、脑血管及脑神经的损伤,通常在外力作用下造成颅骨骨折、脑组织挫伤、颅内出血。

(二)心理指导

颅脑损伤多为意外发生,病情急、伤势严重、威胁生命,病人或家属易产生恐惧心理,以致影响抢救和治疗。因此,应向家属讲明稳定情绪。争取时间、配合治疗的必要性,以取得支持。病情稳定后,需长时间进行精心的护理和康复锻炼,此时病人及家属易产生焦虑、烦躁情绪,应指导家属务必让病人时刻感到被关怀、理解和支持,增强病人的自信心。

(三)术前指导

(1)体位:卧床休息,抬高床头 15°～30°,保持头部与躯干的中枢处于同一直线上,以利于静脉回流,防止脑水肿。

(2)饮食指导:伤后清醒无手术指征者,进高蛋白、高维生素易消化食物;有消化道出血者暂禁食;全麻手术者,术前 10～12 小时禁食,6～8 小时禁水,以防术中误吸;伤后昏迷病人尽早下胃管给予鼻饲饮食。

（3）防止坠床,加床档及留专人看护。

（4）腰椎穿刺是确诊外伤性蛛网膜下腔出血的必要方法,应得到家属的支持。

（5）病情发生变化,出现意识障碍加重、喷射状呕吐、呼吸困难等症状时,为颅内压增高的表现,可能有颅内血肿的发生,应向家属解释。

（6）出现脑脊液鼻、耳漏时,说明有颅底骨折,神志清醒者给予半卧位,昏迷者抬高床头 15°～30°,患侧卧位。以借助重力作用使脑组织移向颅底硬脑膜裂缝处,有助于局部粘连而封闭漏口。

（7）严禁做鼻、耳道冲洗、滴药和填塞,保持引流通畅,防止感染,嘱病人勿挖耳、抠鼻。勿用力屏气排便、咳嗽、擤鼻涕或打喷嚏,以免鼻窦或乳突气房内的空气被压入或吸入颅内,导致气颅或感染。

（8）向家属介绍大致手术过程及时间,取得家属配合。

（四）术后指导

（1）体位:全麻清醒前去枕平卧,头偏向一侧,防止呕吐物误吸;全麻清醒、血压平稳后,抬高床头 15°～30°,以利于静脉回流;幕上开颅手术应卧向健侧,以免切口受压;幕下开颅手术,需侧卧或侧俯卧位;吞咽功能障碍者应侧卧,以免口咽分泌物引起误吸,应使头部与脊柱的中线在同一直线上,避免影响呼吸及颈静脉回流。

（2）饮食:全麻清醒后 6 小时,无吞咽困难者可进少量流食,逐渐改为半流食,术后 48 小时持续昏迷,吞咽功能障碍者给予鼻饲饮食,术后早期胃肠功能未完全恢复时,避免摄入牛奶、糖类食物以免引起肠胀气,有消化道出血者暂禁食,出血停止后方可试验进食。

（3）各种引流管护理方法。

1）引流管的开口需高出侧脑室平面 10～15cm,以维持正常的颅内压。

2）控制脑脊液引流量,每日引流量不超过 500ml。

3）引流袋内口低于引流管出口位置,以免逆行感染。

4）防止引流管扭曲、脱出,观察引流液的颜色、性状及量。

（4）预防肺部并发症,鼓励咳嗽、咳痰,并及时吸出呼吸道痰液;严格无菌操作。

（5）卧床时保持肢体功能位,术后早期进行肢体被动功能锻炼、按摩等,恢复期鼓励病人坐起主动锻炼,当病人能站起时,指导病人离床活动,并给予协助,逐渐恢复自理能力。

（6）进行语言训练,从单字、单词教起或借助图画训练,不可操之过急。

(五)出院指导

(1)加强营养,增强机体抵抗力。

(2)有意识障碍及偏瘫者应注意安全。床上翻身活动、行走时需有人陪伴,防止发生意外。

(3)向病人讲解语言及肢体功能锻炼是一个持续的过程,应持之以恒,通过再学习,以最大限度地恢复生活和劳动能力。

(4)有继发癫痫者,需坚持服药。

(5)随诊。

(李　莉)

第六节　颅内高压

一、颅内压增高患者的护理

颅内压增高是神经外科常见临床病理综合征,是脑肿瘤、颅脑损伤、脑出血、脑积水和颅内炎症等共有征象。由于上述原因导致颅内压持续高于 2.0kPa,并出现头痛、呕吐、视神经盘水肿症状。严重者可引发脑疝危象,使患者因呼吸、循环衰竭而死亡。

【专科护理】

(一)护理要点

降低颅内压,缓解疼痛,维持正常的脑组织灌注,密切观察病情变化,预防及处理并发症,避免颅高压危象的发生。

(二)主要护理问题

1.脑组织灌注量异常与颅内压增高有关。

2.头痛与颅内压增高有关。

3.体液不足与应用脱水剂及颅内压增高引起的呕吐有关。

4.焦虑与担心疾病预后有关。

5.潜在并发症:脑疝。

(三)护理措施

1.一般护理　保持病室安静,避免情绪激动,以免血压骤升而导致颅内压增高。保持呼吸道通畅,及时清除呼吸道分泌物和呕吐物。

2.对症护理

(1)脑组织灌注量异常的护理

1)给予头高位,抬高床头 15°～30°,利于颅内静脉回流,减轻脑水肿。

2)适当限制盐摄入量,每日宜＜5g,注意水、电解质平衡。

3)避免剧烈咳嗽和便秘,鼓励患者多食粗纤维丰富的食物。对已有便秘者,遵医嘱给予开塞露或低压小剂量灌肠,禁忌高压灌肠。

(2)头痛的护理:观察头痛的部位、性质、程度、持续时间及变化,避免咳嗽、打喷嚏、弯腰、用力活动等以加重头痛,遵医嘱应用镇痛剂,但禁用吗啡、哌替啶,以免抑制呼吸中枢。

(3)体液不足的护理:使用脱水剂时要注意观察 24 小时液体出入量,并准确记录。有呕吐的患者,要观察呕吐物的量和性质,防止误吸。

(4)焦虑的护理:为患者提供舒适的环境,尽量减少不良刺激。给予适当解释,缓解其紧张情绪。

(5)潜在并发症的护理:密切观察病情变化,警惕脑疝发生。特别是观察意识状态,如意识由清醒、模糊转为浅昏迷、昏迷或深昏迷时,应立即提醒医生。监测患者呼吸节律和深度、脉搏快慢和强弱、血压和脉压的变化。如出现血压上升、脉搏缓慢有力、呼吸深慢则提示颅内压升高。根据病情给予应用颅内压监测。

【健康指导】

(一)疾病知识指导

1.概念　颅腔内的脑组织、脑脊液和血液三种内容物,与颅腔容积相适应,保持颅内处于一定的压力。颅内压就是颅腔内容物对颅腔壁的压力,成年人的正常颅内压为 0.7～2.0kPa(70～200mmH$_2$O),儿童正常颅内压为 0.5～1.0kPa(50～100mmH$_2$O)。

2.主要的临床症状

(1)头痛:为颅内压增高最常见的症状。疼痛部位多在额部、颞部,可从颈枕部向前方放射至眼眶。头痛程度随颅内压增高而呈进行性加重,以早晨和晚间较重,头痛的性质以胀痛和撕裂痛为主。

(2)呕吐:当头痛剧烈时,可伴有恶心和呕吐。呕吐呈喷射性,易发生于饭后,但进食与呕吐无因果关系。

(3)视神经盘水肿:主要表现为视神经盘充血、边缘模糊不清、中央凹陷消失、视盘隆起、静脉怒张。若视神经盘水肿长期存在,会发生视神经继发性萎缩甚至失明。

（4）意识障碍：颅内压增高初期意识障碍可出现嗜睡、反应迟钝，严重时可出现昏迷，伴有瞳孔散大、对光反应消失、去脑强直等。

（5）生命体征变化：主要表现为血压升高、脉搏徐缓、呼吸不规则、体温升高等。

3.颅内压增高的诊断　头部 CT 扫描是诊断颅内占位性病变的首选辅助检查措施；在 CT 不能确诊的情况下，可进一步行 MRI 检查，以利于确诊；脑血管造影主要用于疑有脑血管畸形或动脉瘤等血管疾病者；头部 X 线摄片可在颅内压增高时见颅骨骨缝分离，指状压迹增多。

4.颅内压增高的处理原则

（1）病因治疗：对于有颅内占位性病变者，争取手术治疗；有脑积水者，行脑脊液分流术；脑室穿刺外引流、颞肌下减压术以及各种脑脊液分流术，均可缓解颅内压。

（2）降低颅内压脱水治疗：利用高渗性和脱水性利尿剂，使脑组织间的水分通过渗透作用进入血液循环再由肾脏排出，从而达到降低颅内压的作用。

（3）常用地塞米松 5～10mg，静脉或肌内注射，预防和缓解脑水肿。

（4）冬眠低温疗法：应用药物和物理方法降低患者体温，以降低脑耗氧量和脑代谢率，减少脑血流量，防止脑水肿的发生、发展。

（二）饮食指导

1.患者头痛、呕吐剧烈时，可给予禁食，呕吐缓解后可少食多餐。

2.冬眠低温治疗的患者，每日液体入量不宜超过 1500ml。因肠蠕动减慢，应观察患者有无胃潴留、腹胀、便秘、消化道出血等症状，注意防止反流和误吸。

3.养成良好的饮食习惯，增加营养，忌油腻、坚硬、刺激性食物，以免影响血管收缩，不利于伤口愈合。

4.保持水分摄入。

（三）用药指导

1.使用脱水药物时，应注意输液速度并观察脱水治疗的效果。脱水药物应按医嘱定时使用，停药前应逐渐减量。

2.应用激素药物治疗时，应观察有无诱发应激性溃疡出血、感染等不良反应。

3.应用抗生素治疗、控制颅内感染或预防感染。

（四）日常生活指导

1.患者应保持良好的心态，安心休养，避免情绪激动，以免血压骤升而导致颅内压增高。

2.肢体活动障碍、生活不能自理者，指导其继续加强锻炼，配合治疗。

3.有癫痫发作的患者应按时服药,不可随意停药和更改剂量。发作时注意患者安全,保持呼吸道通畅。

（魏　琴）

第七节　脑疝

脑疝是由于颅内压不断增高,其自动调节机制失代偿,脑组织从压力较高区向低压区移位,部分脑组织通过颅内生理空间或裂隙疝出,压迫脑干和相邻的重要血管和神经,出现特有的临床征象,是颅内压增高的危象,也是引起患者死亡的主要原因。脑疝是脑移位进一步发展的后果,一经形成便会直接威胁中脑或延髓,损害生命中枢,常于短期内引起死亡。

【专科护理】

（一）护理要点

降低颅内压,严密观察病情变化,及时发现脑疝发生,给予急救护理。

（二）主要护理问题

1.脑组织灌注量异常与颅内压增高、脑疝有关。

2.清理呼吸道无效与脑疝发生意识障碍有关。

3.躯体移动障碍与脑疝有关。

4.潜在并发症:意识障碍、呼吸、心脏骤停。

（三）护理措施

1.一般护理病室温湿度适宜,定期开窗通风,光线柔和,减少人员探视。患者取头高位,床头抬高 15°～30°,做好基础护理。急救药品、物品及器械完好备用。

2.对症护理

（1）脑组织灌注量异常的护理

1）给予低流量持续吸氧。

2）药物治疗颅内压增高,防止颅内压反跳现象发生。

3）维持血压的稳定性,从而保证颅内血液的灌注。

（2）清理呼吸道无效的护理

1）及时清理呼吸道分泌物,保持呼吸道通畅。

2）舌根后坠者应抬起下颌或放置口咽通气道,以免阻碍呼吸。

3）翻身后保证患者体位舒适,处于功能位,防止颈部扭曲。

4)昏迷患者必要时行气管插管或气管切开,防止二氧化碳蓄积而加重颅内压增高,必要时使用呼吸机辅助呼吸。

(3)躯体移动障碍的护理

1)给予每1～2小时翻身1次,避免拖、拉、推等动作。

2)每日行四肢关节被动活动并给予肌肉按摩,防止肢体挛缩。

3)保持肢体处于功能位,防止足下垂。

(4)潜在并发症的护理

1)密切观察脑疝的前驱症状,及早发现颅内压增高,及时对症处理。

2)加强气管插管、气管切开患者的护理,进行湿化气道,避免呼吸道分泌物黏稠不易排出。

3)对呼吸骤停者,在迅速降颅压的基础上按脑复苏技术进行抢救,给予呼吸支持、循环支持和药物支持。

【健康指导】

(一)疾病知识指导

1.概念　当颅腔内某一分腔有占位性病变时,该分腔的压力高于邻近分腔,由于颅压的持续增高迫使一部分脑组织向压力最小的方向移位,并被挤进一些狭窄的裂隙,造成该处脑组织、血管及神经受压,产生相应的临床症状和体征,称为脑疝。根据移位的脑组织及其通过的硬脑膜间隙和孔道,可将脑疝分为:小脑幕切迹疝,是位于幕上的脑组织(颞叶的海马回、沟回)通过小脑幕切迹被挤向幕下,又称颞叶沟回疝;枕骨大孔疝是位于幕下的小脑扁桃体及延髓经枕骨大孔被挤向椎管内,又称为小脑扁桃体疝;一侧大脑半球的扣带回经镰下孔被挤入对侧分腔可产生大脑镰下疝,又称扣带回疝。

2.主要的临床症状

(1)小脑幕切迹疝

1)颅内压增高的症状:表现为剧烈头痛及频繁呕吐,并有烦躁不安。

2)意识改变:表现为意识模糊、浅昏迷以至深昏迷,对外界的刺激反应迟钝或消失。

3)瞳孔改变:双侧瞳孔不等大。初起时患侧瞳孔略缩小,对光反射稍迟钝,逐渐患侧瞳孔出现散大,略不规则,直接及间接对光反射消失,但对侧瞳孔仍可正常。这是由于患侧动眼神经受到压迫牵拉所致。另外,患侧还可有眼睑下垂、眼球外斜等。如脑疝继续发展,则出现双侧瞳孔散大,对光反射消失。

4)运动障碍:多发生于瞳孔散大侧的对侧,表现为肢体的自主活动减少或消失。如果脑疝继续发展,症状可波及双侧,引起四肢肌力减退或间歇性出现头颈后仰、四肢挺直、躯背过伸、角弓反张等去大脑强直症状,是脑干严重受损的特征性表现。

5)生命体征的紊乱:表现为血压、脉搏、呼吸、体温的改变。严重时血压忽高忽低,呼吸忽快忽慢,出现面色潮红、大汗淋漓,或者面色苍白等症状。体温可高达41℃以上,也可低至35℃以下而不升,甚至呼吸、心跳相继停止而死亡。

(2)枕骨大孔疝:表现为颅内压增高、剧烈头痛、频繁呕吐、颈项强直或强迫头位等。生命体征紊乱出现较早,意识障碍、瞳孔改变出现较晚。因脑干缺氧,瞳孔可忽大忽小。由于位于延髓的呼吸中枢严重受损,呼吸功能衰竭的表现更为突出,患者早期即可突发呼吸骤停而死亡。

(3)大脑镰下疝:引起患侧大脑半球内侧面受压部的脑组织软化坏死,可出现对侧下肢轻瘫,排尿障碍等症状。

3.脑疝的诊断　脑疝的最大危害是干扰或损害脑干功能,通过脑干受累临床表现进行诊断。由于病程短促,常常无法进行头部CT检查。

4.脑疝的处理原则

(1)关键在于及时发现和处理。对于需要手术治疗的病例,应尽快进行手术治疗。患者出现典型脑疝症状时,应立即选用快速降低颅内压的方法进行紧急处理。

(2)可通过脑脊液分流术、侧脑室外引流术等降低颅内压、治疗脑疝。

(二)饮食指导

1.保证热量、蛋白质、维生素、碳水化合物、氨基酸等摄入。

2.注意水、电解质平衡。

3.保持大便通畅,必要时可使用开塞露通便、服用缓泻剂或给予灌肠。

(三)用药指导

1.遵医嘱按时、准确使用脱水利尿药物,甘露醇应快速静脉滴注,同时要预防静脉炎的发生。

2.补充钾、镁离子等限制输液滴速药物时,要告知患者家属注意事项,合理安排选择穿刺血管。

3.根据病情变化调整抗生素前,详细询问药物过敏史。

(四)日常生活指导

1.意识昏迷、植物生存状态患者应每日定时翻身、叩背,保持皮肤完整性。加强观察与护理,防止压疮、泌尿系感染、肺部感染、暴露性角膜炎及废用综合征等并发症发生。

2.肢体保持功能位,给予康复训练。

(魏　琴)

第八节　脑干肿瘤

【概述】

脑干是主管呼吸、心跳、意识、运动、感觉的生命中枢,过去一直被视为手术禁区,通过研究发现脑干有很大的可塑性,包括形态及功能。脑干占位中星形细胞瘤、海绵状血管瘤多见。其次还有室管膜瘤和血管网状细胞瘤等。

1.星形细胞瘤　儿童、青年多见,可发生在脑干任何部位,皆可向任何方向生长。

2.海绵状血管瘤　成年人多见,好发于桥脑、中脑,延髓较少见。

3.室管膜瘤　成年人多见,好发于第四脑室底部的室管膜或颈髓中央管向延髓发展。

4.血管网状细胞瘤　成年人多见,好发于延髓背侧,向第四脑室发展,也可完全在延髓内,也可在延髓接合部的背侧部分或颈髓背侧部分长出,偶发于桥脑。

【护理评估】

1.健康史评估　病人既往身体状况,有无手术史、外伤史、过敏史、住院史、高血压、糖尿病等慢性病病史;肝炎、结核等遗传病病史;疫区、疫地接触史;现在身体状况,精神、意识状况,自理能力、营养状态、疾病知识知晓度。

2.临床表现

(1)肿瘤位于延髓主要有头痛、头晕、呕吐和高颅压症状。体征有后组脑神经障碍、共济失调,特殊症状有呼吸困难、呃逆、心动过缓。

(2)肿瘤位于桥脑时可引起呼吸频率的改变、肢体、面部麻木或无力。体征有咽反射迟钝或消失。特殊症状有不自主发笑、强迫头位。

(3)肿瘤位于中脑有意识障碍、头痛、呕吐、高颅压症状、上视不能、复视,其中复视是典型症状之一。特殊症状是不自主发笑。

(4)脑干综合征:如原发性动眼凝视障碍、不同类型的眼震、面神经麻痹、吞咽障碍等一个或多个脑神经异常,交叉性偏瘫、不随意运动,小脑功能障碍和(或)高颅压等。

3.辅助检查评估MRI　是评价脑干病变的首选影像检查方法。星形细胞瘤为长 T_1 和 T_2 信号不均影像,该部脑干增粗。海绵状血管瘤在出血的急性期,T_1 及

T_2上皆为均匀的高密度,轮廓清晰。

4.心理社会因素评估　病人的文化程度、民族、宗教信仰,对疾病的认识和理解程度、心理状态及社会家庭支持系统的状态、经济状况、应对能力、人格类型,与周围环境及人际关系是否融洽,对手术后的出现并发症的知晓程度,围手术期检查、化验配合程度,对医生、护士的信任程度,对疾病的康复是否有信心,是否有焦虑、恐惧、紧张等不良情绪。

【护理诊断】

(1)潜在并发症:呼吸障碍、昏迷、消化道出血、深静脉血栓。

(2)清理呼吸道无效。

(3)有误吸的危险。

(4)体温过高。

(5)呼吸机依赖。

(6)口腔黏膜改变。

(7)有皮肤完整性受损的危险。

(8)焦虑。

(9)知识缺乏(特定的)。

【护理目标】

严密观察病情变化,及早发现呼吸的频率、节律、深度的异常情况、监测血氧分压并随时记录。加强保护意识确保病人住院期间的安全,减少意外的发生,加强心理护理,缓解病人焦虑紧张状态,做好沟通与宣教工作,取得病人和家属的配合,合理用药,确保治疗效果。加强基础护理,减少术后并发症的发生,满足病人基本生活需要。

【护理措施】

1.一般护理

(1)肿瘤位于中脑:主要注意观察病人的意识变化和吞咽反射,防止误吸,有肌无力者应观察肢体活动。

(2)肿瘤位于桥脑:主要观察病人的呼吸变化,肢体活动。

(3)肿瘤位于延髓。

1)延髓是呼吸中枢,当有占位时,呼吸随时都有停止的危险,尤其是术后的病人应严密观察呼吸的变化。

2)当后组脑神经损伤,常有声音嘶哑,呛食,手术后上述神经症状可能加重,必要时给予鼻饲饮食,防止因呛食引起呼吸道阻塞和吸入性肺炎。

3)有咽反射减弱或消失:发生吞咽困难、咳嗽无力时应及时吸痰,严重者可早行气管切开。

(4)术后注意观察有无消化道出血症状。

(5)术后行气管切开,呼吸肌辅助呼吸时应按气管切开护理常规和机械通气护理常规进行护理。

(6)脑干病人术后卧床时间较长,应加强翻身和肢体活动。叩背,防止坠积性肺炎及深静脉血栓发生。

(7)高热病人多采取物理降温。

(8)在术后禁食期间加强口腔护理。

(9)有面部麻木者应注意防止烫伤。

(10)发生偏瘫的病人注意加强肢体功能锻炼。

2.心理护理

(1)评估病人的心理状态及心理需求,消除病人紧张情绪。耐心听取病人的需要和要求,放松心情,鼓励病人表达自己的需求。增加病人的安全感。鼓励病人正视现实,稳定情绪,顺应医护计划。

(2)教会病人各种放松疗法,如听音乐、睡前泡脚。

(3)医护人员治疗护理操作时沉着冷静,给病人带来信任感。

(4)术后及时告知病人手术效果,打消顾虑。

(5)经常更换体位,肌肉放松,消除紧张情绪。

3.治疗配合

(1)治疗以手术为主。

(2)讲解围手术期检查、化验目的及意义,取得家属及病人的配合。

(3)术后放射治疗有助于延缓肿瘤复发的时间。

4.用药护理

(1)术前:了解病人所用药物治疗目的、方法、剂量。

(2)术后:了解术中情况,术后治疗用药,掌握药物的药理作用,观察药物作用、疗效及不良反应。

(3)遵医嘱及时准确用药。

(4)认真倾听病人主诉、及时配合医生调整用药。

5.健康教育

(1)入院宣教:介绍病房主任、护士长主管医生护士名称、病房环境、相关疾病知识、检查、治疗的目的、意义、方法及配合注意事项。介绍住院须知、探视制度、陪住制度和安全介绍。

（2）术前宣教：术前需要的准备用物、禁食水时间、交叉配血、药物过敏试验、术野准备，锻炼床上使用便器，告知保护性约束的意义、监护时间、饮食种类及注意事项。

（3）术后宣教：伤口护理、用药知识宣教、康复锻炼、饮食护理、禁食的目的，各种管路的护理，减少家属探视防止交叉感染。讲解病理性质消除紧张情绪，向病人家属讲解使用呼吸机目的、意义、配合等注意事项。

（4）出院宣教：告知病人门诊复查时间 3～6 个月，复查时所需物品。按时服药、抗癫痫药物遵医嘱服药不可自行停药及减量。适当休息注意劳逸结合保持情绪稳定。饮食高营养易消化。伤口愈合 1 个月可以洗头，注意伤口有红、肿、热、痛时应及时就诊。加强肢体协调锻炼，提高自身免疫力，防治感冒。发现高热等异常情况时应及时就诊。

（李　莉）

第九节　颅内动脉瘤

一、颅内动脉瘤患者的护理

颅内动脉瘤是颅内局部动脉血管壁异常而产生的囊性膨出物。常见于 40～60 岁的中老年人。在脑血管意外中，颅内动脉瘤破裂出血居于第三位，仅次于脑梗死及高血压脑出血。未破裂动脉瘤蛛网膜下腔出血的危险率为 1%～2%，其中 50%～60% 的破裂是致命的。流行病学研究表明在颅内动脉瘤破裂中 60% 出现死亡或是发生严重残疾，其余患者中一半有神经、精神或是认知障碍。

【专科护理】

（一）护理要点

密切观察患者生命体征，预防脑血管痉挛，绝对卧床，加强患者的心理护理，避免情绪波动。

（二）主要护理问题

1.知识缺乏：缺乏颅内动脉瘤破裂的相关知识和注意事项。

2.有受伤害的危险与颅内动脉瘤破裂有关。

3.潜在并发症：颅内出血、颅内压增高、脑疝等。

（三）护理措施

1.一般护理   病室环境安静、整洁,室内光线柔和。避免各种不良刺激,减少探视人员,集中护理操作,保持患者情绪稳定。

2.对症护理

（1）向患者告知有关颅内动脉瘤破裂的知识,发放入院指导、健康宣教手册,对患者提出的问题有针对性地进行解答。

（2）动脉瘤患者应绝对卧床休息,将血压控制在稳定状态,避免血压大幅度波动而致动脉瘤破裂;保持大便通畅,可适当使用缓泻剂;勿用力咳嗽;避免剧烈运动。

（3）患者外出时要有人陪伴,不可单独或锁门洗澡,以免发生跌倒、头部创伤等意外。

（4）如发现有头痛、呕吐、意识障碍或偏瘫等动脉瘤破裂出血的表现时,要及时通知医生诊治。

（5）密切观察患者生命体征、意识、瞳孔、肌力等变化。

（6）给予清淡易消化的饮食,多食蔬菜水果及粗纤维食物。

【健康指导】

（一）疾病知识指导

1.概念   颅内动脉瘤是由于颅内动脉血管壁局部的缺陷及腔内压力的增高而致缺陷的局部高度扩张,形成向外膨出的囊状物。因其瘤体很小,在破裂出血之前很少被发现,约有80%以上的自发性蛛网膜下腔出血与颅内动脉瘤破裂有关。

2.主要的临床症状

（1）前驱症状和体征,包括头痛、单侧眼眶疼痛或球后痛伴动眼神经麻痹、恶心、呕吐、头晕等症状。半数前驱症状和体征在大出血发生一周内出现,90%在6周内发生。

（2）典型表现:动脉瘤破裂出血引起蛛网膜下腔出血的临床症状和体征,如突发头痛、意识障碍、癫痫、发热等。

（3）非典型表现:老年、儿童和少数成人患者无头痛,仅表现为全身不适、胸背痛、发热、视力或听力突然丧失等。

（4）脑血管痉挛可造成脑供血不足而致中枢神经系统功能紊乱,出现意识障碍、偏身感觉障碍、失语,甚至发生脑疝而死亡。

3.动脉瘤的诊断

（1）动脉瘤的分类:颅内动脉瘤可依据位置的不同分为颈内动脉系统和椎基底

动脉系统动脉瘤,发生在颈内动脉系统的动脉瘤占 90%,椎基底动脉系统动脉瘤占 10%。其中,颈内动脉系统动脉瘤包括颈内动脉-后交通动脉瘤、前动脉-前交通动脉瘤和中动脉动脉瘤。椎基底动脉系统动脉瘤包括椎动脉瘤、基底动脉瘤和大脑后动脉瘤;依据动脉瘤的大小可分为小型、一般型、大型和巨大型动脉瘤。动脉瘤直径<0.5cm 为小型动脉瘤,直径在 0.6~1.5cm 为一般型动脉瘤,大型动脉瘤瘤体直径在 1.6~2.5cm,直径>2.5cm 为巨大型动脉瘤;按照形态可分为囊状动脉瘤、梭形动脉瘤和壁间动脉瘤,分别约占动脉瘤的 95%、4%和 1%。

(2)辅助检查

1)头颅 CT 检查的敏感性取决于出血的时间及临床分级,可明确蛛网膜下腔出血及其程度,提供出血部位的线索,并了解伴发的脑内或脑室内出血以及阻塞性脑积水等。

2)腰椎穿刺检查可明确有无蛛网膜下腔出血,颅内压升高及血性脑脊液。

3)头颅 MRI 对颅后窝、颅内系统少量出血及动脉瘤内血栓的形成具有辅助诊断意义。

4)DSA 可判断动脉瘤的位置、形态、数目、内径、血管痉挛以及侧支循环情况。

4.颅内动脉瘤的处理原则

(1)非手术治疗,主要是防止出血或再出血及控制血管痉挛。应给予绝对卧床休息,控制血压并降低颅内压。

(2)手术治疗,开颅夹闭动脉瘤蒂是首选的治疗方法,也可以采用动脉瘤介入治疗栓塞技术。其中动脉瘤栓塞技术包括载瘤动脉闭塞和动脉瘤腔内填塞两种。目前选择性腔内闭塞动脉瘤的方法是电解脱铂微弹簧圈(GDC)。

5.动脉瘤的预后　颅内动脉瘤若任其发展,可自行破裂并引起急性蛛网膜下腔出血、瘤腔内形成血栓而自行愈合或者处于静止期。但动脉瘤一旦破裂,死亡率较高,约为 30%~40%。动脉瘤大小是直接影响手术效果及术后并发症的重要因素。研究证明,直径<0.5cm 的未破裂的动脉瘤死亡率为 2%,直径 0.6~1.5cm 的动脉瘤死亡率约为 7%,直径>1.5cm 的动脉瘤死亡率占 14%。直径<1.0cm 的动脉瘤患者,99%的预后较好,故动脉瘤的直径越大预后越差。

(二)用药指导

按照医嘱适当使用镇静剂、抗癫痫药物及缓解血管痉挛的药物,同时按照药物的剂量、方法准确服药,定期复查。抗凝血药物如肝素钠,在每次注射前应测定凝血时间,因用药过量可导致自发性出血;应用双香豆素衍生物时,应注意皮炎、脱发、荨麻疹、恶心、腹泻等不良反应,避免用药过量;应用罂粟碱可扩张血管、增加血流量、改善血管造影效果等作用。应用降压药物如硝普钠静脉滴注时滴注系统须用黑纸包盖避光,并应控制药物滴注速度。

(三)饮食指导

1.低胆固醇饮食,少食动物脂肪。指导患者每日胆固醇摄取量不宜超过300mg。

2.饮食宜清淡,不食过咸和甜食,避免过饱。

3.保持大便通畅,便秘者可多进食维生素丰富的水果、蔬菜及谷类,如芦笋、海藻、洋葱、大蒜、蘑菇等。

4.保持食物新鲜,少食油炸、烧烤食品。

(四)预防指导

1.避免情绪激动。

2.不可提重物、进行剧烈运动。

3.沐浴时水温不宜过高。

4.戒除烟、酒。

5.加强肢体活动,防止深静脉血栓形成。

(魏　琴)

第十节　颅内动静脉畸形

颅内动静脉畸形(AVM)为先天性脑血管发育异常。它是颅内血管发育异常所致畸形中最常见的一种,占90%以上。AVM的男性患者稍多于女性,约为2∶1。发病高峰年龄在20~30岁,平均25岁。本病可发生于颅脑任何部位,病灶左右侧分布相等。90%以上位于小脑幕上,可见于大脑皮质、纵裂内;小脑幕下的AVM,约占10%,可发生于小脑半球、小脑蚓部、脑桥角和脑干等部位。

【专科护理】

(一)护理要点

密切观察癫痫发作的时间及性质,及时给予对症处理,保证患者安全。

(二)主要护理问题

1.急性意识障碍与颅内出血有关。

2.有受伤害的危险与癫痫大发作有关。

3.潜在并发症:颅内出血、颅内压增高、脑疝、癫痫发作、术后血肿等。

(三)护理措施

1.一般护理　病室环境安静、整洁、舒适、温湿度适宜。将患者妥善安置在指定床位,尽量减少不必要的搬动以降低脑代谢。出血的患者应绝对卧床休息 4～6 周,头部抬高 15°～30°,避免情绪激动、用力咳嗽等诱因,防止再出血。饮食宜清淡、易消化,避免辛辣、刺激性的食物。

2.对症护理

(1)急性意识障碍的护理:颅内动静脉畸形患者在手术或血管内介入治疗后均应密切观察病情,如生命体征、意识和瞳孔变化,观察有无剧烈头痛、烦躁不安及双侧肢体活动情况,如发现异常立即通知医生进行处理。

(2)有受伤害的危险的护理:设专人陪伴,遵医嘱按时、按量服用抗癫痫药物,加强患者用药依从性。一旦发生癫痫,应立即给予对症处理,保持呼吸道通畅,防止发生窒息。实施保护性安全措施,将急救车及急救药品放置在固定位置备用。

(3)预防并发症的护理:对生命体征要连续监测,直至平稳。颅内出血、颅内压增高、脑疝、癫痫发作、术后血肿等是 AVM 较常见的并发症,如患者出现剧烈头痛、烦躁不安、喷射状呕吐、意识变化时应及时报告医生,对症处理。

【健康指导】

(一)疾病知识指导

1.概念　脑血管畸形可分为颅内动静脉畸形、静脉型畸形、海绵状血管瘤、毛细血管扩张症及混合型,其中颅内动静脉畸形最常见。AVM 是胚胎发育过程中由于脑血管发生变异而形成的,是一团相互缠绕的管径大小不同的脑血管,其内部脑动脉与静脉直接沟通形成数量不等的瘘道,其间没有毛细血管网。由于缺乏毛细血管结构,从而产生一系列脑血流动力学改变。脑 AVM 在形态学上是由发育异常的供血动脉、畸形血管团和引流静脉三部分组成。

2.主要的临床症状　动静脉畸形较小的患者可无任何症状,大多数患者在发生颅内出血后、查找癫痫原因时、长期顽固性头痛就诊时发现。

(1)出血:据报道 3%～60% 脑动静脉畸形患者的首发症状是出血。一般多发生于年轻患者,起病突然,常在体力活动或情绪激动时发作。出现剧烈头痛伴呕吐;意识可清醒,亦可有不同程度的意识障碍,甚至昏迷;脑膜刺激症状、颅内压增高症或偏瘫及偏身感觉障碍等。如果是脑浅表血管出血可引起蛛网膜下腔出血,而 AVM 较深部血管破裂则可引起脑内血肿。AVM 出血可反复发作,最多可达10 余次。随着出血次数的增多,症状逐渐加重,死亡率及永久性致残率也会增高。

(2)抽搐:AVM 患者约有一半以上以抽搐为首发症状,表现为癫痫大发作或局灶性发作。可见于额部、颞部及顶部的动静脉畸形,其中额部动静脉畸形多为抽搐大发作,而顶部则为局限性发作。再次出血约 14％～22％会发生抽搐。早期抽搐可服用药物进行控制,但难用药物治愈。由于癫痫长期发作,脑组织持续缺氧可致记忆力减退、反应迟钝。

(3)头痛:超过 50％的患者有长期头痛史。头痛可局限于一侧,也可全头痛,呈间断性或迁移性。出血时头痛较平时剧烈,常伴有呕吐症状。头痛部位与病变的部位无明显相关。

(4)进行性神经功能障碍:主要表现为运动或感觉性功能障碍。未破裂出血的AVM4％～12％可有急性或进行性的神经功能障碍。较大的动静脉畸形由于大量脑盗血引起脑缺血发作,出现轻偏瘫或肢体麻木、失语、共济失调等进行性神经功能缺失症状。初期的发作为短暂性,随着发作次数的增多,瘫痪可逐渐加重并成为永久性。

(5)颅内血管杂音:约有 10％～30％的患者感觉颅内有杂音,压迫颈动脉可使杂音减弱或消失。

3.颅内动静脉畸形的诊断

(1)AVM 分类

1)按 AVM 团大小分类:Drake 标准分为小型、中型和大型血管畸形团。小型最大径 0.5cm,中型最大径为 2.5～5.0cm,大型最大径＞5cm,如最大径＞6cm 可划入巨大型。

2)按血管造影显示形态分类:Parkinson 等将颅内动静脉畸形分为多单元型、一单元型、直线型和复合型。

3)按立体形态分为曲张型,增粗和扩张的脑动脉和脑静脉绕成一团,团内有多处动静脉瘘口,此型多见,约占 65％;帚型,动脉如树枝状,其分支直接与静脉吻合.约占 10％;动静脉瘤型,动静脉扩大呈球囊状,如生姜块茎,约占 10％;混合型,上述三种类型共存在一个病灶,占 10％左右。

(2)辅助检查

对于自发的蛛网膜下腔出血或脑内出血的患者应考虑颅内动静脉畸形,特别是伴有癫痫发作及无明显颅内压增高的患者。

1)头颅 CT 扫描:CT 平扫时未出血的动静脉畸形可示不规则的低等或高密度混杂的病灶,呈团块状或点片状,边界不清。

2)头颅 MRI 成像:MRI 检查对动静脉畸形的确诊有特殊意义。能够清晰显示病变与脑解剖及毗邻的关系,弥补脑血管造影的不足,为选择手术入路及预后的评估提供资料。

3)脑血管造影:脑血管造影是诊断动静脉畸形的重要手段。已被广泛应用的DSA,可获取清晰连续的摄片造影图像,以了解畸形血管团的大小、范围、引流静脉、供血动脉及血流的速度。

4)脑电图检查:对抽搐的患者进行脑电图动态监测,可以准确定位癫痫病灶,便于进一步诊治。

(3)鉴别诊断:颅内动静脉畸形应注意与血管性头痛、原发性癫痫、胶质瘤、脑膜瘤、海绵状血管瘤及高血压脑出血进行鉴别。

4.颅内动静脉畸形的处理原则　颅内 AVM 的治疗目的是为改善脑组织血供,减轻或纠正脑盗血,减少癫痫发作,缓解神经功能障碍,从而提高患者的生存质量及生活质量。对于动静脉畸形的治疗方法主要有病灶切除术、血管内介入栓塞术、立体定向放射外科治疗及对症处理。随着栓塞技术的发展,约有 10%~15%的患者只需要行血管内栓塞治疗,可作为单一治疗措施。

5.颅内动静脉畸形的预后　AVM 第一次破裂出血的患者 80%~90%可以存活,而颅内动脉瘤第一次出血的成活率只有 50%~60%。美国颅内动脉瘤联合协作组综合文献报道,AVM 手术全切除的病例术后病死率为 6.3%,非手术治疗者病死率为 20%。

(二)用药指导

根据癫痫的类型选择抗癫痫药物,坚持长期、规律服药,以控制癫痫发作。大发作和局限性发作可首选苯妥英钠、苯巴比妥或扑米酮,精神运动性发作可选用苯妥英钠、卡马西平、硝西泮、丙戊酸钠等,失神小发作可选用乙琥胺、丙戊酸钠、氯硝西泮等。一般在完全控制癫痫发作 2~3 年后方可考虑逐渐减量。

(三)饮食指导

给予清淡、易消化的食物,进食困难的患者可给予鼻饲管流质饮食,以保证营养的供给,并准确记录出入量,维持水、电解质平衡。

(四)日常生活指导

保持生活规律,固定作息时间,避免剧烈运动、情绪波动和劳累。保持大便通畅,饮食少量多餐,适当补充水分。

(魏　琴)

第十一节　肱骨干骨折

【概述】

肱骨干骨折是发生在肱骨外科颈下 1～2cm 至肱骨髁上 2cm 段内的骨折。直接暴力和间接暴力均可造成肱骨干骨折,直接暴力常由外侧打击肱骨干中段,致横行或粉碎性骨折。间接暴力常由手部着地或肘部着地,力向上传导,加上身体倾倒所产生的剪式应力,导致中下 1/3 骨折。有时因投掷运动或"掰腕"也可导致中下 1/3 骨折,多为斜行或螺旋形骨折。肱骨干中、下 1/3 交界处后外侧有桡神经自内上斜向外下行走,此处骨折易伤及桡神经。肱骨干骨折常见于青年人和中年人,肱骨近端的骨折,尤其是嵌插和位移性骨折多见于老年人。

【临床表现】

1.有外伤史。

2.伤侧上肢疼痛、肿胀、畸形、皮下瘀斑及功能障碍　肱骨干可出现假关节活动、骨擦感、患肢短缩等。肱骨干中下 1/3 段骨折易发生桡神经损伤。肱骨骨折的主要并发症是由于撕裂、横断或痉挛而引起的桡神经损伤和肱动脉损伤。合并桡神经损伤可出现垂腕、各手指掌指关节不能背伸,拇指不能伸,前臂旋后障碍;手背桡侧皮肤感觉减弱或消失等表现。

3.辅助检查　X 线检查可确定骨折的部位、类型和移位方向,可见骨折线。

【治疗原则】

1.无移位骨折　夹板或石膏固定 3～4 周。

2.有移位的骨折　采用手法整复后行夹板固定或石膏外固定。成年人固定 6～8 周,儿童固定 3～5 周。肱骨中、下 1/3 骨折固定时间适当延长,X 线复查有足够骨痂生长之后,才能解除固定。

3.手术治疗　适用于开放性骨折、陈旧性骨折不愈合或畸形愈合、手法复位失败者。对开放性骨折合并桡神经损伤者,可行手术切开复位、桡神经探查术;闭合性骨折合并桡神经损伤者,可先观察 2～3 个月,如无恢复迹象且有手术指征者,可手术探查。

【护理评估】

了解患者受伤的原因、部位和时间、受伤时的体位和环境,外力作用的方式、方向与性质,伤后患者功能障碍及伤情发展情况、急救处理经过等。评估患者全身情况,有无其他合并损伤及威胁生命的并发症,如有无头部、胸部、腹部及泌尿系统的损伤。观察患者有无脉搏加快、脉弱、皮肤湿冷、呼吸浅快、血压下降、尿少、意识障碍等低血容量性休克的症状。检查局部骨折部位有无出血、肿胀、触痛或被动伸指疼痛、畸形、肢体短缩等;伤肢的活动及关节活动范围,有无异常活动、骨擦音、活动障碍等;开放性损伤的范围、程度和污染情况,破损处是否与骨折处相通;末梢感觉和循环情况,如骨折远端肢体的皮温、有无感觉异常、毛细血管再充盈时间、有无脉搏减弱或消失等。

【护理要点及措施】

1.开放性骨折　患者需观察和监测生命体征,如有继发出血及时报告医生并配合医生及时处理。

2.协助患者做好术前相关检查工作　如影像学检查、心电图检查、X线胸片、血液检查、尿便检查等。

3.做好术前指导

(1)备皮、洗澡、更衣,做好胃肠道准备、抗生素皮试等。

(2)术前1d晚22∶00后禁食、水,术晨取下义齿,贵重物品交家属保管等。

(3)嘱患者保持情绪稳定,必要时遵医嘱给予镇静药物,以保证充足的睡眠。

4.术后　护士严密观察患者生命体征的变化,包括体温、血压、脉搏、呼吸,并准确记录生命体征。

5.观察伤口渗血及末梢血供情况　颜色是否发白或青紫,温度是否降低,感觉是否麻木,有无肿胀及桡动脉搏动。绷带松紧度。

6.疼痛护理　评估疼痛程度,采取相应的措施。必要时按医嘱给予镇痛药物,并注意观察药物效果及有无不良反应发生。

7.基础护理　协助患者生活护理等,指导并鼓励患者做些力所能及的自理活动。

8.饮食护理　给予高蛋白、高维生素、高钙及粗纤维饮食。

9.体位护理及功能锻炼

(1)术后应用颈腕吊带制动,抬高患肢。

(2)麻醉恢复后即开始指、掌、腕关节活动,平卧时可做肘关节屈伸练习。

(3)2～3周后开始练习肩关节活动。

(4)解除外固定后全面练习肩关节,如划圆圈(肩关节环转)、肩内旋;肩外展外旋(举臂摸枕后);肩外展、内旋、后伸(即用患侧手指背侧触摸腰部);肩内收、外旋(患侧手横过面部触摸健侧耳朵);划船动作。

10.心理护理　护理人员应对患者关心、体贴,日常生活中主动给予必要的帮助。督促鼓励患者自己料理生活。做力所能及的事情,如整理床铺、衣物,个人清洁卫生等。有利于树立患者信心,还能促使其由患者角色向健康人角色转变,为痊愈出院做好心理准备。

【健康教育】

1.手法复位　行外固定患者,指导其进行肌肉等长收缩训练,握拳伸掌运动。

2.告知患者　出院后继续功能锻炼的意义及方法,指导患者出院后继续上肢功能锻炼。防止出现两种倾向:一种是放任自流,不加强锻炼;另一种是过于急躁,活动幅度过大,力量过猛,造成软组织损伤。

3.饮食调养　多食高蛋白、高维生素、含钙丰富、刺激性小的食物。

4.注意休息　保持心情愉快,勿急躁。

5.复查时间及指征　术后 1 个月、3 个月、6 个月需进行 X 线摄片复查,了解骨折愈合情况。有内固定者,于骨折完全愈合后取出。对于手法复位外固定患者,如出现下列情况须随时复查:骨折处疼痛加剧,患肢麻木,手指颜色改变,温度低于或高于正常等。

（孙雪娜　付明霞）

第十二节　胫骨平台骨折

【概述】

胫骨平台是膝关节的重要结构,一旦发生骨折,造成内、外侧胫骨平台关节面不平、受力不均,将产生骨关节炎改变。由于胫骨平台内外侧分别有内、外侧副韧带,平台中央有胫骨髁间棘,其上有交叉韧带附着,当胫骨平台骨折时,常发生韧带及半月板的损伤。胫骨平台骨折可由间接暴力或直接暴力引起。可分为以下类型:单纯胫骨外髁劈裂骨折、外科劈裂合并平台塌陷骨折、单纯平台中央塌陷骨折及内侧平台骨折等。

【临床表现】

1.患者膝部疼痛、肿胀、不能负重。

2.辅助检查:X 线检查可以显示骨折的类型和移位情况。CT 和 MRI 检查有助于了解关节面损伤程度及韧带、半月板损伤的诊断。

【治疗原则】

1.非手术治疗　适用于无移位的或不全的平台骨折;伴有严重的内科疾病;老年人骨质疏松患者的不稳定外侧平台骨折;感染性骨折患者;严重污染的开放骨折。多采取石膏、骨牵引、闭合复位等治疗。

2.手术治疗　适用于胫骨平台骨折;开放胫骨平台;胫骨平台骨折合并骨筋膜间室综合征;合并急性血管损伤;可导致关节不稳定的外侧平台骨折。治疗方法:切开复位内固定术,合并膝关节韧带损伤除处理骨折外,韧带损伤可同时修补。

【护理评估】

了解患者受伤的原因、部位和时间、受伤时的体位和环境,外力作用的方式、方向与性质,伤后患者功能障碍及伤情发展情况、急救处理经过等。评估患者全身情况,有无其他合并损伤及威胁生命的并发症,如有无头部、胸部、腹部及泌尿系统的损伤。观察患者有无脉搏加快、脉弱、皮肤湿冷、呼吸浅快、血压下降、尿少、意识障碍等低血容量性休克的症状。检查局部骨折部位有无出血、肿胀、触痛或被动伸指疼痛、畸形、内旋或外旋、肢体短缩等;伤肢的活动及关节活动范围,有无异常活动、骨擦音、活动障碍等;开放性损伤的范围、程度和污染情况,破损处是否与骨折处相通;末梢感觉和循环情况,如骨折远端肢体的皮温、有无感觉异常、毛细血管再充盈时间、有无脉搏减弱或消失等。

【护理要点及措施】

1.有外伤的患者需观察和监测生命体征,评估有无威胁生命的并发症,如有无头、胸部、腹部及泌尿系统的损伤等并发症。

2.协助患者做好术前相关检查工作:如影像学检查、心电图检查、X线胸片、血液检查、尿便检查等。

3.做好术前指导

(1)备皮、洗澡、更衣,做好胃肠道准备、抗生素皮试等。

(2)术前1d晚22:00后嘱患者禁食、水,术晨取下义齿,贵重物品交家属保管等。

(3)嘱患者保持情绪稳定,避免过度紧张焦虑,必要时遵医嘱给予镇静药物,以保证充足的睡眠。

4.严密观察患者生命体征的变化:包括体温、血压、脉搏、呼吸,并准确记录生命体征。

5.严密观察肢体肿胀程度、感觉、运动功能及血液循环情况,警惕骨筋膜室综合征的发生。

6.观察伤口周围敷料渗出情况,渗出物性质、量、颜色、气味,及时更换敷料,保持清洁干燥。

7.基础护理:协助患者洗漱、进食及排泄等,指导并鼓励患者做些力所能及的自理活动。

8.饮食护理:给予高蛋白、高维生素、高钙及粗纤维饮食。

9.体位护理及功能锻炼:

(1)抬高患肢,高于心脏平面10°～15°。

(2)护士应注意观察术后放置伤口引流管患者引流液的性质、颜色及引流量,避免引流管及接头扭曲、松脱,如有血凝块堵塞引流管时,可挤压引流管使血块排出,以免影响引流效果。

(3)指导患者主动锻炼:每日按时进行股四头肌等长收缩锻炼,以不感到疲劳为宜。

(4)指导患者被动锻炼:髌骨按摩活动,每组10～30次,每天2～3组,防止髌骨与关节面粘连;术后第2天可遵医嘱行CPM康复锻炼。

10.心理护理:护理人员应对患者关心、体贴,日常生活中主动给予必要的帮助。督促鼓励患者自己料理生活。患者卧床期间可完成力所能及的事情,如个人卫生清洁、床上进餐等。这样做既能锻炼肢体功能,又是对患者本人的一种良性刺激,有利于树立信心和希望,还能促使其由患者角色向健康人角色转变,为痊愈出院做好心理准备。

【健康教育】

1.定期复查,发现患肢血液循环、感觉、运动异常,请及时就医。

2.加强营养,多食优质蛋白含量高的食物,富含维生素的水果、蔬菜以补充机体所需,促进骨折愈合。但应适当控制体重,以减轻肢体负荷。

3.正确使用双拐,扶拐下床不负重活动,随着骨折愈合的强度增加逐步增加肢体负重,并可做小腿带重物的伸膝抬举训练,以加强股四头肌肌力,增加膝关节的稳定度。下床时应有保护,防止摔倒造成二次损伤。

4.保持心情愉快,按时作息,劳逸适度。

5.骨折内固定患者根据复查时骨折愈合情况,确定取内固定时间。

(孙雪娜　付明霞)

第十三节　股骨颈骨折

【概述】

股骨颈骨折是指股骨头下端至股骨颈基底部之间的骨折。多发生在中、老年人,与骨质疏松导致的骨质量下降有关。患者的平均年龄在 60 岁以上,年龄越高,骨折愈合越困难。骨折部位常承受较大的剪力,骨折不愈合率较高,为 $10\% \sim$ 20%。由于股骨头血液供应的特殊性,骨折时易使主要供血来源阻断,不但影响骨折愈合,且有可能发生股骨头缺血坏死及塌陷的不良后果,发生率为 $20\% \sim 40\%$。

【临床表现】

1.畸形　患肢多有轻度屈髋屈膝及外旋畸形。

2.疼痛　移动患肢时髋部疼痛明显。在患肢足跟部或大粗隆部叩击时,髋部感疼痛。

3.功能障碍　移位骨折患者在伤后不能坐起或站立。

4.肿胀、患肢短缩。

5.按 X 线表现分类。

(1)内收骨折:股骨头呈内收,骨折远端向上移位,骨折线的 Pauwels 角$>50°$,此种骨折线间的剪力大,骨折不移位,多有移位,而且关节囊破坏力较大,因而愈合率较低,股骨头坏死率高。

(2)外展骨折:两骨折端呈外展关系,位置稳定,骨折线的 Pauwels 角$<30°$,此种骨折线间的剪力小,骨折较稳定,因而愈合率较高。

6.辅助检查　X 线检查以明确骨折的部位、类型、移位情况。

【治疗原则】

1.非手术治疗　皮牵引或防旋鞋治疗;骨牵引逐渐整复法;功能锻炼。

2.股骨颈骨折的最佳治疗方法　是复位内固定术,只要复位满意,大多数固定方法都可获得较高愈合率。骨折内固定方法要求固定坚强、方法简单,对血供破坏少,符合局部生物力学要求。所以股骨颈骨折的治疗原则是:早期无创伤复位,合理固定,早期功能康复。

(1)经皮空心钉内固定术:适用于老年患者中对于骨密度尚好者,50 岁以下尤其是青壮年的股骨颈头下型或头颈型骨折。

(2)钉板内固定:几乎适用于老年患者各型股骨颈骨折,尤其是外侧皮质的骨质疏松或粉碎相当严重,空芯钉难以把持的骨折。

（3）股骨颈骨折人工股骨头置换术：适用于生理年龄偏大（一般在70岁以上），不能耐受卧床尤其是不能耐受二次手术的高龄患者并存在局部或全身疾病者，或合并髋关节骨折脱位者等。

（4）人工全髋关节置换术：适用于年龄小于70岁，平时身体状况尚好，活动量偏大、股骨颈头下型骨折者，或合并髋关节骨折脱位等。

【护理评估】

了解患者受伤的原因、部位和时间、受伤时的体位和环境，外力作用的方式、方向与性质，伤后患者功能障碍及伤情发展情况、急救处理经过等。评估患者全身情况，有无其他合并损伤及威胁生命的并发症，如有无头部、胸部、腹部及泌尿系统的损伤。观察患者有无脉搏加快、脉弱、皮肤湿冷、呼吸浅快、血压下降、尿少、意识障碍等低血容量性休克的症状。检查局部骨折部位有无出血、肿胀、触痛或被动伸指疼痛、畸形、内旋或外旋、肢体短缩等；伤肢的活动及关节活动范围，有无异常活动、骨擦音、活动障碍等；开放性损伤的范围、程度和污染情况，破损处是否与骨折处相通；末梢感觉和循环情况，如骨折远端肢体的皮温、有无感觉异常、毛细血管再充盈时间、有无脉搏减弱或消失等。老年患者评估相关内科疾病。

【护理要点及措施】

1.评估有无威胁生命的并发症：如有无头部、胸部、腹部及泌尿系统的损伤等并发症。

2.协助患者做好术前相关检查工作：如影像学检查、心电图检查、X线胸片、血液检查、尿便检查等。

3.做好术前指导：

（1）备皮、洗澡、更衣，做好胃肠道准备、抗生素皮试等。

（2）嘱患者术前1d晚22：00后禁食、水，术晨取下义齿，贵重物品交家属保管等。

（3）嘱患者保持情绪稳定，避免过度紧张焦虑，必要时遵医嘱给予镇静药物，以保证充足的睡眠。

4.严密观察患者生命体征的变化，包括体温、血压、脉搏、呼吸，并准确记录生命体征。

5.观察骨折处疼痛、肿胀、皮肤色泽、软组织损伤、伤口污染及出血情况等，判断是否为开放性骨折。观察足趾感觉、运动，了解有无神经损伤。

6.伤口周围敷料渗出情况，渗出物性质、量、颜色、气味，及时更换敷料，保持清洁干燥。

7.基础护理:协助患者洗漱、进食及排泄等,指导并鼓励患者做些力所能及的自理活动。

8.饮食护理:给予高蛋白、高维生素、高钙及粗纤维饮食。

9.体位护理及功能锻炼

(1)向患者及家属说明保持正确体位是治疗骨折的重要措施之一,以取得配合。

(2)术后患者麻醉恢复后即开始进行股四头肌等长收缩及距小腿关节主动背屈和环绕活动,白天不少于每小时 10 次。

(3)术后 24h,可做股四头肌等长收缩练习及臀部肌肉收缩练习和引体向上运动。

(4)术后 2～3d,当 24h 引流液低于 50ml 拔除伤口引流管后,做髋、膝关节被动屈伸练习,髋关节活动度为 25°,膝关节活动度为 40°。

(5)术后 3d 开始被动活动。活动度从 30°～40°开始,以后每天增加 5°～10°。

(6)术后 1 周,患者坐位练习伸髋、屈髋、屈髋位旋转,并可立位练习髋关节伸展、骨盆左右摇摆、屈髋、旋转练习。

(7)术后 3～7d 根据手术方式及患者体力恢复情况下地活动或使用助行器步行练习。

(8)正确搬运:患者手术后回病房时,由于麻醉苏醒过程中患者易发生躁动,再加之下肢肌肉松弛,行髋关节置换或股骨头置换的患者如搬运不当,易引起脱位。因此,搬运过程中,一定要严格将患肢置于外展位。方法是医护人员托住患侧的髋部和下肢,使患肢保持外展中立位,另一人托住健侧髋部和健肢,其余人协助将患者放于床上,注意要同步进行,严防动作不协调而致关节脱位。

10.并发症的观察与护理:

(1)预防坠积性肺炎:教会患者正确的咳痰方法,鼓励自行排痰;卧床患者每 2～3 小时翻身叩背 1 次刺激患者将痰咳出;对张口呼吸者用 2～3 层湿纱布盖于口鼻部以湿润空气;借助吊环行引体向上练习,预防坠积性肺炎;对低效咳痰者每 2～3 小时给予翻身、叩背,刺激咳痰;痰液黏稠者给予雾化吸入,以稀释痰液。注意保暖,避免受凉。

(2)预防心脑血管意外及应激性溃疡:多巡视,尤其在夜间。若患者出现头痛、头晕、四肢麻木、表情异常(如口角偏斜)、健侧肢体活动障碍;心前区不适和疼痛、脉搏细速、血压下降;腹部不适、呕血、便血等症状,应及时报告医生紧急处理。

(3)预防深静脉血栓:肢体肿胀程度、肤色、温度、浅静脉充盈情况及感觉可反应下肢静脉回流情况;将患肢抬高 20°～25°,避免患肢受压,尤其是避免腘窝受压,避免过度屈髋,以促进静脉回流;认真听取患者主诉,严密观察以上指标,必要时测双下肢同一平面周径,发现异常及时汇报、及时处理。

(4)预防压疮:年老体弱、长期卧床的患者,要特别注意受压部位皮肤,给予气垫床或垫海绵垫,同时教会患者引体向上练习方法预防压疮发生。

(5)预防泌尿系感染:指导患者每天饮水 1500ml 以上。不能进食者,及时行肠外补充。定时清洗外阴、肛门,鼓励患者多饮水增加排泄,达到预防感染的目的。

(6)预防意外伤害:老年患者创伤后,有时出现精神障碍,护士应对每位患者进行评估,如有创伤性精神障碍发生者,应及时给予保护性措施,如加双侧床挡和应用约束带等,防止坠床,意外拔管等。24h 不间断看护。躁动严重者,遵医嘱给予药物治疗。

【健康教育】

1.饮食   多进食含钙质的食物,防止骨质疏松,但应控制体重增加。

2.活动   避免增加关节负荷量,如长时间站或坐、长途旅行、跑步、爬山等。

3.日常生活   注意不坐矮凳或软沙发,不跷"二郎腿",不盘腿,禁止蹲位,不侧身弯腰或过度前弯腰。下床方法,先移身体至健侧床边,健侧先离床并使足部着地,患肢外展屈髋小于 45°,由他人协助抬起上身,使患肢离床并使足部着地,再扶住助行器站立。上楼梯时,健肢先上,拐随其后或同时跟进。下楼梯时,拐先下,患肢随后,健肢最后,屈髋角度避免大于 90°。洗澡用淋浴不可用浴缸;如厕用坐便器不用蹲式。患者翻身两腿间应夹一个枕头,取物、下床的动作应避免内收屈髋。

4.功能锻炼   ①术后 6～8 周内屈髋不应超过 90°,且以卧、站或行走为主,坐的时间尽量缩短。可以进行直腿抬高、髋关节的伸展及外展练习、单腿平衡站立练习,直至术侧下肢能单腿站立。②患者使用助行器行走 6 周后再改为单拐或手杖辅助行走 4 周,然后逐渐弃拐行走。

5.预防感染   关节局部出现红、肿、痛及不适,应及时复诊。

6.遵医嘱   定期复查,完全康复后,每年复诊 1 次。

(燕敏   杨慧)

第十四节   骨盆骨折

【定义】

骨盆系一完整的闭合骨环。由骶尾骨和两侧髋骨(耻骨、坐骨和髂骨)构成。

骨盆骨折是一种严重外伤,多由直接暴力骨盆挤压所致。多见于交通事故和塌方。战时则为火器伤。骨盆骨折半数以上伴有合并症或多发伤。最严重的是创伤性失血性休克及盆腔脏器合并伤,救治不当有较高的死亡率。

【护理措施】

1.按骨科围术期护理指南及四肢骨折护理指南。

2.患者受伤 24～48h,要严密观察生命体征变化,必要时每 30min 至 1h 测量 1次,若患者出现面部苍白、出冷汗、末梢血供差、脉细弱、表情淡漠等休克症状,应立即报告医师,及时给予抗休克护理。

3.密切观察患者有无腹痛或腹痛加剧或急性腹膜炎症状,观察肛门有无疼痛或出血、触痛现象,发现异常应及时报告医师处理。

4.注意观察皮下有无出血,如有则应在皮肤上标记其范围,观察出血进展情况。

5.注意观察尿量及颜色变化,按医嘱给予留置尿管,并保持通畅,定时记录尿液性状、量及颜色情况。

6.为了防止骨折移位,不要随意搬动患者及更换体位,视病情需卧床休息 2～6周,同时注意预防压疮发生。

7.骨盆悬吊牵引者,吊带要平坦干燥、完整,骨突部位用棉垫保护,以防压疮。

【健康指导】

1.饮食指导　预防便秘,保持患者大便通畅,鼓励患者多饮水,多食水果、蔬菜,必要时给予缓泻药。

2.功能锻炼指导

(1)不影响骨盆环完整的骨折:单纯一处骨折无合并伤,又不需复位者,伤后仅需卧床休息,可取仰卧与侧卧交替(健侧在下),早期严禁坐立,只可在床上做上肢伸展运动和下肢肌肉等长收缩即踝关节背屈,绷紧腿部肌肉 10s 后放松,再绷紧一放松,以此循环(每小时 80～100 次,每日活动 4～6h),踝关节和足部其他小关节活动,健肢主动活动。伤后 1 周进行半卧位及坐位练习,同时做双侧髋关节、膝关节的伸屈运动。伤后 2～3 周,可下床站立并缓慢行走,逐日加大活动量。伤后 3～4 周,不限制活动,可练习正常行走及下蹲。

(2)影响骨盆环完整的骨折:伤后无合并症者应卧硬板床休息,同时进行上肢活动,以利于心肺功能。伤后 2 周开始练习半卧位,并进行下肢肌肉的收缩锻炼即踝关节背屈,绷紧腿部肌肉 10s 后放松,再绷紧一放松,以此循环(每小时 80～100次,每日活动 4～6h),踝关节和足部其他小关节活动,健肢主动活动。伤后 3 周,在床上进行髋关节、膝关节的活动,先为被动活动,逐渐过渡到主动活动。伤后6～8周(骨折临床愈合),拆除牵引固定,扶拐行走。伤后12周逐渐锻炼弃拐负重步行。

(孙雪娜　付明霞)

第十五节　脊柱骨折

【定义】

脊柱椎体骨的连续性中断,称为脊柱骨折。

【护理措施】

1.术前护理

(1)按骨科术前护理指南。

(2)搬运中需保持脊柱伸直位,对胸腰椎损伤患者需要三人同时托住头颈部、胸腰部和下肢保持患者躯干伸直,搬运颈椎损伤患者应一人用手固定头颈部,托住患者下颌略施牵引其他人抬起躯干和下肢。

(3)密切观察病情变化,如生命休征及脊髓损伤症状,有无改善等,并做好记录。

(4)一般取平卧位,颈椎骨折用沙袋固定颈部两侧,颈部制动。病情许可时,正确指导或协助翻身。

①能自行翻身者,可自行翻身,但必须以轴式方式翻身。

②一人翻身法:先将患者双下肢屈曲,一手托肩,另一手托臀部,双手将患者由仰卧变侧卧或侧卧变仰卧,让患者协作,保持躯干伸直位。

③截瘫患者由两人协助翻身,床两侧各站一人,一人扶患者,另一人准备棉垫,两人配合协助患者翻身,翻身时检查全身皮肤情况,并垫好棉垫,使患者舒适。

④颅骨牵引患者,翻身时由一人拉住牵引绳,其他人要同时翻动头和躯干,防止加重损伤或牵引脱落,一般侧卧位达30°～40°即可。

2.术后护理

(1)按骨科术后护理指南。

(2)术后应保持脊柱水平使患者平卧于硬板床上,测体温、脉搏、呼吸、血压每30min1次,注意患者反应,认真检查各管道位置,观察双下肢感觉及运动情况,保证液体或血顺利输入。

(3)注意伤口渗血情况,保持敷料清洁干燥。保持伤口负压引流管通畅,防压迫、脱落,注意观察引流物的颜色、量的变化;倾倒引流物时应夹紧引流管,防气体和液体倒流,并在恢复引流袋呈负压状态时再与引流管连接。一般术后 48~72h,引流量每日少于 30~50ml 即可拔管。

(4)并发症的预防

①防压疮:这是术后护理的关键,既要求勤翻身,又讲究翻身方法。做法:患者回病房后先平卧 2h 后,酌情每 2~4h 轴型翻身 1 次;翻身时脊柱要保持平直,勿屈曲、扭转,每次体位改变 90°,避免拖、拉、推,应将患者抬起,翻后对截瘫患者要取舒适卧位,按摩受压部位,注意保持床铺整洁、无渣屑皱褶。决不可因患者身体重或管道多而减少翻身次数。

②防尿路感染:应每日清洁消毒尿道口 2 次,保持导尿管通畅,注意尿色及量的变化。能自行排尿者术后 3h 放尿后拔除导尿管。对不能自行排尿者,应尽早开始夹管训练膀胱功能,并于每次放尿时鼓励患者使用腹压或做下腹部按摩,争取在术后 2~3d 采用腹部按摩挤压排尿方法代替留置导尿管。

③防肺部感染:应尽早开始呼吸功能锻炼,鼓励多咳嗽,辅助排痰。

④防关节僵硬和肌肉挛缩:适时正确的功能锻炼对保持关节灵活性、促进全身神经肌肉系统的功能恢复有重要作用。故术后第 2 天就要进行双上肢的伸屈、内收、外展锻炼,每日 5~6 次,即使对完全瘫痪的肢体也要树立信心,每日 3~4 次给患者做双下肢按摩、做被动运动,防止术后畸形,减轻肌肉萎缩。

5.注意饮食防便秘　患者长期卧床,肠蠕动减慢,常常发生腹胀和便秘,严重影响食欲。故应加强患者的饮食和情志护理,关心患者排便情况。多进食清淡、易消化、富含营养的食物,忌煎炸油腻食物,鼓励患者在胃肠排空后多饮水(饭后即饮易稀释胃液),养成定时排便习惯。若术后 2d 无大便者,给予蜂蜜或番泻叶代茶饮,并配合腹部按摩(循肠蠕动方向推揉)。

【健康指导】

1.饮食指导　按骨科围手术期饮食指导。

2.功能锻炼指导　一般胸腰椎压缩性骨折,可在受伤 7d 以后进行腰背肌锻炼(详见腰椎间盘突出症护理常规),颈椎骨折患者注意锻炼四肢关节活动。练习深呼吸。胸腰段骨折后因后腹膜血肿、骨折疼痛等,影响患者的呼吸功能。故术前要鼓励患者多做深呼吸运动,尤其年龄较大者,要预防术后肺部的并发症。

【出院指导】

1.按时用药　查看药物的名称、剂量、时间、用法、注意事项,遵医嘱执行。

2.饮食调养　多食用高蛋白、高热量、助消化的饮食,如鸡蛋、瘦肉、萝卜粥、山楂类,以及富含粗纤维的蔬菜,如芹菜、水果等。忌食生冷、辛辣油腻的饮食,并忌烟、酒,同时注意饮食要有规律节制。在卧床期间,为防止便秘的发生,除上述注意事项外,还可顺时针按摩腹部。若发生便秘,可使用开塞露肛门注入或服少量缓泻药,如番泻叶 10～15mg 浸泡于 250ml 水中 10min,1h 后重复 1 次。

3.休息指导　出院后应继续卧床休息,医师将根据患者术后恢复情况,决定下床治疗时间。

4.功能锻炼　出院后继续行腰背肌或项背肌功能锻炼 6 个月以上,最好能长期坚持行腰背肌或项背肌功能锻炼,以加强腰背肌及项背肌力量,增加脊柱稳定性。

5.下床指导准备　下地时,应先在床上半坐一会儿,再下床,以防直立性低血压。下床方法为翻身俯卧后,一腿下床,然后用双手支撑起上半身,待躯干接近直立时,再将另一腿移下床。

6.日常活动指导　下地时应佩戴腰围以保护脊柱,但只可使用 1 个月,时间过长,会导致腰背肌萎缩,引起下腰痛。恢复正常生活后,避免肩扛重物,长时间弯腰等损伤腰部的动作,以防术后复发。双手提物重量应平衡,不可一手重、一手轻。

7.情志及调养　保持心情愉快,勿急躁。

8.伤口护理　观察伤口周围有无红、肿、痒感,甚至有破溃现象时应及时就医。

9.定期门诊复查　来院复查时带上门诊病历、X 线片及出院小结。

10.脊柱骨折　伴截瘫时按截瘫护理指南护理。

（燕　敏　杨　慧）

第十六节　关节外科

一、膝骨性关节炎

【概述】

膝骨性关节炎是一种慢性关节疾病,它的主要改变是关节软骨面的退行性变和继发性的骨质增生。骨性关节炎的病因迄今尚未完全明了,现已明确系多种因素造成关节软骨的破坏,如慢性劳损、肥胖、骨质疏松、经常的膝关节损伤等,其内在因素是由于关节软骨本身的改变。随着年龄的增长,该病的发病率逐渐增高,50岁后发病率则明显增高。其中,女性患者的发病率是男性的 4～5 倍。

【临床表现】

1.疼痛　疼痛多与气温、气压、环境、情绪有关,秋冬加重,天气变换时加重。疼痛多位于髌骨之间或髁骨周围,和膝关节内侧。膝关节外侧或后侧较少。两处或两处以上疼痛,或疼痛部位不定,经常变换者也不少见。

2.肿胀　由于软组织变性增生、关节积液致滑膜肥厚、脂肪垫增大等,有的是骨质增生、骨赘引起。较多见的是两种或 3 种原因并存。肿胀分为 3 度:略比健侧肿胀为轻度,肿胀达到与髌骨相平为中度,高出髌骨为重度。以轻度和中度肿胀多见。也有表现为局限性肿胀者。

3.畸形　膝内翻畸形最常见,严重者伴有小腿内旋。畸形使膝关节负荷不匀,又加重畸形。另一个常见畸形是髌骨力线不正或髌骨增大。

4.功能障碍

(1)关节活动协调性异常:关节打软、滑落感、跪倒感、错动感,以及交锁、弹响或摩擦音等。

(2)关节活动受限:关节僵硬、不稳、伸膝受限。

5.辅助检查

(1)体检:可见股四头肌萎缩,而膝关节粗大。偶尔可触及滑膜肿胀及浮髌试验阳性。髌骨深面及膝关节周围压痛。关节活动轻度或中度受限,但纤维性或骨性强直者少见。严重病例可见膝内翻或外翻畸形,侧方活动检查可见关节韧带松弛体征。单足站立时可观察到膝关节向外或内侧弯曲的现象。

(2)X 线检查:早期 X 线片常为阴性,偶尔侧位片可见髌骨上下缘有小骨质增生。以后可见关节间隙狭窄,软骨下骨板致密,关节边缘及髁间嵴骨质增生,软骨下骨有时可见小的囊性改变,多为圆形,囊壁骨致密。

(3)化验检查:血尿常规一般都在正常范围。关节滑液检查可见白细胞增多,偶尔见红细胞。

【治疗原则】

1.非手术治疗(保守疗法)　包括理疗、药物、注射疗法和中医中药治疗等。

2.手术治疗

(1)膝关节镜下探查并行清理术:此术是用于诊断治疗膝关节疾病比较安全实用的新技术,具有患者痛苦小、并发症少、恢复快、疗效显著等特点。

(2)截骨术:①膝内侧间隙骨性关节炎胫骨截骨术。②膝外侧间隙骨性关节炎胫骨截骨术。

(3)膝关节融合术:适用于单发的膝关节严重骨性关节炎且从事体力活动的年轻患者。

(4)人工膝关节置换:适用于骨关节破坏较多,疼痛严重的老年患者。

【护理评估】

了解患者的健康史及相关因素,尤其注意与现患疾病相关的病史、外伤史和药物应用情况及过敏史、手术史、家族史、遗传病史和女性患者生育史等。检查膝关节局部情况,患膝有无肿胀,局部皮肤是否完整,肌肉有无萎缩,有无跛行。关节有无积液;关节活动度是否正常等。全面评估患者,包括健康史及其相关因素、身体状况、生命体征,以及神志、精神状态、行动能力等。评估患者重要脏器功能状况,初步判断其手术耐受性。了解患者对疾病的认识和对康复的期望值。

【护理要点及措施】

1.协助患者做好术前常规检查   告知各项检查的目的及注意事项。如影像学检查、心电图检查、X线胸片、血液检查、尿便检查等。

2.心理护理   患者由于关节疼痛、肿胀,活动受限,易产生焦虑。应在全面掌握病情的情况下,向患者讲解疾病的发生发展、可行的治疗方法及预后,解除患者的焦虑情绪,更好地配合治疗和护理。

3.做好术前指导

(1)备皮、洗澡、更衣,剪短指(趾)甲,保证术区清洁.预防术后伤口感染。

(2)指导患者掌握术后活动方法,如股四头肌静止收缩练习、足趾运动、床上翻身方法。

(3)向患者讲解术后可能出现的不适及观察处理方法,如伤口疼痛、恶心、呕吐、发热、压疮、尿潴留等。

(4)指导患者掌握有效咳嗽、咳痰的方法及技巧,以预防术后肺部并发症。

(5)术前1d遵医嘱给予应用抗生素,预防感染。

(6)术前晚给患者创造良好的环境,保证患者良好的睡眠,必要时遵医嘱应用镇静药物促进睡眠。嘱患者术前晚22:00以后禁食水,术晨入手术室前排空膀胱,摘去义齿、隐形眼镜、戒指等,贵重物品交予家属保管

4.术后严密观察生命体征的变化   包括体温、血压、脉搏、呼吸及液体出入量,并准确记录。

5.观察伤口敷料   有无渗血渗液,及时通知医生给予切口换药。

6.观察患肢   感觉、运动及肿胀情况,如有异常及时报告医生给予处理。

7.伤口引流管的护理

(1)妥善固定,维持引流装置无菌状态,保持引流通畅,避免因引流不畅而造成感染、积液等并发症。

(2)术后活动、翻身或搬动患肢时保护引流管,避免引流管打折、受压、扭曲、脱出等。

(3)每日更换伤口引流器,更换时严格无菌操作。

(4)每日记录和观察引流液的颜色、性质和量,如术后每小时持续出血量超过200ml,应警惕发生继发性大出血的可能,需密切观察血压和脉搏的变化,发现异常及时报告医生给予处理。

8.尿管的管理　术后 1d 起进行自主排尿训练,即夹闭尿管,感憋尿后打开引流,尿液引流完毕后再行夹闭,反复训练 1～2d 后拔除尿管。保持外阴清洁,女性患者给予会阴冲洗每日 1 次。

9.疼痛的护理　术后伤口疼痛的刺激会大大影响患者的睡眠质量。观察疼痛的性质、持续时间和程度,采取分散注意力、松弛疗法,使患肢处于舒适体位。根据患者的不同情况,给予必要的镇痛药或催眠药。保持病室安静。也可采用自控镇痛泵,通过特制的机械泵将药物按规定浓度和速度匀速注入。

10.基础护理　卧床期间每日给予晨、晚间护理,每周洗头 1 次。协助患者保持床单位整洁和卧位舒适,定时翻身,按摩骨突处,防止发生压疮。

11.饮食护理　饮食护理:多吃含蛋白质、钙质、胶原蛋白、异黄酮的食物,既能补充蛋白质、钙质,防止骨质疏松,又能生长软骨及关节的润滑液,还能补充雌激素,使骨骼、关节更好地进行钙质的代谢,减轻关节炎的症状。

12.体位护理及功能锻炼方法

(1)患者术后全麻及硬膜外麻醉的患者从返回病房起 6～8h 或以后可垫枕头休息。膝关节置换术后患肢给予抬高,促进静脉血液回流,预防和减轻肢体肿胀,术后第 1 天起可床上坐起,坐位时取出膝下枕头;也可在护士的协助下翻身侧卧。

(2)术毕麻醉清醒后即开始患肢肌肉等长或等张收缩训练。如股四头肌等长收缩运动,方法为患者取仰卧位,膝关节下垫 1 个软枕,保持大腿肌肉收缩状态 10s 后休息 10s,重复 10 次为一组练习,每次做 10 组练习。距小腿关节背伸、跖屈、内外翻运动,跖趾关节屈伸运动,最大限度活动关节,每个动作保持 10s,重复 10 次为一组,每次做 10 组练习。

(3)拔除伤口引流管后经 X 线检查及医生同意后可下床活动以锻炼膝关节的屈曲功能,行走时需使用拐杖或助行器。

【健康教育】

1.出院前应向患者及家属详细介绍出院后有关事项　并将有关资料交给患者或家属,告知患者出院后1个月或遵医嘱复诊。

2.膝关节置换术后功能锻炼方法

(1)膝关节枕上伸直练习:术后2周开始,在练习侧的膝关节下放置一圆枕头,屈膝20°左右,提足伸膝,足背屈曲运动,然后恢复至起点部位。

(2)屈膝练习法:俯卧,两腿伸直,术后2周开始,将需要练习侧的膝关节尽量可能的屈曲。

(3)椅上屈膝练习法:术后两周开始,坐在椅子上,两足着地,屈曲练习的膝关节,但是不能离开地面向前移动椅子,保证最屈曲角度10s。

(4)正确的下床姿势:将患肢移近床沿,小腿慢慢下降,重心移至健肢,健侧手扶助行器,患侧手扶床沿,慢慢站立。

(5)正确使用助行器行走姿势:适用于初期的行走训练,为使用拐杖或手杖做准备,助行器先移向前,先迈出患肢,再迈出健肢。使用拐杖的正确姿势:站立,先出左拐,迈右脚;出右拐,迈左脚。上下楼的正确姿势:上楼梯时,健肢在上,拐杖与患肢留在原阶;下楼梯时,患肢和拐杖先下,健肢后下。

3.日常生活及锻炼中的注意事项

(1)在功能锻炼过程中注意劳逸结合、循序渐进,避免过度劳累,仅出现局部肿胀疼痛,无其他不适,且休息后可缓解,为正常现象,可继续练习。如在锻炼过程中出现红、肿,体温高,关节疼痛,休息后不能缓解,应停止练习,来院复查。

(2)活动:避免增加关节负荷的运动,如体重增加、长时间站或坐、长途旅行、跑步等。如患者的人工关节已使用了若干年,最近出现活动时疼痛,可能是关节松动或磨损;如果摔倒或关节疼痛不能活动,可能是关节脱位,应及时到医院就诊。

(3)预防感染:警惕感染的发生,避免感冒及其他并发症,戒烟,禁酒。关节局部红、肿、痛及不适应及时复诊;身体其他部位感染,手术前(包括牙科治疗)均应告诉医生曾接受了关节置换术,以便预防用抗生素。

(4)保持心情舒畅和充足的睡眠,每晚持续睡眠应达到6~8h。

(5)复查:基于人工关节经长时间磨损与松离,必须遵医嘱定期复诊,完全康复后,每年复诊1次。

4.出院后饮食指导　科学合理的调配,原则上给予高蛋白,高热量,高维生素饮食。对需长期卧床的患者要多用植物油,如花生油,芝麻油,菜子油,豆油等,有润肠功效,有助于缓解便秘。选用富含植物纤维的食物,如粗粮,蔬菜,水果,豆类及其他粗糙食物,对预防便秘,降低胆固醇有益,进食方式可选择少食多餐,以利于消化吸收。

5.特别提示　人工关节置换术后通过机场安检时可能引发报警,请出示诊断证明。

二、股骨头坏死

【概述】

股骨头坏死全称股骨头无菌性坏死,或股骨头缺血性坏死,是由于多种原因导致的股骨头局部血供不良,从而引起骨细胞进一步缺血、坏死、骨小梁断裂、股骨头塌陷的一种病变。股骨头坏死的病因多种多样(约 60 多种),比较复杂,难以全面系统地分类,这与发病机制不清有关。长期的理论研究和临床诊治中以局部创伤、滥用激素药、过量饮酒引起的股骨头坏死多见。其共同的核心问题是各种原因引起的股骨头血液循环障碍,而导致骨细胞缺血、变性、坏死。股骨头坏死可发生于任何年龄,但以 31~60 岁最多,无性别差异,开始多表现为髋关节或其周围关节的隐痛、钝痛,活动后加重,进一步发展可导致髋关节的功能障碍,股骨头坏死严重影响患者的生活质量和劳动能力,若治疗不及时,还可导致终身残疾。

【临床表现】

1.疼痛　股骨头坏死最先出现的自觉症状就是疼痛,疼痛可为间歇性或持续性,行走活动后加重,有时为休息痛。疼痛多为针刺样、钝痛或酸痛不适等,常向腹股沟区,大腿内侧,臀后侧和膝内侧放射,并有该区麻木感。

2.关节僵硬与活动受限　患髋关节屈伸不利、下蹲困难、不能久站、行走步态为"鸭子"步。早期症状为外展、外旋活动受限明显。

3.跛行为　进行性短缩性跛行,由于髋部疼痛及股骨头塌陷,或晚期出现髋关节半脱位所致。早期往往出现间歇性跛行,儿童患者则更为明显。

4.辅助检查

(1)体征:局部深压痛,内收肌止点压痛,4 字试验阳性,Allis 征阳性试验阳性。外展、外旋或内旋活动受限,患肢可缩短,肌肉萎缩,甚至有半脱位体征。有时轴冲痛阳性。

(2)X 线表现:骨纹理细小或中断,股骨头囊肿、硬化、扁平或塌陷。一般采用 Arlet,Ficat 和 Hageffard 的 5 期分法如下。

Ⅰ期(前放射线期):X 线显示可为阴性,也可见散在性骨质疏松或骨小梁界限模糊。此期约有 50% 的患者可出现轻微髋痛,负重时加重。查体:髋关节活动受限,以内旋活动受限最早出现,强力内旋时髋关节疼痛加重。

Ⅱ期(坏死形成):X 线片显示为股骨头广泛骨质疏松,散在性硬化或囊性变,骨小梁紊乱、中断,部分坏死区,关节间隙正常。头变扁前期,临床症状明显,且较Ⅰ期加重。

Ⅲ期(移行期):X 线片显示为股骨头轻度变扁,塌陷在 2mm 以内,关节间隙轻度变窄。临床症状继续加重。

Ⅳ期(塌陷期):X 线片显示为股骨头外轮廓和骨小梁紊乱、中断,有"半月征",塌陷大于 2mm,有死骨形成,头变扁,关节间隙变窄。临床症状较重,下肢功能明显受限,疼痛多缓解或消失,患肢肌肉萎缩。

Ⅴ期(骨关节炎期):X 线片显示为股骨头塌陷,边缘增生,关节间隙融合或消失,髋关节半脱位。临床症状类似骨性关节炎表现,疼痛明显,关节活动范围严重受限。

(3)磁共振或 CT 扫描:如果在 X 线上检查发现或怀疑有骨坏死,可继续做磁共振或 CT 扫描以进一步明确诊断。

【治疗原则】

1.非手术治疗

(1)避免负重:可先依靠手杖、腋杖等支具,严格限制负重,可使缺血组织恢复血液供应,并免受压力作用,以控制病变发展,预防塌陷,促使缺血坏死的股骨头自行愈合。此法主要适用于不宜手术治疗的老年、一般情况差、缺血性坏死进展期及预后不良的患者。

(2)电刺激:有成骨作用,能促进骨折愈合。电刺激可作为骨坏死的独立治疗方法或手术辅助治疗。

2.手术治疗

(1)保留股骨头的治疗,适用于早期股骨头坏死。如钻孔减压和植骨术。

(2)关节成形术:应用于关节面塌陷的股骨头坏死患者,可行金属杯关节成形术、关节表面置换术、股骨头置换术、全髋关节置换术等。

【护理评估】

了解患者的健康史及相关因素,尤其注意与现患疾病相关的病史、外伤史、药物应用情况、过敏史、手术史、家族史、遗传病史和女性患者生育史等。检查髋关节局部有无疼痛及疼痛程度、皮肤是否完整、肌肉有无萎缩,有无跛行;关节有无积液;关节活动度是否正常等。全面评估患者,包括健康史及其相关因素、身体状况、生命体征,以及神志、精神状态、行动能力等。评估患者重要脏器功能状况,初步判断其手术耐受性。了解患者对疾病的认识和对康复的期望值。

【护理要点及措施】

1.协助患者做好术前常规检查　告知各项检查的目的及注意事项。如影像学检查、心电图检查、X线胸片、血液检查、尿便检查等。

2.心理护理　患者由于关节疼痛、肿胀,活动受限,易产生焦虑。应在全面掌握病情的情况下,向患者讲解疾病的发生发展、可行的治疗方法及预后,解除患者的焦虑情绪,更好地配合治疗和护理。

3.做好术前指导

(1)备皮、洗澡、更衣,剪短指(趾)甲,保证术区清洁,预防术后伤口感染。

(2)指导患者掌握术后活动方法,如股四头肌静止收缩练习、足趾运动、床上翻身方法。

(3)向患者讲解术后可能出现的不适及观察处理方法,如伤口疼痛、恶心、呕吐、发热、压疮、尿潴留等。

(4)指导患者掌握有效咳嗽、咳痰的方法及技巧,以预防术后肺部并发症。

(5)术前1d遵医嘱给予应用抗生素,预防感染。

(6)术前晚给患者创造良好的环境,保证患者良好的睡眠,必要时遵医嘱应用镇静药物促进睡眠。嘱患者术前晚22:00以后禁食水,术晨入手术室前排空膀胱,摘去义齿、隐形眼镜、戒指等,贵重物品交予家属保管。

4.术后严密观察　生命体征的变化,包括体温、血压、脉搏、呼吸及患者出入量,并准确记录。

5.观察伤口敷料　有无渗血渗液,及时通知医生给予切口换药。

6.观察患肢感觉、运动及肿胀情况　如有异常及时报告医生给予处理。

7.伤口引流管的护理

(1)妥善固定,维持引流装置无菌状态,保持引流通畅,避免因引流不畅而造成感染、积液等并发症。

(2)术后活动、翻身或搬动患肢时保护引流管,避免引流管打折、受压、扭曲、脱出等。

(3)每日更换伤口引流器,更换时严格无菌操作。

(4)每日记录和观察引流液的颜色、性质和量,如术后每小时持续出血量超过200ml,应警惕发生继发性大出血的可能,需密切观察血压和脉搏的变化,发现异常及时报告医生给予处理。

8.尿管的管理　术后1d起进行自主排尿训练,即夹闭尿管,感憋尿后打开引流,尿液引流完毕后再行夹闭,反复训练 1~2d 后拔除尿管。保持外阴清洁,女患者给予会阴冲洗每日 1 次。

9.疼痛的护理　术后伤口疼痛的刺激会大大影响患者的睡眠质量。观察疼痛的性质、持续时间和程度,采取分散注意力、松弛疗法,使患肢处于舒适体位。根据患者的不同情况,给予必要的镇痛药或催眠药。保持病室安静。也可采用自控镇痛泵,通过特制的机械泵将药物按规定浓度和速度匀速注入。

10.基础护理　卧床期间每日给予晨、晚间护理,每周洗头 1 次。协助患者保持床单位整洁和卧位舒适,定时翻身,按摩骨突处,防止发生压疮。

11.饮食护理　多吃含蛋白质、钙质、胶原蛋白、异黄酮的食物,既能补充蛋白质、钙质、防止骨质疏松,又能促进软骨生长及润滑关节,还能补充雌激素,使骨骼、关节更好地进行钙质的代谢,减轻关节炎的症状。

12.体位护理及功能锻炼方法

(1)患者术后全麻及硬膜外麻醉的患者从返回病房起 6h 后可垫枕头休息。术后 1d 起可取半坐位,注意保持髋关节屈曲小于 60°,术后未经术者同意不可翻身侧卧,以防髋关节脱位。

(2)术后保持患肢外展中立位,两腿间放置枕头或夹软垫,不盘腿,不侧卧,避免患肢内收内旋,以防关节脱位。并注意观察患肢感觉运动情况,发现异常立即报告医生处理。

(3)术毕返病房麻醉清醒后即开始股四头肌静止收缩练习、距小腿关节旋转运动。拔除伤口引流管后经 X 线检查及医生同意后方可下床进行活动,行走时需使用拐杖或助行器。

(4)术后 1~2d 进行股四头肌等长收缩和踝泵练习,拔除伤口引流管后,协助患者在床上坐起,摇起床头 30°~60°。

(5)术后 3d 继续做患肢肌力训练,在医生的允许下增加髋部屈曲练习。患者仰卧伸腿位,收缩股四头肌,缓缓将患肢足跟向臀部滑动,使髋屈曲,足尖保持向前,注意防止髋内收、内旋,屈曲角度不宜过大(<90°),以免引起髋部疼痛和脱白。保持髋部屈曲 5s 后回到原位,放松 5s,每组 20 次,每日 2~3 组。

(6)术后 4d 至出院继续患肢肌力训练,经医生同意后方可下床活动。下床时嘱患者用双手支撑床坐起,屈曲健肢,伸直患肢,移动躯体至床边。护士在患侧协助,一手托住患肢的足跟部,另一手托住患侧的腘窝部,随着患者移动而移动,使患肢保持轻度外展中立位。协助患者站立时,嘱患者患肢向前伸直,用健肢着地并负重,双手用力撑住助行器站起。

【健康教育】

1.出院前应向患者及家属详细介绍出院后有关事项 并将有关资料交给患者或家属,告知患者出院后1个月或遵医嘱复诊。

2.髋关节置换术后功能锻炼方法

(1)出院后继续进行患肢肌力和步行训练,并在医生允许和患者可以耐受的情况下,加强髋部活动度的练习,如在做髋关节外展的同时做屈曲和伸展活动、增加练习强度和活动时间,逐步恢复髋关节功能。

(2)正确的下床姿势:将患肢移近床沿,将小腿慢慢下降,尽量不要将体重放在患侧,健侧手扶助行器,患侧手扶床沿,慢慢站立。

(3)正确使用助行器行走:适用于初期的行走训练,为使用拐杖或手杖做准备。助行器先移向前,迈出患肢,然后再迈出健肢。使用拐杖的正确姿势:站立,先出左拐,迈右脚;出右拐,迈左脚。上下楼的正确姿势:上楼梯时,健肢在上,拐杖与患肢留在原阶;下楼梯时:患肢和拐杖先下,健肢后下。

3.日常生活及锻炼中的注意事项

(1)在功能锻炼过程中注意劳逸结合、循序渐进,避免过度劳累,出现局部肿胀疼痛,无其他不适,且休息后可缓解,为正常现象,可继续练习。如在锻炼过程中出现关节部位红、肿,体温高,关节疼痛,休息后不能缓解,应停止练习,来院复查。

(2)活动:避免增加关节负荷的运动,如体重增加、长时间站或坐、长途旅行、跑步等。如患者的人工关节已使用了若干年,最近出现活动时疼痛,可能是关节松动或磨损;如果关节疼痛不能活动,可能是关节脱位,应及时到医院就诊。

(3)预防感染:警惕感染的发生,避免感冒及其他并发症,戒烟、禁酒。嘱患者出现以下症状时,及时来医院复诊,关节局部红、肿、痛及不适应及时复诊;身体其他部位感染,手术前(包括牙科治疗)均应告诉医生曾接受了关节置换术,以便预防用抗生素。

(4)日常生活:洗澡用淋浴而不用浴缸,如厕用坐式而不用蹲式。

(5)保持心情舒畅和充足的睡眠,每晚持续睡眠应达到6～8h。

(6)复查:基于人工关节经长时间磨损与松离,必须遵医嘱定期复诊,完全康复后,每年复诊1次。

4.出院后饮食指导 原则上给予高蛋白,高热量,高维生素饮食。选用富含植物纤维的食物,如粗粮,蔬菜,水果,豆类及其他粗纤维食物,对预防便秘,降低胆固醇有益,进食方式可选择少食多餐,以利于消化吸收。

5.特别提示 人工关节置换术后通过机场安检时可能引发报警,请出示诊断证明。

三、距小腿关节骨关节炎

【概述】

距小腿关节(踝关节)骨性关节炎可分为原发性骨关节炎和继发性骨关节炎。原发性距小腿关节骨性关节炎多发生在 50 岁左右,继发性距小腿关节骨性关节炎多发生在 40 岁左右。距小腿关节原发性骨性关节炎少见,多继发于创伤后距小腿关节骨折脱位,关节软骨损伤;或骨折脱位后未能得到完全的解剖学对位;或由于同侧胫骨和膝关节因种种原因发生畸形,致距小腿关节受力失常;或化脓性关节炎、关节软骨被破坏等原因所造成的关节软骨的损害。原发性骨关节炎的病因至今仍有不同意见。一些学者认为它是一种慢性炎症性疾病,而另一些学者认为它是滑膜关节在各种刺激下(包括衰老)所进行的修复过程。而继发性骨关节炎则由于创伤后骨折、脱位,关节软骨损伤,或关节畸形引起应力集中造成。

【临床表现】

1.疼痛　病变进展缓慢,初感关节不灵便,疼痛随运动量增加而加剧,不活动时,疼痛减轻或消失。

2.体征　触及距小腿关节较正常骨性增大,滑膜肿胀,关节功能不同程度受限,主动或被动关节活动时,可触及不同程度摩擦音,晚期有不同程度畸形。

3.辅助检查

(1)X 线检查:关节间隙变窄和不规则软骨下骨质密度增加、硬化,关节边缘唇样增生,骨赘形成。晚期关节软骨明显破坏,关节间隙明显变窄,关节面不平整,关节腔内可有游离体。关节畸形及半脱位。胸片为常规的术前检查,以了解呼吸系统状况,评估手术安全性,并为术后预防肺部并发症做准备。

(2)磁共振检查:了解距小腿关节磨损的程度或病变的部位、范围,评估距小腿关节的功能及骨质情况,为选择治疗方案提供依据。

【治疗原则】

1.非手术治疗　早期减轻关节负担,休息、理疗。

2.药物治疗　非甾体类抗感染镇痛药及局部外用药。

3.手术治疗　包括关节清理术,关节融合术,人工关节置换术。

【护理评估】

了解患者的健康史及相关因素,尤其注意与现患疾病相关的病史、外伤史和药物应用情况及过敏史、手术史、家族史、遗传病史和女性患者生育史等。检查踝、足有无肿胀；皮肤有无破溃和淤血；有无足内、外翻畸形；内外踝、距下关节有无压痛；关节活动如何；比较双足的皮温和感觉，判断有无神经、血管损伤；局部皮肤是否完整；有无跛行。关节有无积液；关节活动度是否正常等。了解患者对疾病的认识和对康复的期望值。

【护理要点及措施】

1.协助患者做好术前常规检查　告知各项检查的目的及注意事项。如影像学检查、心电图检查、X线胸片、血液检查、尿便检查等。

2.心理护理　患者由于关节疼痛、肿胀，活动受限，易产生焦虑。应在全面掌握病情的情况下，向患者讲解疾病的发生发展、可行的治疗方法及预后，解除患者的焦虑情绪，更好地配合治疗和护理。

3.做好术前指导

(1)备皮、洗澡、更衣，剪短指(趾)甲，保证术区清洁，预防术后伤口感染。

(2)指导患者掌握术后活动方法，如股四头肌静止收缩练习、足趾运动、床上翻身方法。

(3)向患者讲解术后可能出现的不适及注意事项，如伤口疼痛、恶心、呕吐、发热、压疮、尿潴留等。

(4)指导患者掌握有效咳嗽、咳痰的方法及技巧，以预防术后肺部并发症。

(5)术前1d遵医嘱给予应用抗生素，预防感染。

(6)术前晚给患者创造良好的环境，保证患者良好的睡眠，必要时遵医嘱应用镇静药物促进睡眠。嘱患者术前晚22:00以后禁食水，术晨入手术室前排空膀胱，摘去义齿、隐形眼镜、戒指等，贵重物品交予家属保管

4.术后严密观察生命体征的变化　包括体温、血压、脉搏、呼吸及液体出入量，并准确记录。

5.观察伤口敷料　有无渗血渗液，及时通知医生给予切口换药。

6.观察患肢　感觉、运动及肿胀情况，如有异常及时报告医生给予处理。

7.伤口引流管的护理

(1)妥善固定，维持引流装置无菌状态，保持引流通畅，避免因引流不畅而造成感染、积液等并发症。

(2)术后活动、翻身或搬动患肢时保护引流管，避免引流管打折、受压、扭曲、脱出等。

(3)每日更换伤口引流器，更换时严格无菌操作。

(4)每日记录和观察引流液的颜色、性质和量,如术后每小时持续出血量超过200ml,应警惕发生继发性大出血的可能,须密切观察血压和脉搏的变化,如有异常及时报告医生给予处理。

8.尿管的管理 术后1d起进行自主排尿训练,即夹闭尿管,感憋尿后放开引流,尿液引流完毕后再行夹闭,反复训练1~2d或以后拔除尿管。保持外阴清洁,女患者给予会阴冲洗每日1次。

9.疼痛的护理 术后伤口疼痛的刺激会大大影响患者的睡眠质量。评估疼痛的性质、持续时间和程度,采取分散注意力、松弛疗法,使患肢处于舒适体位。根据患者的不同情况,遵医嘱给予必要的镇痛药或催眠药。保持病室安静。也可采用自控镇痛泵,通过特制的机械泵将药物按规定浓度和速度匀速注入。

10.基础护理 卧床期间每日给予晨、晚间护理,每周洗头1次。协助患者保持床单位整洁和卧位舒适,定时翻身,按摩骨突处,防止发生压疮。

11.饮食护理 多吃含蛋白质、钙质、胶原蛋白、异黄酮的食物,既能补充蛋白质、钙质,防止骨质疏松,又能促进软骨生长及关节的润滑,还能补充雌激素,使骨骼、关节更好地进行钙质的代谢,减轻关节炎的症状。

12.休位护理及功能锻炼方法 术毕返病房麻醉清醒后即开始股四头肌静止收缩练习、足趾运动。拔除伤口引流管后,经X线检查及医生同意可使用拐杖下床活动,活动时不负重。

【健康教育】

1.出院前应向患者及家属详细介绍出院后有关事项 并将有关资料交给患者或家属,告知患者出院后1个月或遵医嘱复诊。

2.踝关节置换术后功能锻炼方法 出院后继续进行股四头肌静止收缩及足趾运动,在医生许可的情况下患肢不负重下床活动。

3.日常生活及锻炼中的注意事项

(1)在功能锻炼过程中注意劳逸结合、循序渐进,避免过度劳累,出现局部肿胀疼痛,无其他不适,且休息后可缓解,为正常现象,可继续练习。如在锻炼过程中出现局部红、肿,关节疼痛,体温高,休息后不能缓解,应停止练习,来院复查。

(2)活动:避免增加关节负荷的运动,如体重增加、长时间站或坐、长途旅行、跑步等。如患者的人工关节已使用了若干年,最近出现活动时疼痛,可能是关节松动或磨损;如果关节疼痛不能活动,可能是关节脱位,应及时到医院就诊。

(3)预防感染:警惕感染的发生,避免感冒及其他并发症,戒烟、禁酒。关节局部红、肿、痛及不适应及时复诊;身体其他部位感染,手术前(包括牙科治疗)均应告诉医生曾接受了关节置换术,以便预防用抗生素。

(4)保持心情舒畅和充足的睡眠,每晚持续睡眠应达到 6～8h。

(5)复查:基于人工关节经长时间磨损与松离,必须遵医嘱定期复诊,完全康复后,每年复诊 1 次。

4.佩戴石膏时如遇以下情况及时到医院就诊

(1)佩戴石膏的肢体出现敏感反应,如红斑、极度瘙痒等。

(2)患肢剧痛、麻痹、活动困难,皮肤颜色变苍白或发绀。

(3)石膏变得太紧或太松。

(4)患肢有异味或有液体渗出。

(5)石膏出现裂痕或折断应立即进行处理。

5.出院后饮食指导　原则上给予高蛋白,高热量,高维生素饮食。选用富含植物纤维的食物,如粗粮、蔬菜,水果,豆类及其他粗纤维食物,对预防便秘,降低胆固醇有益,进食方式可选择少食多餐,以利于消化吸收。

6.特别提示　人工关节置换术后通过机场安检时可能引发报警,请出示诊断证明。

四、肘关节骨关节炎

【概述】

肘关节骨关节炎,本病从关节软骨退变开始,继发骨质增生,出现关节疼痛、肿胀、积液、畸形及关节活动受限等为症状的关节炎表现。其特征性病理变化为关节软骨进行性退化消失;关节软骨周围增生硬化,骨赘形成;关节囊进行性紧张、挛缩、纤维化等。肘关节虽然不是典型的负重关节,肘关节骨关节炎的发病率也明显低于身体其他负重关节,但该病的存在已是不争的事实。西医通常将其分为继发性和原发性两种。原发性骨关节炎是关节软骨随年龄增长而衰变,或长期的劳动磨损代谢改变等原因引起的软骨细胞数减少,软骨基质糖蛋白含量下降,软骨弹性减退或消失,严重者软骨碎裂剥脱。继发性骨关节炎局部存在明显的病因,主要有关节压力增大、关节软骨薄弱、关节软骨下骨支持不良等,发病迅速,呈进行性发展。

【临床表现】

1.肘关节骨性关节炎　临床症状与其他关节如膝、踝骨性关节炎类似,早期可能无症状,出现症状时一般都较局限。最早的主诉常为活动后关节痛,休息后缓解,随着病情进展,出现活动终末尤其是伸直时疼痛。到疾病晚期,活动中间也开始出现疼痛,甚至出现静息或夜间痛。

2.体征　主要为肘窝前内侧,肱骨内上髁,肘后尺骨鹰嘴及后上方压痛;肘关节活动范围下降,前后关节囊和(或)内侧副韧带紧张挛缩;肘关节的屈伸功能障碍,关声弹响,关节绞锁等。肿胀可出现,但不典型。

3.辅助检查

(1)X线检查:一般有典型表现,主要为关节间隙狭窄,软骨下骨质硬化,边缘唇样变及骨赘形成,关节周围骨内囊状改变等。

(2)CT和MRI检查:能清晰显示关节病变,MRI还可发现软骨破坏、韧带病变、滑囊炎、滑膜病变等。

(3)该病患者血尿常规检查和红细胞沉降率、黏蛋白、类风湿因子等均在正常范围。滑膜液检查色泽、透明度及黏蛋白凝块试验正常,白细胞计数为$(0.2\sim2.0)\times10^{9}/L$,镜检无细菌或结晶,但可见到软骨碎片和纤维,从碎片的数目可粗略估计软骨退化程度。

【治疗原则】

1.非手术治疗

(1)物理疗法:热疗、水疗、红外线、超短波、电刺激等均可增强局部血液循环、缓解肌肉紧张,减轻疼痛等症状。

(2)推拿和中药:中药帖剂治疗。

2.外科和关节镜下治疗　根据病情采用关节镜下关节冲洗、骨软骨移植、软骨细胞或间质干细胞移植、关节畸形严重者,可采取截骨矫形术、关节破坏,功能障碍严重者可行关节置换。

【护理评估】

了解患者的健康史及相关因素,尤其注意与现患疾病相关的病史、外伤史和药物应用情况及过敏史、手术史、家族史、遗传病史和女性患者生育史等。患者有无关节疼痛,评估疼痛的性质,是否出现活动加剧,休息后好转或出现"休息痛"。有无关节活动不灵活、僵硬,晨起或休息后不能立即活动或出现摩擦声及关节绞索现象等。关节有无肿胀,主动或被动活动受限。有无出现关节周围肌萎缩、关节畸形。不适是否影响患者的生活质量。患者是否重体力劳动和反复过度使用上肢。男性患者是否吸烟,女性患者是否有饮咖啡的习惯等。评估患者重要脏器功能状况,初步判断其手术耐受性。了解患者对疾病的认识和对康复的期望值。

【护理措施及要点】

1.协助患者做好术前常规检查　告知各项检查的目的及注意事项。如影像学检查、心电图检查、X线胸片、血液检查、尿便检查等。

2.心理护理　患者由于关节疼痛、肿胀，活动受限，易产生焦虑。应在全面掌握病情的情况下，向患者讲解疾病的发生发展、可行的治疗方法及预后，解除患者的焦虑情绪，更好地配合治疗和护理。

3.做好术前指导

(1)备皮、洗澡、更衣，剪短指(趾)甲，保证术区清洁，预防术后伤口感染。

(2)指导患者掌握术后活动方法，如股四头肌静止收缩练习、足趾运动、床上翻身方法。

(3)向患者讲解术后可能出现的不适及注意事项，如伤口疼痛、恶心、呕吐、发热、压疮、尿潴留等。

(4)指导患者掌握有效咳嗽、咳痰的方法及技巧，以预防术后肺部并发症。

(5)术前1d遵医嘱给予应用抗生素，预防感染。

(6)术前晚给患者创造良好的环境，保证患者良好的睡眠，必要时遵医嘱应用镇静药物促进睡眠。嘱患者术前晚22：00以后禁食、水，术晨入手术室前排空膀胱，摘去义齿、隐形眼镜、戒指等，贵重物品交与家属保管。

4.术后严密观察生命体征的变化　包括体温、血压、脉搏、呼吸。

5.观察伤口敷料　有无渗血渗液，及时通知医生给予切口换药。

6.观察患肢感觉、运动及肿胀情况　如有异常及时报告医生给予处理。

7.伤口引流管的护理

(1)妥善固定，维持引流装置无菌状态，保持引流通畅，避免因引流不畅而造成感染、积液等并发症。

(2)术后活动、翻身或搬动患肢时保护引流管，避免引流管打折、受压、扭曲、脱出等。

(3)每日更换伤口引流器，更换时严格无菌操作。

(4)每日记录和观察引流液的颜色、性质和量，如术后每小时持续出血量超过200ml，应警惕发生继发性大出血的可能，需密切观察血压和脉搏的变化，发现异常及时报告医生给予处理。

8.疼痛的护理　术后伤口疼痛的刺激会大大影响患者的睡眠质量。观察疼痛的性质、持续时间和程度，采取分散注意力、松弛疗法，使患肢处于舒适体位。根据患者的不同情况，遵医嘱给予必要的镇痛药或催眠药。保持病室安静。也可采用自控镇痛泵，通过特制的机械泵将药物按规定浓度和速度匀速注入。

9.基础护理　协助患者完成晨、晚间护理，每周洗头1次；保持床单位整洁和卧位舒适。

10.饮食护理　多吃含蛋白质、钙质、胶原蛋白、异黄酮的食物,既能补充蛋白质、钙质,防止骨质疏松,又能促进软骨生长及关节的润滑,还能补充雌激素,使骨骼、关节更好地进行钙质的代谢,减轻关节炎的症状。

11.体位护理及功能锻炼方法　术后肘关节用三角巾固定于45°半屈曲位,在术后第3～5天可解除加压包扎,更换敷料,并在疼痛可忍受的范围内开始屈伸肘关节。三角巾悬吊约4周,可间歇取下做柔和被动活动。术后3周开始主动活动锻炼,3个月内避免用患肢提超过2kg(5磅)以上的重物。

【健康教育】

1.出院前应向患者及家属详细介绍出院后有关事项　并将有关资料交给患者或家属,告知患者出院后1个月或遵医嘱复诊。

2.适当进行户外活动及轻度体育锻炼,以增强体质　术后应避免肘关节接受过度负荷,尤其是伴有扭力的重度负荷,对某些突然的冲击力量,如投掷、使用锤子,打网球或高尔夫球,也应尽量避免,防止感冒及其他并发症。

3.日常生活及锻炼中的注意事项

(1)在功能锻炼过程中注意劳逸结合、循序渐进,避免过度劳累,出现局部肿胀疼痛,无其他不适,且休息后可缓解,为正常现象,可继续练习。如在锻炼过程中出现局部红、肿,体温高,关节疼痛,休息后不能缓解,应停止练习,来院复查。

(2)预防感染:警惕感染的发生,防止感冒及其他并发症,戒烟、禁酒。关节局部红、肿、痛及不适应及时复诊;身体其他部位感染,手术前(包括牙科治疗)均应告诉医生曾接受了关节置换术,以便预防用抗生素。

(3)保持心情舒畅和充足的睡眠,每晚持续睡眠应达到6～8h。

(4)复查:基于人工关节经长时间磨损与松离,必须遵医嘱定期复诊,完全康复后,每年复诊1次。

4.出院后饮食指导　原则上给予高蛋白,高热量,高维生素饮食。选用富含植物纤维的食物,如粗粮、蔬菜、水果,豆类及其他粗纤维食物,对预防便秘,降低胆固醇有益,进食方式可选择少食多餐,以利于消化吸收。

5.特别提示　人工关节置换术后通过机场安检时可能引发报警,请出示诊断证明。

五、糖尿病足

【概述】

糖尿病足是糖尿病综合因素引起的足部疼痛、皮肤深溃疡、肢端坏疽等病变总称,是与下肢远端神经异常和不同程度的周围血管病变相关的足部感染、溃疡和(或)深层组织破坏、并发细菌感染导致足部感觉丧失或疼痛及肢端坏死等病变。是糖尿病慢性并发症之一,也是导致糖尿病患者致残死亡的主要原因之一。由于糖尿病患者长期处于高血糖状态,血液黏稠度增加,过多的血糖会导致血管变硬、变脆、增厚,血管变形的能力下降,血液供给不足;另一方面,血液黏稠度增加还导致血管炎症,以上诸多原因,会导致血管形成血栓,造成血管产生闭塞现象,导致血液供给严重缺失,器官营养不良、代谢不畅,血管闭塞现象严重,很容易引发水肿、发黑、腐烂、坏死,形成足部坏死。同时,血管损伤和闭塞,还会导致损伤组织神经,引起肢体血管的自主神经病变使血管运动减弱,局部组织抵抗力降低,微小创伤即可引起感染,而又因局部感觉障碍,微小的病变不能及时治疗,导致伤口迅速扩展。中国国内糖尿病患者并发足坏疽的占 0.9%~1.7%,60 岁以上的老年患者并发糖尿病足坏疽的占 2.8%~14.5%,国内本病的截肢率 21%~66%。

【临床表现】

根据糖尿病足部病变的性质,可分为湿性坏疽、干性坏疽和混合性坏疽 3 种临床类型。

1.湿性坏疽 临床所见到的糖尿病足多为此种类型,约占糖尿病足的 3/4。多因肢端循环及微循环障碍,常伴有周围神经病变,皮肤损伤感染化脓。局部常有红、肿、热、痛,功能障碍,严重者常伴有全身不适,毒血症或败血症等临床表现。

(1)湿性坏疽前期(高危足期):常见肢端供血正常或不足,局部水肿,皮肤颜色发绀,麻木,感觉迟钝或丧失,部分患者有疼痛,足背动脉搏动正常或减弱,常不能引起患者的注意。

(2)湿性坏疽初期:常见皮肤水疱、血疱、烫伤或冻伤、鸡眼等引起的皮肤浅表损伤或溃疡,分泌物较少。病灶多发生在足底、足背等部位。

(3)轻度湿性坏疽:感染已波及皮下肌肉组织,或已形成轻度的蜂窝织炎。感染可沿肌肉间隙蔓延扩大,形成窦道,脓性分泌物增多。

(4)中度湿性坏疽:深部感染进一步加重,蜂窝织炎融合形成大脓腔,肌肉、肌腱韧带破坏严重,足部功能障碍,脓性分泌物及坏死组织增多。

(5)重度湿性坏疽:深部感染蔓延扩大,骨与关节破坏,可能形成假关节。

(6)极重度湿性坏疽:足的大部或全部感染化脓、坏死,并常波及距小腿关节及小腿。

2.干性坏疽 糖尿病患者的足部干性坏疽较少,仅占足坏疽患者的 1/20。多发生在糖尿病患者肢端动脉及小动脉粥样硬化,血管腔严重狭窄;或动脉血栓形成,致使血管腔阻塞,血流逐渐或骤然中断,但静脉血流仍然畅通,造成局部组织液减少,导致阻塞动脉所供血的远端肢体的相应区域发生干性坏疽,其坏疽的程度与血管阻塞部位和程度相关。较小动脉阻塞则坏疽面积较小,常形成灶性干性坏死,较大动脉阻塞则干性坏疽的面积较大,甚至整个肢端完全坏死。

(1)干性坏疽前期(高危足期):常有肢端动脉供血不足,患者怕冷,皮肤温度下降,肢端皮肤干枯,麻木刺痛或感觉丧失。间歇跛行或休息痛,多呈持续性。

(2)干性坏疽初期:常见皮肤苍白,血疱或水疱、冻伤等浅表干性痂皮。多发生在指趾末端或足跟部。

(3)轻度干性坏疽:足趾末端或足跟皮肤局灶性干性坏死。

(4)中度干性坏疽:少数足趾及足跟局部较大块干性坏死,已波及深部组织。

(5)重度干性坏疽:全部足趾或部分足由发绀色逐渐变灰褐色,继而变为黑色坏死,并逐渐与健康皮肤界限清楚。

(6)极重度干性坏疽:足的大部或全部变黑坏死,呈木炭样尸干,部分患者有继发感染时,坏疽与健康组织之间有脓性分泌物。

3.混合性坏疽 糖尿病患者混合性坏疽较干性坏疽稍多见。约占糖尿病足患者的1/6。因肢端某一部位动脉阻塞,血流不畅,引起干性坏疽;而另一部分合并感染化脓。混合性坏疽的特点是湿性坏疽和干性坏疽的病灶同时发生在同一个肢端的不同部位。混合坏疽患者一般病情较重,溃烂部位较多,面积较大,常涉及大部或全足。感染重时可有全身不适,体温升高及白细胞增高,毒血症或败血症发生。肢端干性坏疽时常伴有其他部位血管栓塞,如脑血栓,冠心病等。

4.辅助检查

(1)神经系统检查:神经系统的检查主要.是了解患者是否仍存在保护性的感觉。

(2)皮肤温度检查:温度的测定也可分为定性测定和定量测定。

(3)压力测定:压力测定有助于糖尿病足的诊断。

(4)周围血管检查:足背动脉搏动,通过触诊,扪及足背动脉和(或)胫后动脉搏动来了解足部大血管病变。

(5)血管造影:经静脉注入对比剂后再进行扫描,常用碘造影剂。因为X线穿不透显影剂,血管造影正是利用这一特性,通过显影剂在X线下的所显示影像来诊断血管的形态和走向,使组织结构及病变显示更清晰。血管造影可以用于了解下肢血管闭塞程度、部位,既可为决定截肢平面提供依据,又可为血管旁路手术做准备。

（6）糖尿病足溃疡合并感染的检查：可利用探针取溃疡底部的标本做细菌培养。

（7）X线检查：X线片可发现局部组织内的气体，说明患者有深部感染；若见到骨组织被侵蚀，说明有骨髓炎。

【治疗原则】

1.药物干预　前列腺素 E_1、α 受体阻断药、己酮可可碱、抗血小板聚集药、低分子肝素、水蛭素、溶栓剂、抗氧化剂。

2.截肢　糖尿病足深部溃疡多合并严重感染，给全身带来感染威胁。在严重坏疽界限清楚后才需进行截肢治疗，一般在感染部以上 10cm 处截肢。

【护理评估】

了解患者的健康史及相关因素，尤其注意与现患疾病相关的病史、外伤史和药物应用情况及过敏史、手术史、家族史、遗传病史和女性患者生育史等。患者有无下肢发凉，麻木，腿部"抽筋""间歇性跛行"；有无足部感觉异常，动脉搏动弱，功能性＞器质性。有无静息痛，夜间加重，有无肢体营养障碍，动脉搏动消失，器质性＞功能性。有无持续剧烈疼痛，干性溃疡和湿性溃疡，组织缺血坏死，有无合并感染。糖尿病足溃疡及组织缺血坏死及疼痛的程度。评估患者重要脏器功能状况，初步判断其手术耐受性。

【护理要点及措施】

1.协助患者做好术前常规检查　告知各项检查的目的及注意事项。如影像学检查、心电图检查、X线胸片、血液检查、尿便检查等。

2.心理护理　对患者给予同情、理解、关心、帮助，告诉患者不良的心理状态会降低机体的抵抗力，不利于疾病的康复。解除患者的紧张情绪，更好地配合治疗和护理。

3.做好术前指导

（1）备皮、洗澡、更衣。

（2）向患者讲解术后可能出现的不适及注意事项，如伤口疼痛、恶心、呕吐、发热、压疮、尿潴留等。

（3）指导患者掌握有效咳嗽、咳痰的方法及技巧，以预防术后肺部并发症。

（4）术前晚给患者创造良好的环境，保证患者良好的睡眠，必要时遵医嘱应用镇静药物促进睡眠。嘱患者术前晚 22：00 以后禁食水，术晨入手术室前排空膀胱，摘去义齿、隐形眼镜、戒指等，贵重物品交予家属保管。

4.术后严密观察生命体征的变化　包括体温、血压、脉搏、呼吸。

5.严密观察切口出血情况　给予沙袋压迫截肢残端,床旁备止血带。

6.疼痛的护理　评估疼痛的性质、持续时间和程度,采取分散注意力、松弛疗法,使患肢处于舒适体位。根据患者的不同情况,给予必要的镇痛药或催眠药。保持病室安静。也可采用自控镇痛泵,通过特制的机械泵将药物按规定浓度和速度匀速注入。

7.基础护理　卧床期间每日给予晨、晚间护理,每周洗头1次。协助患者保持床单位整洁和卧位舒适,定时翻身,按摩骨突处,防止发生压疮。

8.体位护理及功能锻炼方法

(1)体位:抬高患肢,减轻水肿和疼痛,保持关节功能位,以促进静脉血液回流。2d后撤出软枕,肢体放平。残端妥善包扎。所有骨凸处均用软棉垫衬护。残端给予经常均匀的压迫和按摩,并逐渐增加残肢的负重,强化残肢面的韧性和肌肉力量,为安装假肢做好准备。

(2)创面观察:观察伤口是否有异味,出血或分泌物过多。对于有渗血的创面,应及时更换敷料,保持伤口干燥,争取获得最佳伤口愈合。伤口包扎不能太紧,以免影响血供,引起软组织损伤甚至组织坏死。

9.观察血糖变化　遵医嘱按时监测患者血糖及应用胰岛素,并注意观察药物不良反应。

【健康教育】

1.出院前应向患者及家属详细介绍出院后有关事项　并将有关资料交给患者或家属,告知患者出院后1个月或遵医嘱复诊。

2.日常生活及锻炼中的注意事项　截肢术后患者离床后往往有失衡感,同时有心理失落感,因此,应协助患者进行健全肢体的功能锻炼,以期达到尽可能早的恢复自理生活的目的。残肢功能锻炼在于改善截肢患者全身状态,促进残肢定型、增强肌力,提高关节活动力,有利于充分发挥存留肢及假肢的功能。术后指导患者早期功能锻炼,指导患者尽早床上坐起或下床进行残肢主动运动。患者情况良好,术后1周开始扶拐走路,防止因不习惯扶拐失去重心而跌倒。

3.积极治疗　糖尿病,予以糖尿病饮食,控制血糖。长期服用改善微循环、活血化瘀的药物,生活要规律,饮食要适度,多食蔬菜及富含粗纤维的食物,以防便秘。戒烟、禁酒。

4.安全护理　截肢患者会较长时间存留幻觉(感觉肢体依然存在),常在下床活动时用患肢着地而发生摔倒,护士要向患者和家属特别强调,保证安全。

5.保持心情舒畅和充足的睡眠　　每晚持续睡眠应达到 6～8h。

6.告诫患者　　如有异常情况应及时来院就诊。

（侯华丽）

第十七节　前列腺增生

【概述】

前列腺增生(BPH),也称为前列腺肥大,其病理改变主要为前列腺组织及上皮增生。症状以前列腺体积增大、尿频、进行性排尿困难为表现;是老年男性的常见病,60 岁以上老年人 BPH 总发病率为 33%～63%,BPH 发病呈上升趋势,是泌尿外科最常见的疾病之一。

病因尚不完全清楚:目前公认老龄和有功能的睾丸是发病基础,上皮和基质相互影响,各种生长因子的作用,随年龄增长睾酮、双氢睾酮以及雌激素的改变和失去平衡是前列腺增生的重要病因。

【临床表现】

1.前列腺增生所引起的临床表现　　主要是由于尿道前列腺部受到增生前列腺的压迫而引起尿路梗阻所产生的。症状的出现取决于梗阻的程度。

(1)最初的症状是尿频、尿急、夜尿多:早期因前列腺充血刺激引起,随梗阻加重,残余尿量增多,膀胱有效容量减少,尿频更加明显。

(2)最重要的症状是进行性排尿困难、尿等待、尿中断、尿不尽;轻度梗阻时,排尿迟缓、断续、尿后滴沥。梗阻严重时,排尿费力、射程缩短、尿线细而无力、终呈滴沥状。

(3)尿潴留:表现为残余尿增加、膀胱区膨隆、充盈性尿失禁。急性尿潴留,不能排尿;前列腺增生的任何阶段,可因受凉、劳累、饮酒等使前列腺突然充血、水肿,发生急性尿潴留。

(4)其他症状:前列腺增生时可因局部充血发生无痛血尿,若合并感染、结石,可有尿急、尿痛等膀胱刺激症状。少数患者晚期可出现肾积水和肾功能不全表现。

2.辅助检查

(1)直肠指诊:将膀胱排空后,患者取站立弯腰位或截石位,直肠指检可以对前列腺大小、突入直肠的程度、中央沟是否存在以及前列腺之硬度、有无压痛、是否存在结节、腺体是否固定等做客观的了解,使医师取得第一手临床资料,有助于前列腺增生的诊断和其他疾病的鉴别。

(2)尿流率:正常值:$Q_{max}>15ml/s$,尿流率是指在 1 次排尿过程中单位时间内排出的尿量,从尿流率的变化能间接测知下尿路的功能。前列腺增生主要以下尿路、膀胱部梗阻为主要病理改变,前列腺增生可以影响尿流量,从而在尿流曲线上反映出来,曲线的主要特征是梗阻,最大尿流率及平均尿流率均比正常低,排尿时间延长。若 $Q_{max}<10ml/s$ 为手术指征。

(3)B 超:通过 B 超可测量残余尿,残余尿测定作为诊断前列腺增生的重要指标广泛应用于临床,它对判断梗阻程度的轻重和了解膀胱功能。有重要意义。残余尿正常应$<10ml$,一般残余尿达 50ml 以上即提示膀胱逼尿肌已处于早期失代偿状态,可作为手术指征之一。

(4)前列腺特异抗原测定(PSA):是诊断前列腺癌的特异性指征,正常为 0～4ng/ml,前列腺体积较大、有结节或较硬时,应测定血清 PSA,以排除合并前列腺癌的可能性。

【治疗原则】

梗阻较轻或难以耐受手术的,可以采取非手术治疗法或姑息性手术。膀胱残余尿超过 50ml 或曾经出现过急性尿潴留的患者应手术治疗。

1.药物治疗

(1)α 受体阻滞药(降低尿道阻力):酚苄明、坦洛斯等。

(2)5α-还原酶抑制药(减少双氢睾酮生成):非那雄胺(保列治)、依立雄胺(爱普列特)。

2.介入性治疗　前列腺增生发生在老年人常因年龄过大,体力衰弱或合并较重的心肺疾病,难于耐受手术创伤,而药物治疗效果不佳。通过物理、化学、机械等方式作用于前列腺局部以解除梗阻,这些方法包括局部热疗、激光、微波、射频、化学消融、支架等。

3.手术治疗　方式有经尿道前列腺电切术(TUR-P),耻骨上经膀胱前列腺摘除术,耻骨后前列腺摘除术,经会阴前列腺摘除术,经尿道前列腺汽化 TVP 术。

【护理评估】

1.健康史及相关因素　包括患者发生前列腺增生的年龄,排尿不适的程度及有无对生活质量的影响。了解患者尿急、尿频的程度,夜尿的次数;有无进行性排尿困难。有无其他伴随疾病,如心脑血管疾病、肺气肿、糖尿病等。

2.身体评估　了解患者排尿困难的程度及尿频、尿潴留情况,逼尿肌功能,有无泌尿系感染。重要脏器功能及营养情况,评估患者对手术的耐受性。

【护理要点及措施】

1.术前护理要点及措施

(1)按泌尿外科疾病术前护理常规护理。

(2)全面评估患者:包括健康史及其相关因素、身体状况、生命体征,以及神志、精神状态、行动能力等。

(3)心理调适指导:本病多为老年人,行动不便,尿频、尿急、排尿困难、溢尿等症状常使患者苦不堪言,因此,要多鼓励患者诉说内心的苦恼,认真倾听并给予有效的心理疏导,解答患者疑问,讲解手术方法、术后注意事项,增强患者对治疗的信心。

(4)休息与活动指导:嘱咐患者术前可适当活动,避免过度疲劳,保证足够休息和睡眠,活动时穿防滑跟脚的便鞋,行动不便的老年人活动时最好使用拐杖并有人陪伴。指导练习在床上做肢体的主动运动,讲解术后应采取的卧位,演示更换体位的方法及注意事项。

(5)术前准备指导:老年人易发生心血管意外,指导患者术前避免过度劳累而引起心肌缺氧。教会患者正确咳痰及咳嗽、咳痰时保护伤口的方法。指导患者吃清淡、易消化、低脂、高蛋白和高维生素的饮食,少食多餐,以减轻心脏和胃肠道的负担。对于便秘的患者,告之多食高纤维素的食物,增加饮水量和活动量,以保持大便通畅并指导练习床上排便。

(6)尿管护理指导:指导术前留置尿管的患者多饮水,达到自我冲洗的作用,防止尿路感染,教会患者膀胱功能锻炼。告之下床活动时尿袋不能高于耻骨联合,预防尿液逆流引起感染。

2.术后护理要点及措施

(1)按泌尿外科一般护理常规及全麻手术后护理常规护理。

(2)严密观察患者生命体征的变化,包括体温、血压、脉搏、呼吸。观察并记录生命体征 1 次/4h。观察患者的意识状态,老年人多有心血管疾病,因麻醉及手术刺激易引起血压下降或诱发心脑并发症,应严密观察生命体征及意识。

(3)体位,平卧 2d 后改半卧位,固定或牵拉气囊尿管,防止患者坐起或肢体活动时,气囊移位而失去压迫膀胱颈口的作用,导致出血。

(4)膀胱冲洗的护理:术后遵医嘱给予持续膀胱冲洗 3～7d,直至冲洗液清亮为止。冲洗速度可根据冲洗液颜色而定,色深则快,色浅则慢;保持冲洗管道通畅,如有血块阻塞,及时以冲洗器或注射器抽出血块,以免造成膀胱充盈、膀胱痉挛而加重出血。准确记录 24h 液体出入量,保持出入平衡。

（5）膀胱痉挛疼痛的护理：指导患者分散注意力，以听音乐、交谈等方法减轻疼痛；适当调整气囊导尿管牵引的力量、位置，教会患者正确翻身，消除引起疼痛的因素；膀胱痉挛也可引起阵发性剧痛，多因逼尿肌不稳定、导管刺激、血块阻塞等原因引起，可遵医嘱口服盐酸黄酮哌酯片，肌内注射山莨菪碱或吲哚美辛栓纳肛，给予解痉处理。

（6）观察尿管牵引情况及有无气囊破裂发生，引流管勿受压、扭曲、打折。

（7）饮食护理：多食新鲜蔬菜，水果，高营养易消化，粗纤维的食物，忌辛辣，保持大便通畅。多饮水：每日 2500～3000ml 水，可饮淡茶水，果汁等。

（8）持续膀胱冲洗期间可嘱患者在床上活动双下肢，防止下肢静脉血栓，停冲洗后可下床活动，但勿剧烈运动，以免诱发继发性出血。

（9）预防感染：患者留置尿管加之手术所致免疫力低下，易发生尿路感染，术后应观察体温及白细胞变化，早期应用抗生素，每日用聚维酮碘棉签消毒尿道口 2 次，定时翻身叩背促进排痰，预防肺部感染。

（10）长期留置尿管的患者拔除尿管前应进行膀胱憋尿训练，尿管拔除后应观察排尿情况。

（11）积极预防并发症，重视和加强基础护理。

【健康教育】

1.活动与休息　指导嘱患者术后 1 个月内避免用力排便。习惯性便秘者应多饮水，多食高纤维的食物，必要时口服缓泻药或使用开塞露。3 个月内不骑自行车，不走远路，不提重物，不要坐软凳及沙发，以免引起出血。出现尿失禁者，告知继续进行盆底肌收缩锻炼，以尽快恢复尿道括约肌功能。

2.饮食　指导培养良好的饮食习惯，不食辛辣刺激性食物，禁烟酒，少饮咖啡、浓茶，多饮凉开水，多选择高纤维植物和植物性蛋白，多食新鲜蔬菜、水果、粗粮、大豆、蜂蜜等。

3.复诊　指导告知术后 2～30d，术区凝固坏死的组织脱落，5％患者出现血尿，可自行消失。如出血严重，血块阻塞尿道，要及时到医院就诊。

（黄玉珠）

第六章　临床常见其他疾病的护理

第一节　系统性红斑狼疮

【概述】

系统性红斑狼疮(SLE)是一种多因素参与的、特异性自身免疫性结缔组织病。患者体内可产生多种自身抗体,通过免疫复合物等途径,损害各个系统、脏器和组织。SLE 以女性多见,患病年龄以 20～40 岁最多。本病病程迁延,病情反复发作。

【护理】

1.护理评估

(1)诱发因素:患者有无病毒感染、日光照射、妊娠、分娩、药物及手术等。

(2)症状和体征:患者有无发热、皮肤损害、关节疼痛等症状;评估患者有无胸腔积液、心包积液、蛋白尿、血尿。

(3)实验室检查:红细胞沉降率、抗核抗体谱等结果。

(4)社会心理评估:患者的情绪及心理反应。

2.护理措施

(1)病情观察:①观察 SLE 常见症状,如皮肤黏膜损害、关节肿痛、出血倾向、呼吸困难及神经精神症状等。②高热时按高热常规护理。③血浆置换时,做好术前、中、后护理。

(2)休息:急性期应卧床休息,以减少消耗,保护脏器功能,预防并发症发生。

(3)饮食护理:给予高蛋白、高热量、高维生素、低盐、低脂清淡饮食,注意钙质的补充,忌食刺激性食物。

(4)皮肤护理:①保持皮肤清洁、干燥,每天用温水擦洗,忌用碱性肥皂。②有皮疹、红斑或光敏感者,外出时采取遮阳措施,避免阳光直接照射裸露皮肤。皮疹或红斑遵医嘱局部用药,有皮肤破溃者做好局部清创换药处理。③避免接触刺激性物品,如染发烫发剂、定型发胶、农药等。

(5)药物护理:①严格遵医嘱按时、按量给药。②向患者及家属介绍服药注意事项,监督患者遵医嘱服药,勿自行减量或停药。③观察药物疗效及不良反应,定期复查血常规,肝肾功能。

(6)心理护理:本病病程长且病情容易反复,患者易产生悲观心理,应多关心、鼓励患者,帮助其树立战胜疾病的信心。

3.健康指导

(1)避免诱因:避免一切可能诱发本病的因素,如病毒感染、阳光照射、妊娠、分娩、药物预防接种及手术等。

(2)休息与活动:疾病缓解期可参加社会活动和日常工作,注意劳逸结合,避免过度劳累。

(3)疾病知识教育与心理调适指导:向患者及家属介绍本病的有关知识和及时、正确、有效治疗的意义。嘱家属给予患者以精神支持和生活照顾,以维持其良好的心理状态。

4.护理评价   经过治疗和护理,评价患者是否达到:①能自觉地避免各种加重皮肤损害的诱因。②能遵守饮食限制的要求,避免加重病情的诱因。③能接受患病的事实,情绪稳定,主动配合治疗。

(周   敏)

第二节   多发性肌炎、皮肌炎

【概述】

多发性肌炎(PM)和皮肌炎(DM)是一组以骨骼肌的炎性病变为主的自身免疫病,多侵犯四肢近端及颈部肌群,表现为肌无力、肌痛。伴有特征性皮疹的称皮肌炎。常累及全身多个脏器,伴发肿瘤的频率高,为10%~30%。男女发病比例为1:3,发病年龄有两个高峰10~14岁、45~54岁,PM与DM发病率为2:1。

【护理】

1.护理评估

(1)症状和体征:评估患者有无肌无力、吞咽和发音困难、呼吸困难等症状。病程中任何时期,还应评估患者有无发生多系统受累的相应表现,如间质性肺炎、心律失常、继发于心肌病变的心力衰竭。

(2)辅助检查:主要评估肌电图的检查结果。

（3）实验室检查：评估患者肌酶谱、自身抗体、肌肉活检的结果。

（4）社会心理评估：评估患者的情绪及心理反应。

2.护理措施

（1）病情观察：①评估患者肌力的情况。②观察肌肉疼痛的部位、关节症状,是否伴有发热、呼吸困难、心律失常等。

（2）休息与活动：急性期有肌肉疼痛、肿胀和关节疼痛者,应绝对卧床休息。病情稳定后,有计划地进行锻炼,对肌无力的肢体应协助被动运动。

（3）饮食护理：给予富含维生素、高蛋白软食,对吞咽困难者给予半流质或流质饮食,必要时给予鼻饲。

（4）皮肤损害护理：①评估皮损的部位、形态、面积。②保持皮肤保持清洁、干燥,每日温水擦洗。③有水疱者可涂炉甘石洗剂,有渗出者可用 3% 硼酸溶液湿敷,伴感染者应对症消炎、清创换药处理。④不涂化妆品,避免接触刺激性物品如染发剂、烫发剂等。⑤外出时采取遮阳措施,注意保暖。

（5）药物护理：长期应用激素或免疫抑制剂的患者,注意观察药物不良反应,如胃肠道症状、精神症状等。

（6）心理护理：帮助患者了解本病的有关知识和自我护理方法,正确对待疾病,做好长期治疗的思想准备。

3.健康指导

（1）疾病知识指导：避免一切诱因,如感染、寒冷、创伤、情绪受挫等;育龄女性患者应避孕,以免病情复发或加重。

（2）用药指导与病情监测：①出院后应继续执行治疗方案,规律服药。②能了解病情危重的征象,如呼吸肌、咽肌无力等,一旦发生病情变化,应及时就医。

4.护理评价　经过治疗和护理,患者是否达到:①能进行基本的日常活动和工作。②患者学会自我护理皮肤的方法。③保持呼吸道通畅,能有效呼吸。④患者了解预防感染的措施。

（周　敏）

第三节　类风湿性关节炎

【概述】

类风湿关节炎(RA)是一种以累及周围关节为主的多系统性、炎症性的自身免疫性疾病。临床上以慢性、对称性、周围性多关节炎性病变为其主要特征,可表现为受累关节疼痛、肿胀以及功能下降。当炎症破坏软骨和骨质时,出现关节畸形和功能障碍。发病年龄多在35～50岁,女性约为男性的2～3倍。

【护理】

1.护理评估

(1)诱发因素:患者有无寒冷、感染、潮湿、过度劳累等。

(2)症状和体征:患者有无乏力、发热、纳差等症状;评估患者有无关节症状和关节外表现,如类风湿结节和类风湿血管炎等。

(3)辅助检查:关节x线、CT及MRI的检查结果。

(4)实验室检查:红细胞沉降率、c反应蛋白、类风湿因子、抗角蛋白抗体的结果。

2.护理措施

(1)病情观察:①观察关节疼痛的部位,关节肿胀和活动受限的程度,有无畸形,晨僵的程度。②注意关节外症状,如胸闷、心前区疼痛、消化道出血、发热、呼吸困难等。

(2)休息与体位:急性活动期应卧床休息,限制受累关节的活动,保持关节功能位。缓解期指导患者坚持功能锻炼,预防关节废用。

(3)疼痛护理:协助患者采取最佳体位以减轻疼痛,指导患者使用控制疼痛的方法,如放松、分散注意力等。

(4)晨僵护理:鼓励患者晨起后行温水浴,或用热水浸泡僵硬的关节,然后活动关节;夜间睡眠戴弹力手套保护。

(5)饮食护理:给予高蛋白、富含维生素、营养丰富的饮食,忌生冷、刺激性食物。

(6)药物护理:注意观察药物疗效及不良反应。若出现严重的胃肠道反应、肝肾功能损害、神经精神症状等,应对症处理。

(7)心理护理:患者因病情反复发作、顽固的关节疼痛、疗效不佳等原因,常表现出情绪低落、焦虑、孤独,对生活失去信心。应采取心理疏导、解释、安慰、鼓励等方法做好心理护理。

3.健康指导

(1)疾病知识教育:能了解疾病的性质、病程和治疗方案。避免感染、寒冷、潮湿、过度劳累等各种诱因。

(2)休息与活动:强调休息和关节功能锻炼的重要性,有计划地进行锻炼,增强抵抗力,保护关节功能,延缓关节损害的进程。

（3）用药与就医指导：指导患者用药方法和注意事项，严密观察药物疗效及不良反应；病情复发时及早就医，以免重要脏器受损。

4.护理评价　经过治疗和护理，评价患者是否达到：①掌握缓解关节僵硬的方法。②关节疼痛减轻或消失。③能独自进行穿衣、进食、如厕等日常活动或参加工作。④焦虑程度减轻，舒适感增加。

（柯　鸿）

第四节　强直性脊柱炎

【概述】

强直性脊柱炎（AS）多见于青少年，是以中轴关节慢性炎症为主，也可累及内脏及其他组织的慢性进展性风湿性疾病。好发于 20～30 岁的青少年男性。

1.护理评估

（1）症状和体征：患者有无腰背发僵和疼痛、脊柱活动受限、外周关节肿痛等骨关节症状；有无眼葡萄膜炎、下肢麻木、肌肉萎缩等关节外症状。

（2）辅助检查：骶髂关节 x 线、CT、MRI、放射性核素骨显像的检查结果。

（3）实验室检查：HLA-B27、红细胞沉降率、c 反应蛋白、免疫球蛋白的检查结果。

（4）社会心理评估：患者的情绪及心理反应。

2.护理措施

（1）病情观察：①观察并评估晨僵及腰痛等症状的严重程度及持续时间，注意活动受限的部位及范围。②观察是否伴有发热、咳喘、呼吸困难等症状，警惕脏器受累。

（2）休息与活动：①急性期卧床休息，睡硬板床，保持肢体功能位置。②坚持脊柱、胸廓、髋关节活动等体育锻炼，如游泳、打太极拳等。

（3）疼痛护理：协助患者采取最佳体位以减轻疼痛，指导患者使用控制疼痛的方法，如放松、分散注意力等。

（4）姿态护理：①保持脊柱与关节的活动功能，如颈、胸、腰椎各个方向的前屈、后仰、左右转动等活动。②保持胸廓的活动度，如深呼吸和扩胸运动等。③保持髋关节、膝关节的活动度，防止髋、膝关节的挛缩畸形，如进行下蹲运动。

（5）饮食护理：①冬季寒冷地区患者可服用姜汤用以驱寒防湿。②多食用富含植物蛋白和微量元素的食物，如大豆、黑豆、黄豆等。

(6)药物护理:对患者及家属进行正规服药宣教,认真观察药物疗效及不良反应。

(7)心理护理:向患者及家属介绍疾病特点,对有不良情绪的患者进行心理上的安慰,树立战胜疾病的信心。

3.健康指导

(1)疾病知识指导:增加患者对本病的认识,积极配合治疗和功能锻炼,掌握自我护理的方法。

(2)运动指导:①保持脊柱及髋关节灵活性的运动:如脊柱及髋关节的屈曲与伸展锻炼。②肢体及局部肌肉的牵拉运动:如散步、形体操、瑜伽等。③维持胸廓活动度的运动:如深呼吸、扩胸、游泳等。

(3)用药指导与病情监测:了解常用药物的主要作用、服用方法、不良反应及处理;病情复发或加重时应及早就医。

4.护理评价　经过治疗和护理,患者是否达到:①掌握自我护理的方法。②关节疼痛等症状减轻或消失。③患者能正确认识疾病,焦虑与恐惧程度减轻,心理和生理舒适感增加。

(柯　鸿)

第五节　缺铁性贫血

【定义】

是指由于体内储存铁缺乏,血红蛋白合成不足,红细胞生成受到障碍引起的一种小细胞、低色素性贫血。缺铁性贫血是最常见的一种贫血,各种年龄组均可发生,以育龄妇女和婴幼儿多见。

【护理措施】

1.按血液系统疾病　患者一般护理按常规护理。

2.病情观察　观察贫血症状、体征、评估其活动耐力。有无头晕、头痛、食欲缺乏,测量心率、呼吸频率。了解有关检查结果,以判断患者贫血程度。

3.活动指导　限制活动,根据贫血程度、发生速度及原有身体状况,帮助患者制定活动计划。

4.饮食护理　进食高蛋白、高维生素、高铁质食物,动物食品的铁更易吸收,纠正长期不吃肉的习惯,消化不良者要少食多餐。使用含维生素c的食物有利于铁的吸收。另外,餐后不要立即饮浓茶、牛奶、咖啡,因为茶叶中含有鞣酸与铁结合后形成沉淀物质,牛奶中含磷较高均影响铁的吸收。

5.给药护理

(1)口服铁剂的护理:①向患者解释口服铁剂易引起胃肠道反应,该类药物宜在饭后服用,从小剂量开始,若有不适感应及时通知医护人员。②服药时间较长时牙齿亦可染色,应避免铁剂药物与牙齿接触,口服液体铁剂时患者要使用吸管,避免染黑牙齿。③服铁剂同时禁饮茶、牛奶、咖啡。④服铁剂期间大便会变成黑色,向患者说明,以消除顾虑。

(2)注射铁剂的护理:①需深层肌内注射,可减轻疼痛,注射时应注意不要在皮肤暴露部位注射。②抽吸药液入空针后要更换针头注射。

【健康指导】

1.开展预防缺铁性贫血的卫生宣教,对婴幼儿强调改进喂养方法,应及时增加辅食。妊娠期、哺乳期妇女除食用含铁多的食物外,还可每日服少量硫酸亚铁0.2g。

2.向患者说明贫血的病因及积极根治病因的重要意义,以提高自我保健意识。本病预后取决于原发病是否能根治,若能根治,则贫血可彻底治愈。

(柯　鸿)

第六节　巨幼细胞性贫血

叶酸和(或)维生素 B_{12} 缺乏导致细胞核脱氧核糖核酸(DNA)合成障碍所致的贫血称巨幼细胞贫血(MA)。贫血特点为大细胞性贫血。

【病因和发病机制】

(一)叶酸代谢及缺乏的原因

叶酸属 B 族维生素,富含于新鲜水果、蔬菜、动物肝肾中。食物中的叶酸经长时间烹煮,可损失 $50\%\sim90\%$ 。叶酸主要在十二指肠及近端空肠吸收。每日需从食物中摄入叶酸 $200\mu g$ 。人体内叶酸储存量为 $5\sim20mg$,近 1/2 在肝。成人叶酸贮存量可供机体使用 $1\sim4$ 月。如果饮食中缺乏叶酸,或当机体对叶酸的需求增加时,则容易发生 MA。

(二)维生素 B_{12} 代谢及缺乏的原因

维生素 B_{12} 主要来源于动物肝、肾、肉、鱼、蛋及乳品类食品,蔬菜中含量很少。但因体内贮存的维生素 B_{12} 可供机体使用 $3\sim6$ 年,因此单纯因摄入不足引起的贫血很少见。维生素 B_{12} 主要在回肠末端被吸收,吸收障碍是导致缺乏的最常见的原因,主要见于胃大部切除等导致的内因子(胃肠道黏膜上皮细胞产生)缺乏,因内因子可保护维生素 B_{12} 不受胃肠道分泌液破坏。因病人出现抗内因子抗体导致的MA 称为恶性贫血。

(三)发病机制

叶酸和维生素 B_{12} 缺乏,导致 DNA 合成障碍,DNA 复制延迟。因 RNA 合成所受影响不大,细胞内 RNA/DNA 比值增大,造成细胞体积增大,胞核发育滞后于胞浆,形成巨幼变。骨髓中红系、粒系和巨核系细胞均可发生巨幼变,分化成熟异常,在骨髓中过早死亡,导致无效造血和全血细胞减少。DNA 合成障碍也累及黏膜上皮组织,影响口腔和胃肠道功能。

维生素 B_{12} 缺乏还可导致神经髓鞘及神经细胞合成障碍,导致出现明显的神经症状。

【临床表现】

(一)血液系统表现

起病缓慢,常有面色苍白、乏力、耐力下降、头昏、心悸等贫血症状。重者全血细胞减少,反复感染和出血。少数病人可出现轻度黄疸。

(二)消化系统表现

口腔黏膜、舌乳头萎缩,舌面呈"牛肉样舌",可伴舌痛。胃肠道黏膜萎缩可引起食欲不振、恶心、腹胀、腹泻或便秘。

(三)神经系统表现和精神症状

维生素 B_{12} 可出现较严重的神经系统症状,如对称性远端肢体麻木、深感觉障碍如振动感和运动感消失,共济失调或步态不稳等。重者可有大小便失禁。叶酸缺乏者有易怒、妄想等精神症状。

【实验室检查】

1.血象　大细胞正常色素性贫血。重者全血细胞减少。

2.骨髓象　增生活跃或明显活跃,红系增生显著,胞体大,核大,胞浆较胞核成熟,呈"核幼浆老"。

3.维生素 B_{12}、叶酸测定　血清维生素 B_{12} 缺乏,低于 74nmol/L(100ng/ml)。血清叶酸缺乏,低于 6.8nmol/L(3ng/ml)。

4.其他　胃酸降低,恶性贫血时内因子抗体阳性。

【诊断要点】

根据营养及用药史,巨幼细胞性贫血的症状体征,实验室检查为大细胞正常色素性贫血,维生素 B_{12}、叶酸测定等,可作出诊断。若无条件测血清维生素 B_{12} 和叶酸水平,可予诊断性治疗,叶酸或维生素 B_{12} 治疗一周左右网织红细胞上升者,应考虑叶酸或维生素 B_{12} 缺乏。

【治疗要点】

1.去除病因　这是巨幼细胞性贫血有效治疗或根治的关键,应针对不同原因采取相应的措施,如改变不合理的饮食结构或烹调方式、彻底治疗原发病、药物应用引起者停药等。

2.补充叶酸和(或)维生素 B_{12}

(1)叶酸:口服给药 5～10mg,每日 3 次,至血象完全恢复正常。若无原发病,不需维持治疗;如同时有维生素 B_{12} 缺乏,则需同时注射维生素 B_{12},否则可加重神经系统损伤。

(2)维生素 B_{12} 缺乏:肌注维生素 B_{12},每次 $500\mu g$,每周 2 次;无维生素 B_{12} 吸收障碍者可口服维生素 B_{12} 片剂 $500\mu g$,每日 1 次;若有神经系统表现,治疗维持半年到 1 年;恶性贫血病人,治疗维持终生。

【常用护理诊断/问题】

1.活动无耐力:与贫血引起组织缺氧有关。

2.营养失调,低于机体需要量与叶酸、维生素 B_{12} 摄入不足、吸收不良以及需要量增加有关。

【护理措施】

1.适当休息　充分的休息可减少氧的消耗,活动量以病人不感到疲劳、不加重病情为度,待病情好转后逐渐增加活动量。

2.饮食指导　进食含叶酸、维生素 B_{12} 食物,改变不良习惯,改善烹调技术,增进食欲。

3.症状护理　口腔炎、舌炎者保持口腔清洁。四肢麻木、无力者注意肢体保暖,避免烫伤,行走时需有人陪同,避免受伤。

4.用药护理　遵医嘱正确用药,并注意药物疗效及不良反应的观察与预防。肌注维生素 B_{12} 偶有过敏,一旦过敏立即停药,并进行抗过敏治疗。药物疗效:用药后 1～2 天,病人食欲好转;2～4 天,网织红细胞增加,血红蛋白升高;治疗 1～2 月后,血象、骨髓象正常。严重贫血病人补充叶酸、维生素 B_{12} 后,血钾可大量进入新生成的红细胞内,导致血钾下降,要注意补钾。

【健康指导】

1.疾病知识教育:纠正偏食及不良烹调习惯,提高病人及家属对疾病的认识,对治疗及护理的依从性,积极主动参与疾病的治疗与康复。

2.对高危人群可予适当干预措施,如对婴幼儿及时添加辅食,青少年和妊娠妇女多补充新鲜蔬菜;亦可口服小剂量叶酸或维生素 B_{12} 预防。

3.应用干扰核苷酸合成药物治疗的病人,应同时补充叶酸和维生素 B_{12}。

4.自我监测病情与并发症的预防:教会病人自我监测病情,包括贫血的一般症状、神经精神症状以及皮肤黏膜情况。贫血症状明显时要注意卧床休息,以免心脏负担过重而诱发心衰;症状纠正后可逐步增加活动量,但应保证休息和充足睡眠。预防损伤与感染。

(张秀丽 叶 璐)

第七节 溶血性贫血

溶血是红细胞遭到破坏、寿命缩短的过程。骨髓具有正常造血 6~8 倍的代偿能力时,当溶血超过骨髓的代偿能力,则发生溶血性贫血(HA)。当溶血发生而骨髓能够代偿时可无贫血,称为溶血性疾病。

【HA 的临床分类】

按发病机制,HA 的临床分类如下:

(一)红细胞自身异常所致的 HA

1.红细胞膜异常 如遗传性球形细胞增多症和阵发性睡眠性血红蛋白尿(PNH)等。

2.遗传性红细胞酶缺乏 如葡萄糖-6-磷酸脱氢酶(G6PD)缺乏症。

3.遗传性珠蛋白生成障碍 如血红蛋白病 S、D、E 和地中海贫血等。

(二)红细胞外部异常所致的 HA

1.免疫性 HA 包括自身免疫性 HA、血型不符的输血反应、新生儿 HA 等。

2.血管性 HA 如弥散性血管内凝血(DIC)、败血症等,瓣膜病如钙化性主动脉瓣狭窄及人工心瓣膜、血管炎等,血管壁受到反复挤压如行军性血红蛋白尿。

3.生物因素 蛇毒、疟疾、黑热病等。

4.理化因素 大面积烧伤、血浆中渗透压改变和化学因素如苯肼、亚硝酸盐类等中毒,可因引起获得性高铁血红蛋白血症而溶血。

【临床表现】

1.急性 HA 起病急骤,短期内血管内大量溶血。表现为严重的腰背及四肢酸痛,伴头痛、呕吐、寒战,随后出现高热、面色苍白和血红蛋白尿、黄疸。严重者出现周围循环衰竭和少尿、无尿,发生急性肾衰竭。

2.慢性 HA 起病缓慢,症状轻,出现贫血、黄疸、脾大。长期高胆红素血症可并发胆石症和肝功能损害。慢性重度 HA 时,长骨部分的黄髓可以变成红髓,严重溶血时骨髓腔可以扩大,X 摄片显示骨皮质变薄,骨骼变形。髓外造血可致肝、脾大。

【实验室检查】

1.贫血 红细胞和血红蛋白降低。

2.血管外溶血 溶血伴有的黄疸称溶血性黄疸,以血清游离胆红素增高为主,结合胆红素少于总胆红素的 15%。尿胆红素阴性,尿胆原增加。

3.血管内溶血 血清结合珠蛋白减少或消失,血浆游离血红蛋白增多。

4.红系代偿性增生 网织红细胞增多,达 $0.05 \sim 0.20$;外周血中出现幼红细胞;骨髓幼红细胞高度增生。

【诊断要点】

1.详细询问 HA 病史 了解有无引起 HA 的物理、机械、化学、感染和输血等红细胞外部因素。如有家族贫血史,则提示遗传性的可能。

2.有无急性或慢性 HA 的临床表现

3.溶血性贫血的实验室检查 溶血主要发生在血管内,提示异型输血、PNH、阵发性冷性血红蛋白尿等 HA 的可能较大;溶血主要发生在血管外,提示自身免疫性 HA、红细胞膜、酶、血红蛋白异常所致的 HA 机会较多。

【治疗要点】

治疗原则是去除病因、控制溶血、缓解贫血。

1.去除病因 脱离可能诱发溶血的因素,如可疑药物、蚕豆等;加强输血管理。

2.控制溶血 糖皮质激素是治疗自身免疫性溶血性贫血的首选药物,无效时选用免疫抑制剂或其他疗法。脾切除对遗传性球形细胞增多症是唯一有效的治疗方法。

3.缓解贫血 溶血或贫血严重时应加用叶酸,以防叶酸缺乏而加重贫血或诱发再障危象。贫血严重时需输浓缩红细胞以纠正贫血。急性溶血时,积极防治休克,防止高钾血症和 DIC 的发生。

【常用护理诊断/问题】

1.活动无耐力　与贫血导致组织缺氧有关。

2.潜在并发症　休克、急性肾衰竭。

【护理措施】

1.休息与活动　急性溶血及严重贫血者应卧床休息,慢性及轻、中度贫血者可适当活动。

2.病情观察　密切观察病人贫血、黄疸、尿色及尿量变化,及时了解实验室检查结果,一旦出现少尿甚至无尿,应立即报告医师。

3.用药护理　严密观察糖皮质激素的各种并发症;密切观察环磷酰胺有无血尿,防止发生出血性膀胱炎。

4.输血护理　严格查对,注意观察有无发热、皮疹、腹痛,及时发现各种不良反应,协助医师处理。

5.休克和急性肾衰竭的防护　①快速输入生理盐水和 4%～5%碳酸氢钠,以补充血容量和稀释血液,使破坏的红细胞和血红蛋白碎片迅速排出体外,防止发生休克和急性肾衰竭。②应用阿拉明或多巴胺时,定期测量血压并根据血压随时调整滴速。③静脉注射呋塞米 40～80mg 或 20%甘露醇,以预防急性肾衰竭。④注意防止高钾血症和 DIC 的发生。

(张秀丽　叶　璐)

第八节　血友病

【定义】

血友病是一组遗传性出血性疾病,它是由于血液中某些凝血因子的缺乏而导致的严重凝血功能障碍。根据缺乏的凝血因子不同可分甲、乙、丙 3 类。其中包括血友病甲(因子Ⅷ、AHG 缺乏),血友病乙(因子Ⅸ缺乏、PTC 缺乏)及血友病丙(因子Ⅺ、PTA 缺乏)。血友病甲多见,约为血友病乙的 7 倍。前两者为性连锁隐性遗传(目前已知的性连锁遗传的致病基因大都在 X 染色体上,与性别相关联的遗传方式称为性连锁遗传),后者为常染色体不完全隐性遗传。

【护理措施】

1.活动指导　轻型患者可适当活动,但避免过度劳累,应生活规律,睡眠充足。

重型患者发生严重出血者应卧床休息,提供周到的生活护理。休养环境要求整洁、安静、舒适;温、湿度适宜。

2.饮食护理　　不偏食,应从多种食物中摄取营养,注意保持营养平衡,避免营养过剩肥胖,否则体重超标将加重下肢关节的承重易引发出血。标准体重(kg)＝身高(cm)－105,此为理想体重,可作为控制体重的参考标准。患者如果发生严重的消化道出血应暂禁食,经静脉补充营养。

3.心理护理　　本病尚不能根治,患者终身带病,易反复发作,故悲观、自卑情绪突出。鼓励患者正确对待患病的现实,使其了解和掌握血友病有关知识,学会自我护理方法,自觉、主动的预防出血,排除出血诱发因素,可以有效地避免和减少出血的发生,从而提高生活的信心。

4.建立血友病卡片　　内容为姓名、诊断、凝血因子水平、血型、经治医师及医院名称等,另可注明预防出血的有关注意事项及出血时的紧急处理等简要文字,由患者妥善保存。

5.症状护理

(1)外伤、拔牙、拔甲或腭扁桃体摘除术后出血不止:局部加压冷敷,并应用肾上腺素、凝血酶、纤维蛋白海绵止血。出血严重者应进行所缺乏因子的替代治疗。

(2)关节出血积血:及时进行所缺乏凝血因子的替代治疗,患者停止活动、卧床休息并抬高患肢制动。对局部适当包扎或使用弹性绷带,给予局部冷敷。患肢应保持功能位,待肿胀消失后逐渐恢复关节正常活动。如果关节已发生畸形而活动受限,可给予理疗并防止肌肉萎缩。

(3)肌肉出血血肿:及时进行凝血因子替代治疗,同时给予局部冷敷。禁忌进行血肿穿刺,以防加重出血和感染。

(4)深部组织及内脏出血:密切观察脉搏、呼吸、血压及神志变化,咽、颈部出血可导致呼吸或吞咽困难;中枢神经系统出血可出现头痛、呕吐、颅内压增高表现及精神障碍征象;泌尿道出血可发生肉眼血尿;消化道出血可有呕血或便血等,应随时警惕大出血,及时与医师联系,做好抢救准备。

(5)出血部位疼痛:疼痛剧烈可按医嘱应用可待因、哌替啶药物止痛,但应谨防反复使用而成瘾。禁忌应用阿司匹林类药物。

(6)创面或血肿:预防并警惕感染的发生,按医嘱进行抗感染治疗。

【健康指导】

1.做好预防出血的宣教工作,嘱患者动作轻柔,剪短指甲、衣着宽松,谨防外伤及关节损伤。

2.避免各种手术,必要手术时应先补充凝血因子,纠正凝血时间直至伤口愈合。

3.尽可能采用口服给药,避免或减少肌内注射,必要注射时采用细针头,并延长压迫止血时间。

4.有出血倾向时应限制活动,卧床休息,出血停止后逐步增加活动量。

5.对长久反复出血影响生活质量的患者,应做好耐心劝慰,并指导其学会预防出血的方法,积极配合治疗和护理。

6.避免各种外伤。

7.避免应用扩张血管及抑制血小板凝聚的药物。

8.为患者及家属做好血友病遗传咨询工作。

（周　敏）

第九节　中风

中风是由于气血逆乱,导致脑脉闭阻或血溢于脑的病证。临床以猝然昏仆、半身不遂、肢体麻木、舌强语謇或不经昏仆而仅以㖞僻不遂等为主要临床表现。其起病急骤,见证多端,变化迅疾,与自然界风性善行数变的特征相似,故名中风,亦称"卒中"。根据脑髓神经受损程度的不同,有中经络和中脏腑之分,临床上表现为不同的证候。本病以中老年人多见,一年四季均可发病,尤以冬春两季最为多见。

西医学中的急性脑血管病如脑出血、脑血栓形成、脑栓塞、蛛网膜下腔出血、脑血管痉挛等。

【病因病机】

中风起病虽突然,但其病理是积渐而成的,主要是患者素体气血亏虚,心脑、肝肾等阴阳失调,加之七情、饮食、劳倦不调等诱因所致。

（一）积损正衰

年老体弱,肝肾阴虚,肝阳偏胜;或思虑劳心太过,气血亏虚,精气耗散,致使肾阴亏于下,肝阳亢于上,阳化风动,气血并逆,上蒙元神,突发本病。

（二）饮食不节

嗜酒肥甘,或劳倦伤脾,或形盛气弱,中气不足,脾失健运,聚湿生痰,痰郁化火,阻滞经络,蒙蔽清窍;或肝阳素旺,横逆犯脾,痰湿内生;或肝火内炽,炼液成痰,以致肝风挟痰火,横窜经络,蒙蔽清官,突然昏仆,半身不遂。

（三）情志失调

五志过极，心火暴亢；或素体阴虚，水不涵木，复因忧思恼怒所伤，肝阳暴亢，引动心火、风火相煽，气血逆乱，心神昏冒，卒倒无知。

（四）气虚邪中

年老体衰，或饮食不节，或劳役过度，或禀赋不足，或久病体虚，皆可致正气衰弱，气血不足，营卫失调，腠理空疏，风邪乘虚而入，使气血闭阻，肌肤筋脉失濡，而见偏枯不用。亦有形盛气衰，痰湿内盛，外风引动痰湿流窜经络，以致出现口眼㖞斜，半身不遂。

【辨证施护】

中风有中经络、中脏腑之分，而神志障碍的有无是其划分的标准，无昏仆而仅见半身不隧、口舌㖞斜、言语不利者为中经络；突然昏仆，不省人事，或神志恍惚，迷蒙而伴半身不遂、口舌㖞斜者为中脏腑。中经络者病位浅，病情相对较轻；中脏腑者病位深，病情较重。

（一）中经络

1.肝阳暴亢

（1）证候表现：半身不遂，口眼㖞斜，舌强语謇，眩晕头痛，面红目赤，心烦易怒，咽干，便秘尿黄。舌红或绛，苔黄或燥，脉弦有力。

（2）护治法则：平肝熄风潜阳（代表方：天麻钩藤饮）。

（3）施护要点：

①生活护理：病室宜安静、整洁，空气清新凉爽。严格限制探视，避免噪音、强光等一切不良刺激。缓解患者因突然发病而产生的恐惧、急躁、忧虑等情绪，使患者情绪稳定，尤其不要让患者生气愤怒。

②饮食调护：如患者口角流涎不严重，可给予一般饮食，饮食宜清淡甘寒，以米、面、玉米为主，可选食荷叶汤、绿豆汤、莲子汤等。少食或禁食助火之品，如煎炸类、烧烤类食物。鼓励多食新鲜的瓜果蔬菜，多饮水。

③情志护理：中经络者，神志尚清醒，或仅发生短时间轻度昏迷，但患者仍有紧张、恐惧心理，担心病情进一步发展，故应劝慰患者安心治疗，并且避免一切精神因素的刺激。眩晕症状严重者，应令患者闭眼静卧，减少下床及活动次数，以免摔倒而使病情向中脏腑发展。

④药物方法：中药汤剂宜偏凉服用。便秘便干者，可用大黄粉通腑泄热。烦躁不安、入睡困难者，遵医嘱服用镇静安眠药。

⑤针灸方法:口眼歪斜时,可遵医嘱针刺风池、太阳、下关、颊车、地仓、阳白、鱼腰等穴位。

⑥其他方法:严密观察病情变化,定时测量体温、脉搏、呼吸、血压,观察神志、瞳孔并做好详细记录;使用脱水降颅内压药物时注意监测尿量与水、电解质的变化。若发现患者头痛剧烈、躁动不安、喷射性呕吐、血压升高、呼吸不规则、脉搏减慢、一侧瞳孔散大等,应立即报告医生,做好抢救准备,并积极配合抢救。

2.风痰阻络

(1)证候表现:半身不遂,肢体拘急,口舌歪斜,言语不利,肢体麻木,头晕目眩。舌质暗红,苔白腻,脉弦滑。

(2)护治法则:化痰熄风通络(代表方:化痰通络汤)。

3.施护要点

(1)证候表现:半身不遂,肢体强痉,言语不利,口舌歪斜,头晕目眩,口黏痰多,午后面红烦热,腹胀便秘。舌质红,苔黄腻或黄燥,脉弦滑大。

(2)护治法则:通腑泄热化痰(代表方:星蒌承气汤)。

(3)施护要点:

①生活护理:室温不宜过高,衣被不可太厚,但要避免冷风直吹。

②饮食调护:饮食宜多食用萝卜、冬瓜、丝瓜、赤豆等化痰利水之品,忌食油腻肥甘、辛辣等食品,以免助热生痰。痰多者,可多饮温开水及果汁等,并定时翻身拍背,以促进痰液的排出。

③药物方法:本证护治以通腑化痰为先,常用星蒌承气汤煎服,服药后3~5小时泻下2~3次稀便即可,说明腑气已通,不需再服,若服完上药后,未见大便,可报告医生,继续服药,以泻为度。

④其他方法:如果出现嗜睡、朦胧,说明病情加重,向中脏腑转化,即汇报医生。

4.气虚血瘀

(1)证候表现:半身不遂,肢体瘫软,言语不利,口舌歪斜,面色㿠白,气短乏力,偏身麻木,心悸自汗。舌质暗淡,或有瘀斑,苔薄白或白腻,脉细缓或细涩。

(2)护治法则:益气活血通络(代表方:补阳还五汤)。

(3)施护要点:

①生活护理:病室宜温暖避风,汗多者随时协助擦汗,更换衣被。

②饮食调护:饮食宜益气、健脾通络之品,如山药苡仁粥、莲子粥、黄芪粥、白菜、冬瓜、丝瓜、木耳、赤小豆等。

③药物方法:气虚血瘀,手足肿胀或肤色紫暗,可用复元通络液(红花、川乌、当

归、川芎、桑枝)或温水浸泡以消肿化瘀。然后自动或被动地做屈伸运动,以疏通经络,消除肿胀。

5.阴虚风动

(1)证候表现:半身不遂,口眼歪斜,言语不利,手足心热,肢体麻木,五心烦热,失眠,眩晕耳鸣。舌质红或暗红,苔少或光剥无苔,脉弦细或弦细数。

(2)护治法则:滋阴潜阳,镇肝熄风(代表方:镇肝熄风汤)。

(3)施护要点:

①饮食调护:饮食以养阴清热为主,如百合莲子苡仁粥、甲鱼汤、淡菜汤、面汤、银耳汤、黄瓜、芹菜、鹿角菜等。

②情志护理:应避免情志刺激,勿惊恐郁怒,防止复中。

③药物方法:患者阴虚火旺,五心烦热,甚则潮热盗汗,用五倍子粉水调外敷神阙穴,或郁金粉外敷乳头。病室宜通风凉爽,但避免冷风直吹。

(二)中脏腑

1.热邪闭窍

(1)证候表现:突然昏仆,不省人事,半身不遂,肢体强痉,口眼歪斜,两目斜视或直视,面红目赤,口噤,项强,两手握固拘急,甚则抽搐。舌质红或绛,苔黄燥或焦黑,脉弦数。

(2)护治法则:清热息风,醒神开窍(代表方:天麻钩藤饮合紫雪丹或安宫牛黄丸鼻饲)。

(3)施护要点:

①生活护理:应保持病室安静,空气流通,温、湿度适宜,避免噪音、强光等不良刺激,做好病室的消毒工作。

②饮食调护:饮食宜予白菜汤、绿豆汤、萝卜汤、芹菜汤、小米粥、面汤、西瓜汁、油菜汤、鲜木瓜汤鼻饲。忌食油腻、肥甘厚味等生湿助火之品。

③情志护理:患者中风后神志尚清或昏迷初醒时,常有急躁、焦虑情绪,要注意做好本人与家属的思想工作,使他们了解大怒:大喜、大悲、大恐都有引起再中风的可能。劝慰患者应注意克制情绪激动,尤其要特别强调"制怒",从而使气血通畅,减少复发因素。

④药物方法:清醒患者可用吸管进药,中药宜少量多次频服,或浓煎后吸入,防止呛咳,必要时用鼻饲法给药,服药后尽量少搬动患者,并密切注意有无异常反应。

⑤其他:因病情变化迅速,且多种因素均可引起发病,临床表现比较复杂。需密切观察病情,注意其变化趋势,掌握病情变化的关键,为医疗提供可靠的依据,不

失时机地进行抢救和治疗。其他中脏腑者,多有不同程度的昏迷,昏迷的深度及持续时间与病情轻重密切相关,一般持续昏迷者,多预后不良。注意患者瞳孔的改变和其他精神症状,如果患侧瞳孔由大变小,或两侧瞳孔不等大,或患者出现项背强直、抽搐、面赤、鼻鼾、烦躁不安等症状,说明病情加重;如果患者表现为静卧不语、昏迷加深、手足逆冷,应警惕由闭证转为脱证。观察呼吸情况,患者常因痰涎壅盛而引起呼吸道阻塞,或出现呼吸不畅,呼吸时有间歇,喉中痰鸣漉漉等症状,应及时清除呼吸道异物,防止发生意外,出现呼吸衰竭,危及生命。若患者肢体强痉拘挛,躁动不安,应将指甲剪短,双手握固软物,并加床栏,以免自伤或跌伤。强痉的肢体可轻轻按摩,或用加味止痉散以止痉通络,疏松缓解肌肉筋脉的拘急。保持功能位置,切忌强劲拉伸,以防损伤肌肉或骨折。

2.痰火闭窍

(1)证候表现:突然昏仆,不省人事,半身不遂,肢体强痉拘急,口眼㖞斜,鼻鼾痰鸣,面红目赤,或见抽搐,两目直视,项背身热,躁扰不宁,大便秘结。舌质红或红绛,苔黄腻或黄厚干,脉滑数有力。

(2)护治法则:清热涤痰,醒神开窍(代表方:羚羊角汤合至宝丹或安宫牛黄丸鼻饲)。

(3)施护要点:

①药物方法:神昏高热时除用宣通擦剂(由麻黄、细辛、苏叶、川乌制成)擦浴外,还可用物理降温,如头部冷敷。口噤不开者,可加牙垫,以免咬伤舌头,同时做好口腔护理。喉间痰鸣漉漉者,可尽早吸痰,或鼻饲竹沥水、猴枣散以豁痰镇惊开窍。呼吸困难者给予氧气。

②其他方法:病情凶险,应密切观察面红、身热、燥热不宁、肢冷舌绛、苔黄褐等症状的变化。若出现频繁呃逆、抽搐、呕血等,应及时报告.积极抢救。

③针灸方法:可针刺人中、百会,以泄热开窍。

3.痰湿蒙窍

(1)证候表现:突然昏仆,不省人事,半身不遂,肢体松懈,口舌㖞斜,痰涎涌盛,面白唇暗,四肢不温,甚则逆冷。舌质暗淡,苔白腻,脉沉滑或缓。

(2)护治法则:燥湿化痰,醒神开窍(代表方:涤痰汤合苏合香丸鼻饲)。

(3)施护要点:

①生活护理:因肢体瘫痪,故要保持功能位置,防止足下垂和肩关节脱臼;四肢不温应注意保暖;定时清洁口腔;并随时进行皮肤护理,防止压疮的发生。

②饮食调护:饮食宜偏温性,如萝卜、小油菜、菠菜、南瓜、糯米粥等,忌食生冷

以防助湿生痰。

4.元气衰败

(1)证候表现:突然昏仆,不省人事,汗出如珠,目合口张,肢体瘫软,手撒肢厥,气息微弱,面色苍白,瞳孔散大,二便失禁。舌质淡紫,或舌体蜷缩,苔白腻,脉微欲绝。

(2)护治法则:益气回阳,扶正固脱(代表方:参附汤)。

(3)施护要点:

①生活护理:四肢厥冷,应保暖,提高室温,或增加衣被。有二便失禁者,应勤换衣被,注意皮肤护理,防止压疮的发生。

②药物方法:元阳败脱,危重阶段,应积极进行中西医综合措施抢救,中药人参、附子煎汤鼻饲或参附注射液、生脉注射液静脉滴注,以回阳固脱。以石菖蒲浸湿纱布覆盖口部,既有开窍宁心安神之功,又能湿润空气和清洁口腔。

③针灸方法:可遵医嘱使用艾灸神阙、气海、关元等穴,每次 20 分钟,有助于回阳固脱。

(三)后遗症

1.半身不遂

(1)证候表现:偏身瘫软不用,伴肢体麻木,甚则感觉完全丧失,口眼歪斜,少气懒言,纳差,自汗,面色萎黄;或患侧肢体强痉而屈伸不利;或见患侧肢体瘫软无力。舌质淡紫或有紫斑,苔薄白,脉细涩或细弱。

(2)护治法则:益气活血,化瘀通络(代表方:补阳还五汤)。

(3)施护要点:

①生活护理:长期卧床生活不能自理的患者,应按时进行口腔护理及皮肤护理,保持病床单位的整洁,定时为患者翻身拍背、擦浴更衣、清理粪便、整理床铺等,预防发生压疮。注意保持患侧的功能位置,防止患侧肢体受压、畸形、垂足等情况发生。对已偏废的上肢应用三角巾吊起,防止脱臼。

休息与锻炼时间要有规律,不宜过于劳倦,应保持精神愉快,起居要慎风寒,以防加重病情。患者病后多虚,极易复罹外感,对风邪尤为敏感,所以在生活中要特别注意保暖,在护理操作中尽量减少掀开衣被和裸露肢体的时间,并随天气变化为患者增减衣被和调节室内温度。

②饮食调护:饮食宜清淡、营养丰富、容易消化的食物,忌肥甘厚味。

③其他方法:中风急性期过后,常有偏瘫、偏盲、语言蹇涩、二便失禁等后遗症状,经适当治疗,可以有一定程度的恢复。一般病后 3 个月内恢复较快,如超过 6

个月则较难恢复。此时应根据肢体功能损伤的程度采取不同的方法来加强肢体功能锻炼,总的原则是循序渐进,逐渐增加活动量。无自主活动能力的卧床患者,应由陪护人员帮助患者做肢体被动活动或循经按摩,推拿肩、肘、膝、手、足等部位,从远端到近端,幅度由小到大,每日 2～3 次,每次 20～30 分钟。活动前可先用温热水擦洗肢体,既能放松紧张的肌肉和僵直的关节,又有利于肢体气血的流通,达到增加疗效的目的。功能锻炼时,上肢应多做前臂、腕、指的伸屈动作;下肢应多做伸屈外展动作。出现自主运动后,以自主运动为主、被动运动为辅,由健肢带动患肢,可根据自身情况选做脚踩木棍、手指爬杆、手搓核桃等活动。

2.言语不利

(1)证候表现:言语蹇涩或失语,舌强,口眼歪斜,口角流涎,偏身麻木,半身不遂。舌质暗,苔腻,脉滑。

(2)护治法则:祛风化痰,宣窍通络(代表方:解语丹)。

(3)施护要点:

①情志护理:稳定患者情绪,避免七情刺激。

②针灸方法:可遵医嘱采取针刺治疗,常取内关、通里、廉泉、三阴交、哑门、风府、金津、玉液等穴位,以祛风豁痰,通窍活络。

③其他方法:语言功能锻炼,语言训练越早越好,应经常与患者讲话,并鼓励患者讲话,语速宜缓慢,语句宜简短,逐渐过渡到复杂语句。还可以给患者示以实物或图画,鼓励他说出或指出所要的东西名称。在此过程中,尽量减少纠正,更不应责难,以增强患者的信心。对遗忘性患者应有意识地反复进行,以强化记忆。

(张　芳　张莹莹)

第十节　原发性高血压的康复护理

【概述】

原发性高血压是指由于动脉血管硬化以及血管运动中枢调节异常所造成的动脉血压持续升高的一种疾病,又称为高血压病,继发于其他疾病的血压升高不包括在内。原发性高血压是常见的心血管疾病之一,我国成人高血压患病率为18.8%,原发性高血压为多因素疾病,但确切的病因至今尚未明了,目前认为本病是在遗传易感性的基础上经多种后天因素相互作用所致。康复治疗可以有效地辅助降低血压,减少药物使用量,提高机体活动能力和生活质量,因此是原发性高血压治疗的必要组成部分。

【高血压的分类与分层】

1.按血压水平分类　高血压诊断标准:在未使用降压药物的情况下,非同日 3 次测量血压,收缩压≥140mmHg 和(或)舒张压≥90mmHg。患者既往有高血压史,目前正服抗高血压药物,血压虽低于 140/90mmHg,也应诊断为高血压。根据血压升高水平,又进一步将高血压分为Ⅰ级、Ⅱ级和Ⅲ级。

2.按心血管风险分层　脑卒中、心肌梗死等严重心脑血管事件是否发生、何时发生难以预测,但发生心脑血管事件的风险水平可以评估。高血压及血压水平是影响心血管事件发生和预后的独立危险因素,但是并非唯一决定因素。大部分高血压患者还有血压升高以外的心血管危险因素。因此,高血压患者的诊断和治疗不能只根据血压水平,必须对患者进行心血管风险的评估并分层。根据血压水平、心血管危险因素、靶器官损害、临床并发症或合并糖尿病,分为低危、中危、高危和很高危四个层次。

【主要功能障碍及评定】

根据高血压患者的个体情况进行相应的功能评定,包括血压测量、心肺功能测定、动态心电图测定、生存质量相关的评定。

(一)血压测量

血压测量是评估血压水平、诊断高血压以及观察降压疗效的主要手段。目前,在临床和人群防治工作中,主要采用诊室血压、动态血压以及家庭血压三种方法。

诊室血压与动态血压相比更易实现,与家庭血压相比更易控制质量,因此,仍是目前评估血压水平的主要方法。但如果能够进行 24 小时动态血压监测,可以 24 小时动态血压为诊治依据。

(二)循环功能障碍

高血压患者心血管系统适应性下降,循环功能障碍。

(三)呼吸功能障碍

长期心血管功能障碍可导致肺循环功能障碍,肺泡内血管和气体交换效率降低,吸氧能力下降,诱发和加重缺氧。

(四)代谢功能和运动耐力障碍

脂质代谢和糖代谢障碍,表现为血胆固醇和三酰甘油增高,高密度脂蛋白胆固醇降低。机体吸氧能力减退和肌肉萎缩,限制全身运动耐力。男性性功能减退。

(五)行为障碍

高血压患者往往伴有不良的生活习惯、心理障碍、情绪易激动等,也是影响患者日常生活和治疗的重要因素。

【康复护理措施】

高血压康复治疗的目标主要是有效的协助降低血压、减少药物使用量及对靶器官的损害;干预高血压的危险因素,最大限度降低心血管发病和死亡的总危险;提高机体活动能力和生活质量。康复护理措施包括运动疗法、药物使用、危险因素控制。

(一)康复适应证与禁忌证

1.适应证　康复护理主要适用于临界性高血压、Ⅰ～Ⅱ级原发性高血压以及部分病情稳定的Ⅲ级高血压病患者。对于目前血压属于正常偏高者,也有助于预防高血压的发生,可达到一级预防的目的。运动锻炼对于以舒张期血压增高为主的患者作用更为显著。

2.禁忌证　任何临床情况不稳定者均应属于禁忌证,包括急进性高血压、重症高血压或高血压危象,病情不稳定的Ⅲ级原发性高血压,并发其他严重并发症,如严重心律失常、心动过速、脑血管痉挛、心力衰竭、不稳定型心绞痛、出现明显降压药的不良反应而未能控制、运动中血压过度增高 220/10mmHg。高血压并发心衰时血压可以下降,这要与治疗所造成的血压下降相鉴别,以免发生心血管意外。年龄一般不列为禁忌证的范畴。

(二)运动疗法

国内外的经验证明,运动疗法是防治原发性高血压的有效辅助方法。①运动训练可降低交感神经兴奋性;②运动训练可作用于大脑皮质和皮质下血管运动中枢,重新调整人体的血压控制水平,使血压稳定在正常的水平;③运动训练时活动肌群内的血管扩张,总外周阻力降低,从而降低舒张压;④运动可提高尿钠的排泄,相对降低血容量;⑤运动训练可促进体内脂质的消耗,而有利于延缓血管硬化过程;⑥运动训练有助于改善患者的情绪,从而有利于减轻血管应激水平,以降低血压。

高血压患者运动治疗侧重于降低外周血管阻力,主张进行低至中等强度、较长时间、大肌群的动力性运动(有氧训练)以及各类放松性活动,包括医疗步行、降压体操、气功、太极拳、放松疗法等。因为低至中等强度的运动更容易被患者接受和坚持,同时出现骨骼肌损伤和心血管并发症的可能性更小。运动强度过大对患者无益,所以高血压患者不提倡高强度运动。对轻症患者可以运动治疗为主,对于Ⅱ

级以上的患者则应在降压药物的基础上进行运动治疗。活动前,护理人员在全面了解患者病史、病情和心功能状态后,制定运动处方。运动量以心率为依据,同时参考血压情况,指导逐步实施。

1.有氧训练 常用方式为步行、踏车、游泳、慢节奏的交谊舞等,强度一般为 $50\%\sim70\%$ HRmax,或 $40\%\sim60\%$ VO$_2$max,RPE 一般为 $11\sim13$。停止活动后心率应在 $3\sim5$ 分钟内恢复正常。运动的目标是达到靶心率,而不是最大心率,即 220-年龄=最大心率。最大心率乘以 70% 就是靶心率。步行速度一般不超过 110 步/分,一般为 $50\sim80$m/min,每次锻炼 $30\sim40$ 分钟,其间可穿插休息或医疗体操、太极拳等中国民族形式的拳操。50 岁以上患者活动时的心率一般不超过 120 次/分。活动强度越大,越要注重准备活动和结束活动。一段时间训练后,收缩压一般可降低 10mmHg,舒张压一般降低 8mmHg 左右。

2.循环抗阻运动 在一定范围内,中、小强度的抗阻运动可产生良好的降压作用,而并不引起血压的过分升高。一般采用循环抗阻训练,即采用相当于 40% 最大一次收缩力作为运动强度,作大肌群(如肱二头肌、腰背肌、胸大肌、股四头肌等)的抗阻收缩,每节运动重复 $10\sim30$ 秒,$10\sim15$ 节为一个循环,每次训练 $1\sim2$ 个循环,每周 3 次,$8\sim12$ 周为 1 个疗程。逐步适应后可按每周 5% 的增量逐渐增加运动量,注意在用力时呼气可减轻对心血管的反应性。

3.传统体育疗法 传统体育是高血压康复的有效手段,既可起到一定的降压效果又能调整机体对运动的反应性,从而促使患者康复。

(1)医疗体操:常用降压舒心操、太极拳等。要求锻炼时动作柔和、舒展、有节律、注意力集中、肌肉放松、思绪宁静、动作与呼吸相结合。头低位时,不宜低于心脏水平位置。

(2)放松训练:包括拳操、生物反馈以及其他放松技术。常用的生物反馈有心率反馈、皮肤电位反馈以及血压反馈。即将患者的心率、血压以及自主神经功能状态通过声、光、颜色或数字的方式反馈给患者,促使患者能理解和控制自己的血压反应。其他有放松性按摩或穴位按摩、音乐疗法等。

(三)改变生活方式

对高血压患者应去除不利于身体和心理健康的行为和习惯,不仅可以预防或延迟高血压的发生,还可以降低血压,提高降压药物的疗效,从而降低心血管风险。

1.减少钠盐摄入,增加钾盐摄入 高血压发病最危险的因素是高钠、低钾饮食。钠盐可显著升高血压以及高血压的发病风险,而钾盐则可对抗钠盐升高血压的作用。降低饮食钠盐的方式,可以使收缩压降低 5～10mmHg 左右。每天钠盐摄入量不超过 2.4g(相当于氯化钠 6g)。在限盐的同时,适当增加食物中钙和钾盐的摄入量(如蔬菜与水果)。高钾饮食有助于防止高血压发生,钾不足可以诱发高血压,并导致心室异位节律。饮食中的钙与血压呈负相关,每日喝牛奶 500ml,可以补充钙 400mg。

2.控制体重　超重和肥胖是导致血压升高的重要原因之一,而以腹部脂肪堆积为典型特征的中心性肥胖还会进一步增加高血压等心血管与代谢性疾病的风险。最有效的减重措施是控制能量摄入和增加体力活动,减少饮食中胆固醇和饱和脂肪酸的摄取:每日胆固醇摄入应小于 300mg,脂肪占总热量的 30% 以下,饱和脂肪酸占总热量的 10% 以下,逐渐使体重指数控制在 25 以下,从而达到降压效果。

3.戒烟限酒　吸烟可以增加血管张力,升高血压,显著增加发生动脉粥样硬化性疾病的风险。每日酒精摄入量男性不应超过 25g;女性不应超过 15g。

4.增加体育运动　运动可以使收缩压和舒张压降低约 6～7mmHg,规律地有氧运动,如快步走或慢跑,每周 3～5 天,每次 30 分钟,除使血压能有所下降外,尚可使血压水平稳定。

5.减轻精神压力　精神压力增加的主要原因包括过度的工作和生活压力以及病态心理,包括抑郁症、焦虑症、A 型性格(一种以敌意、好胜和妒忌心理及时间紧迫感为特征的性格)、社会孤立和缺乏社会支持等。应采取各种措施,帮助患者预防和缓解精神压力以及纠正和治疗病态心理,必要时建议患者寻求专业心理辅导或治疗。

6.慎用避孕药物　口服避孕药和激素的替代疗法所采用的雌激素和孕酮均可能升高血压,故对高血压患者应该避免使用。

(四)多种危险因素的综合干预

高血压患者往往同时存在多个心血管病危险组分,包括危险因素,并存靶器官损害,伴发临床疾患。通过控制多种危险因素(包括降压、调脂、抗栓治疗、控制血糖等),保护靶器官,治疗已确诊的糖尿病等疾患,来达到预防心脑血管病发生的目标。

(五)药物治疗

对高血压患者实施降压药物治疗的目的是通过降低血压,有效预防或延迟脑卒中、心肌梗死、心力衰竭、肾功能不全等心脑血管并发症发生;有效控制高血压的疾病进程,预防高血压急症、亚急症等重症高血压发生。当前用于降压的药物主要有以下 5 类,即利尿剂、β 受体阻滞剂、钙拮抗剂、血管紧张素转换酶抑制剂(ACEI)、血管紧张素受体拮抗剂(ARB)。通常起始时采用较小剂量单药治疗,若血压不能达标,可逐渐增加剂量至足量或换用低剂量的另一种药物,在低剂量单药治疗疗效不满意时,可以采用两种或多种降压药物联合治疗。

(六)中医康复疗法

1.中药治疗　除观察血压变化外,中医辨证主要是对眩晕、头痛等予以辨析。针对本病阴阳失调,本虚标实,本虚为主的主要病因病机,中药治疗当以调和阴阳、扶助正气为原则,采用综合方法,以达到身心康复的目的。

2.针灸疗法　体针可选三组穴位如:印堂、人迎、内关,风池、曲池、太冲,曲泽、丰隆、合谷。每日针一组穴位,留针半小时,交替进行,10～12 次为 1 个疗程。耳针可取降压沟、交感、神门、耳尖穴,左右耳交替行针,每次留针半小时,10～12 次为 1 个疗程。

3.推拿疗法　研究表明对高血压相关穴位进行针对性按摩,可以达到调和阴阳、调节外周微血管的收缩舒张、促进血液循环及降低血压的作用。一般以自我推拿为主,常用方法和穴位如擦鼻、鸣天鼓、手梳头、揉太阳、抹额、按揉脑后、揉腰眼、擦涌泉等,并辅以拳掌拍打。

【康复护理指导】

高血压康复应用社区资源实施是最基本和最重要的途径。在社区中既有利于观察、指导、监督其康复治疗情况,并有利于对不良生活习惯的纠正。

1.按时服药,联合用药。定期监测,根据血压及病情变化,调整用药。

2.合理安排生活和工作,注意劳逸结合。坚持体育锻炼,如医疗步行、太极拳、降压体操、太极剑、气功等,因地制宜,持之以恒。

3.改变不良生活习惯,低盐饮食,每日摄入盐量控制在 5g 以下,避免食用鱼肉罐头及腌制、熏烤的肉和鱼产品,肥胖者将体重控制在标准体重的 10% 上下范围,低热量、低脂饮食。保持平衡心态,改善行为方式。

4.戒烟限酒。

5.定期复查,注意心、脑、肾功能状况。有并发症,按并发症要求做好针对性保健指导,定期到医院复查。

(鲍海琴)

第十一节　营养性疾病患儿的护理

一、蛋白质-能量营养不良

【概述】

蛋白质-能量营养不良(PEM)是指因缺乏能量和(或)蛋白质而引起的一种营养缺乏症,多见于3岁以下的婴幼儿。临床上以体重明显减轻、皮下脂肪减少和皮下水肿为特征,常伴有各器官系统的功能紊乱。临床常见三种类型:以能量供应不足为主的消瘦型,以蛋白质供应不足为主的水肿型及介于二者之间的消瘦-水肿型。

【护理】

1.护理评估

(1)健康史:①详尽了解患儿的喂养史、饮食习惯以及生长发育情况。②有无急、慢性疾病史。③是否为双胎、早产。

(2)身体状况:①测量体重、身高(长)并与同年龄、同性别健康小儿正常标准相比较,了解有无精神改变,判断有无营养不良及其程度。②评估皮下脂肪的厚度。③评估患儿有无肌张力下降。④评估患儿有无水肿甚至胸腔、腹腔积液。

(3)辅助检查:主要评估血清总蛋白、清蛋白等浓度有无下降,血清酶的活性、血浆胆固醇水平是否降低,有无维生素和微量元素浓度下降。

(4)社会心理评估:①了解患儿的心理个性发育情况,家庭亲子关系,家庭经济状况及父母角色是否称职。②了解父母的育儿知识水平以及对疾病性质、发展、预后以及防治的认识程度。

2.护理措施

(1)饮食管理:PEM患儿的饮食调整原则是由少到多、由稀到稠、循序渐进,逐渐增加饮食,直至恢复正常。①能量、蛋白质、维生素及矿物质的供给:根据患儿营养不良的程度,遵医嘱给予每日所需。②鼓励母乳喂养。③酌情使用鼻胃管喂养。④帮助患儿建立良好的饮食习惯。

(2)促进消化、改善食欲:遵医嘱给予各种消化酶和B族维生素口服,以助消化。

(3)预防感染:保持皮肤清洁干燥,防止皮肤破损。做好口腔护理、保持环境卫生、做好保护性隔离、防止交叉感染。

（4）病情观察：密切观察患儿尤其是重度营养不良患儿的病情变化。观察有无低血糖、维生素 A 缺乏等临床表现。每日记录进食情况及患儿对食物的耐受情况，定期测量体重、身高及皮下脂肪的厚度，以判断治疗效果。

（5）提供舒适的环境，促进生长发育。

3.健康指导

（1）疾病知识指导：向患儿父母解释导致营养不良的原因，介绍科学的育儿知识；合理安排生活作息制度，坚持户外活动，保证充足睡眠。

（2）用药指导：遵医嘱正确用药，观察疗效和不良反应。

（3）饮食指导：指导母乳喂养、混合喂养和人工喂养的具体执行方法，纠正小儿的不良饮食习惯。

（4）预防指导：预防感染，做好消毒隔离，按时进行预防接种。做好生长发育监测。先天畸形患儿应及时手术治疗。

4.护理评价 经过治疗和护理，评价患儿是否达到：①进食量增加，能够耐受正常饮食。②体重增加，恢复正常。③患儿父母了解合理喂养、防治营养不良的有关知识以及能正确选择婴幼儿食品。④不良的饮食习惯得到纠正。⑤无并发症发生。

二、儿童单纯性肥胖

【概述】

儿童单纯性肥胖是由于长期能量摄入超过人体的消耗，使体内脂肪过多积聚，体重超过一定范围的一种营养障碍性疾病。体重超过同性别、同身高参照人群均值的 20% 以上即可称为肥胖。

【护理】

1.护理评估

（1）健康史：评估患儿是否存在能量摄入过多、活动量过少以及是否有肥胖家族史。

（2）症状和体征：评估患儿是否食欲旺盛，喜爱吃甜食和高脂肪食物。明显肥胖患儿常有疲劳感。患儿皮下脂肪丰满，分布均匀。腹部膨隆下垂。评估患儿的体重指数亦可判断。

（3）辅助检查：评估患儿血清三酰甘油、胆固醇是否增高，是否存在高胰岛素血症，还可以检查生长激素水平。

(4)社会心理评估:患儿因体态肥胖,怕别人讥笑而不愿意与其他儿童交往,常出现自卑、胆怯、孤独等心理障碍。

2.护理措施

(1)饮食疗法:在满足患儿的基本营养及生长发育需求,避免影响其正常生长发育的前提下,为了达到减轻体重的目的,患儿每日摄入的能量必须低于机体消耗的总能量。①采用低脂肪、低糖和高蛋白食谱。②鼓励患儿选择体积大、饱腹感明显而能量低的蔬菜类食物。③培养良好的饮食习惯,提倡少食多餐,不吃夜宵和零食等。

(2)运动疗法:选择有效而又容易坚持的运动项目,如跑步、踢球、游泳等。每日坚持运动至少30分钟。以运动后轻松愉快,不感到疲劳为原则。

(3)心理支持:①避免因父母对患儿的肥胖过分忧虑而引起患儿精神紧张。②引导肥胖儿正确认识自身体态的改变.帮助其对自身形象建立信心,消除自卑心理。③让患儿充分参与制订饮食控制和运动计划。

3.健康指导

(1)疾病知识指导:向患儿及父母讲解科学育儿知识,告知连续生长发育监测的方法。

(2)饮食指导:指导科学喂养,培养儿童良好的饮食习惯,避免营养过剩。

(3)预防指导:创造机会和条件增加患儿的活动量;对患儿实施生长发育监测,定期门诊随访。

4.护理评价　经过治疗和护理,患儿是否达到:①体重恢复至正常范围。②养成了良好的饮食习惯。③患儿父母掌握科学喂养知识。

三、营养性维生素 D 缺乏性佝偻病

【概述】

营养性维生素 D 缺乏性佝偻病是由于儿童体内维生素 D 不足致使钙、磷代谢紊乱,产生的一种以骨骼病变为特征的全身慢性营养性疾病。主要见于 2 岁以下的婴幼儿。

【护理】

1.护理评估

(1)健康史:评估患儿是否存在围生期维生素 D 不足,日常生活中日光照射不足,维生素 D 摄入不足以及生长过速或服用某种影响维生素 D 吸收的药物。

(2)症状和体征:评估患儿是否存在易激惹、睡眠不安、夜啼等表现以及枕秃、

方颅、佝偻病串珠、鸡胸、漏斗胸等特征性的身体骨骼变化。

（3）辅助检查：评估血钙、磷检查结果，X线检查结果。

（4）社会心理评估：①了解患儿的心理个性发育情况、家庭亲子关系、家庭经济状况及父母角色是否称职。②了解患儿父母的育儿知识水平以及对疾病性质、发展、预后以及防治的认识程度。

2.护理措施

（1）户外活动：指导患儿父母每日带患儿进行一定时间的户外活动，直接接受阳光照射。

（2）补充维生素D：①指导母乳喂养的方法，按时添加辅食。②遵医嘱给予维生素D制剂。

（3）预防骨骼畸形和骨折：衣着柔软、宽松，床铺松软，避免早坐、久坐和早行走。护理操作时应避免重压和强力牵拉患儿肢体。

（4）加强体格锻炼：对已有骨骼畸形可采取主动和被动运动的方法矫正。

（5）预防感染：保持室内空气清新，温、湿度适宜，阳光充足，避免交叉感染。

3.健康指导

（1）疾病知识指导：向孕妇及患儿父母讲述有关疾病的预防、护理知识。

（2）用药指导：新生儿出生2周后可遵医嘱服用维生素D剂量不可过大，防止发生维生素D中毒。

（3）饮食指导：指导母乳喂养的方法，及时添加辅食。

（4）预防指导：以示范和指导练习的方式教授户外活动、日光浴、服用维生素D及按摩肌肉矫正畸形的方法。

4.护理评价　　通过治疗和护理，患儿是否达到：①血钙、磷水平恢复正常。②患儿父母掌握科学喂养、日光浴、服用维生素D及按摩肌肉矫正畸形的方法。③养成良好的饮食习惯。

四、维生素 A 缺乏症

【概述】

维生素 A 缺乏症是由于维生素 A 缺乏而引起的全身性疾病。其临床表现除了皮肤黏膜改变（如毛囊角化、角膜软化等）和影响视网膜上视紫红质更新而引起夜盲外，还能在此之前出现免疫功能损伤，导致易感性上升，这种"亚临床状态维生素 A 缺乏"现象已日益引起人们的重视。

【护理】

1.护理评估

(1)健康史:评估患儿是否存在摄入不足、需要量和消耗量增加、吸收利用障碍等情况。

(2)症状和体征:①眼部表现:评估患儿是否存在夜盲或暗光中视物不清;结膜、角膜干燥甚至出现毕脱斑(维生素 A 缺乏病)、角膜溃疡等症状。②皮肤表现:评估患儿皮肤是否干燥、脱屑、毛囊角化,毛发枯黄、易脱落,指(趾)甲无光泽、多纹、易折断。③其他表现:易发生消化道、呼吸道感染性疾病,且迁延不愈。

(3)实验室检查:评估患儿血浆维生素 A 测定、血浆视黄醇结合蛋白测定、尿液脱落细胞检查、暗适应检查结果。

(4)社会心理评估:了解患儿父母的育儿知识水平以及对疾病性质、发展、预后以及防治的认识程度。

2.护理措施

(1)调整饮食、去除病因:供给含维生素 A 丰富的饮食,鼓励母乳喂养。

(2)补充维生素 A:遵医嘱给予维生素 A 口服或肌内注射,注意观察疗效,防止维生素 A 中毒。

(3)保护眼睛,防止视觉障碍:遵医嘱给予眼药,注意做眼部护理时动作轻柔,切勿压迫眼球,以免角膜穿孔。

(4)预防感染:保持环境及患儿用物清洁卫生,注意保护性隔离。

3.健康指导

(1)疾病知识指导:向患儿父母讲述有关疾病的预防和护理知识。

(2)用药指导:注意补充维生素 A,防止长期、大量补充维生素 A 所致维生素 A 过量中毒。

(3)饮食指导:指导患儿父母合理喂养。

(4)预防指导:及时治疗感染、腹泻及其他消耗性疾病。

4.护理评价　通过治疗和护理,患儿是否达到:①维生素 A 缺乏的情况得以改善。②眼部症状得以缓解和好转。③患儿父母掌握科学喂养以及防止维生素 A 过量的知识。

五、锌缺乏

【概述】

锌为人体必需微量元素之一。小儿锌缺乏主要表现为食欲减退,生长迟缓,重者免疫功能低下。青春期缺锌可致性成熟障碍。

【护理】

1.护理评估

(1)健康史:评估患儿是否存在锌摄入量不足、需要量增加、吸收障碍或者丢失增多。

(2)症状和体征:评估患儿是否存在食欲减退、味觉异常、异食癖甚至身材矮小,易患各种感染,尤其是呼吸道感染。

(3)辅助检查:评估患儿空腹血清锌浓度、餐后血清锌浓度反应试验结果。

2.护理措施

(1)改善营养、促进生长发育:供给含锌量较多的食物,如肝、鱼、瘦肉等,培养小儿不偏食、不挑食的饮食习惯。

(2)避免感染:保持室内空气清新,加强口腔护理,防止交叉感染。

(3)药物治疗与护理:口服葡萄糖酸锌。

3.健康指导

(1)疾病知识指导:向父母讲解营养知识及科学的育儿知识。

(2)用药指导:遵医嘱补充锌制剂。

(3)饮食指导:给予富含锌的饮食;培养良好的饮食习惯,不偏食和挑食。

(4)预防指导:注意口腔清洁及个人卫生,避免感染。

4.护理评估 通过治疗和护理,患儿是否达到:①缺锌的情况得以改善。②养成了良好的饮食习惯。③患儿父母掌握科学喂养知识。

六、碘缺乏

【概述】

碘为人体必需微量元素之一,主要存在于甲状腺内。碘缺乏可导致碘缺乏病(IDD),我国曾是全球 IDD 流行最严重的国家之一。

【护理】

1.护理评估

(1)健康史:评估患儿是否处于碘缺乏病流行地区,是否食用加碘食盐等。

(2)症状和体征:评估患儿是否存在智力损害和体格发育障碍,是否存在甲状腺肿大。

(3)实验室检查:评估血清 T3、T4、TSH、尿碘测定等结果。

2.护理措施

(1)改善营养:食用海带、紫菜等海产品以补充碘;在缺碘地区可采取碘化食盐、碘化水等方法补充碘。

(2)补充碘剂、甲状腺素制剂。

3.健康指导

(1)疾病知识指导:让患儿父母了解患儿缺碘的原因,并讲解营养知识及正确的儿童喂养知识。

(2)用药指导:遵医嘱补充碘制剂。

(3)饮食指导:给予含碘丰富的食物,培养患儿良好的饮食习惯。

(4)预防指导:合理喂养,正确补碘。

4.护理评价　通过治疗和护理,患儿缺碘情况得以纠正,患儿父母能合理选择含碘丰富的食物。

(陈　霞　饶　娟)

第十二节　循环系统疾病患儿的护理

一、先天性心脏病

【概述】

先天性心脏病简称先心病,是胎儿时期心脏及大血管发育异常导致的心血管畸形,是小儿最常见的心脏病。小儿先天性心脏病中最常见的是室间隔缺损、房间隔缺损、动脉导管未闭、肺动脉狭窄、法洛四联症和大动脉错位等。

【护理】

1.护理评估

(1)健康史:评估家族中有无遗传性疾病及先天性心脏病史、母亲妊娠史、孕妇患病史;评估患儿的患病史。

(2)症状和体征:评估患儿精神状态、生长发育的情况,皮肤黏膜有无发绀及其程度,有无周围血管征;有无心力衰竭的表现;有无杵状指(趾),胸廓有无畸形、震颤。听诊心脏杂音位置、时间、性质和程度。

(3)辅助检查:了解胸部 X 线、心电图、超声心动图、血液等检查的结果。

(4)社会心理评估:评估患儿是否出现抑郁、焦虑、自卑、恐惧等心理。评估患儿父母是否出现焦虑和恐惧等。

2.护理措施

(1)建立合理的生活制度:安排好患儿作息时间,保证睡眠与休息,根据病情安排适当活动量。病情严重者应绝对卧床休息,各种操作集中进行。

(2)饮食护理:注意营养搭配,能量供给充足。喂养困难者可少量多餐,避免呛咳和呼吸困难;心功能不全伴有水钠潴留者,采用无盐饮食或低盐饮食。

(3)预防感染:监测体温变化,避免因受凉引起呼吸系统感染。给予保护性隔离措施,以免交叉感染。

(4)病情观察:①注意观察法洛四联症的患儿,避免因活动、哭闹、便秘等引起缺氧。一旦发生缺氧症状,立即将小儿置于膝胸卧位,予以吸氧并配合医生给予治疗。②法洛四联症患儿的血液黏稠度高,需注意供给充足液体,必要时可静脉补液。③观察有无心力衰竭的表现,及时通知医生,按心力衰竭护理。观察有无感染的早期症状,一旦发生应积极治疗。

(5)用药护理:①心力衰竭:遵医嘱给予强心药、利尿药、血管扩张药等。②缺氧发作:遵医嘱给予吗啡及普萘洛尔。③密切观察药物疗效及不良反应,静脉用药时应控制输液速度及输液量,以免加重心脏负荷。

(6)心理护理:关爱患儿,建立良好的护患关系,消除患儿的紧张心理。对患儿父母和患儿解释有关病情、检查、治疗经过等,取得他们理解和配合。

3.健康指导

(1)疾病知识指导:向患儿及父母宣教先天性心脏病的护理知识,建立合理的生活制度,培养患儿良好的生活习惯。

(2)用药指导:向患儿及父母宣教要准确地按出院医嘱给患儿服药,不可漏服药物或擅自增减药量,以免增加心脏负担。

(3)饮食指导:向患儿及父母宣教饮食营养搭配知识,耐心喂养,以增加患儿抵抗力,但同时要根据病情变化及时调整水、钠等的摄入。

(4)预防指导:向患儿及父母宣教预防感染相关知识,及时控制感染,避免并发症的发生。定期到医院复查,调整心功能到最佳状态,使患儿能安全到达手术年龄。

4.护理评价　经过治疗和护理,评价患儿是否达到:①活动耐力增加,能满足基本生活所需。②能获得充足的营养,满足生长发育的需要。③未发生感染等并发症。④患儿及父母了解本病的有关知识,能积极配合治疗和护理。

二、病毒性心肌炎

【概述】

病毒性心肌炎是指病毒侵犯心脏所致的心肌发生局灶性或弥漫性炎性病变。任何病毒感染均可引起心肌炎,但以柯萨奇病毒乙组(1～6型)最常见。

【护理】

1.护理评估

(1)健康史:评估患儿在起病前数日或1～3周有无病毒感染史。

(2)症状和体征:评估患儿是否有发热、全身倦怠等"感冒"样症状或恶心、呕吐、腹泻等消化道症状。患儿是否出现心悸、胸闷、呼吸困难、胸痛、乏力等表现。

(3)辅助检查:主要评估胸部X线和心电图检查结果。

(4)实验室检查:评估血常规、红细胞沉降率、血清心肌酶谱测定、病毒分离的结果。

(5)社会心理评估:评估患儿及父母的情绪及心理反应。

2.护理措施

(1)一般护理:休息,减轻心脏负担。急性期卧床休息至体温稳定后3～4周。有心脏扩大、心力衰竭者,应延长卧床时间。恢复期继续限制活动量,一般总休息时间不少于6个月。

(2)饮食护理:易于消化、营养丰富的低盐饮食,避免刺激性食物。

(3)严密观察病情,及时发现和处理并发症:①密切观察和记录患儿心率、脉搏的节律和强弱,注意精神状态、面色、呼吸、体温和血压变化。有明显心律失常者应连续心电监护,备好抢救器械和药物。②出现胸闷、气促、心悸时应休息,必要时给予吸氧。③烦躁不安者可根据医嘱给予镇静剂。④有心力衰竭时,将患儿置于半卧位,保持其安静,控制静脉给药的速度。

(4)药物治疗与护理:①因心肌炎时,心肌对洋地黄制剂比较敏感,使用洋地黄时应观察有无洋地黄中毒症状。②心源性休克使用血管活性药物和扩张血管药物时,采用输液泵准确控制滴速。③使用利尿剂时,应注意电解质平衡,以免引起心律失常。

(5)心理护理:对患儿及父母介绍本病的治疗过程和预后,减少患儿和父母的焦虑、恐惧心理。

3.健康指导

(1)疾病知识指导:向患儿及父母宣教本病的治疗过程和预后,强调休息对心肌炎恢复的重要性,使患儿及其父母能自觉配合治疗。

(2)用药指导:向患儿及父母宣教药物名称、剂量、用药方法及不良反应。如出现药物不良反应,应立即就医。

(3)饮食指导:向患儿及父母宣教饮食营养搭配知识,予易于消化、营养丰富的低盐饮食,避免刺激性食物。

(4)预防指导:向患儿及父母宣教预防呼吸道感染和消化道感染的常识,疾病流行期间尽量避免去公共场所。定期到门诊复查,观察疾病预后情况。

4.护理评价　经过治疗和护理,评价患儿是否达到:①患儿及父母了解该疾病的病因及预防原则。②精神状态恢复正常,生命体征稳定。③安全、有效地用药。④患儿及父母了解疾病的治疗过程和预后,焦虑和恐惧减轻。

(梁　瑞)

参 考 文 献

1.刘叶荣,苗晓琦.外科常见病的护理与健康教育.广州:中山大学出版社,2013

2.彭湘粤,赵斯君.五官科常见疾病护理.北京:世界图书出版社,2012

3.谢庆环.外科常见病护理与风险防范.北京:科学技术文献出版社,2010

4.李乐之.外科护理学.北京:人民卫生出版社,2012

5.姚美英.常见病护理指要.北京:人民军医出版社,2015

6.肖翠蓉,姚恩莉,肖红霞,唐文,李芳.心理护理对泌尿外科患者术前心理焦虑症状的临床效果.国际精神病学杂志,2015,42(06):128-131

7.金晓丹,张燕,章灵芝,戴杰.眼科护理风险与管理.医院管理论坛,2016,33(08):13-16

8.石美琴,席淑新,彭峥嵘,傅瑾,冉冰.眼科病房护理时间分配研究.护理学杂志,2014,29(04):56-60

9.赵倩,曾建军.眼科护理安全性的分析研究.中国现代药物应用,2013,7(11):212-213

10.鱼莉军.舒适护理在普外科腹腔镜手术中的干预效果.护士进修杂志,2013,28(15):1385-1387

11.林文莹.心理护理在眼科护理中的应用分析.中国实用医药,2011,6(15):210-211

12.沙翠萍,刘素珀,宫金良,白纯,李祥军.综合护理干预对普外科患者心理状态和生活质量的影响.国际精神病学杂志,2015,42(02):69-72

13.朱力,孙建华,绳宇.胸外科手术专项护理标准的制订及应用效果评价.中华护理杂志,2015,50(08):929-931

14.黄文静,张静芳.人性化护理对胸外科护理质量影响的研究.实用预防医学,2012,19(07):1095-1096＋110

15.王丽宏.小儿惊厥的常见病因、治疗及护理.吉林医学,2009,30(02):180